Autisme = mc^2

Psycho - logiques

Collection fondée par Philippe Brenot
et dirigée par Joël Bernat

Sans exclusives ni frontières, les logiques président au fonctionnement psychique comme à la vie relationnelle. Toutes les pratiques, toutes les écoles ont leur place dans Psycho - logiques.

Dernières parutions

Jean-Curt KELLER, *Intersubjectivité. Une conception interactionnelle du psychisme*, 2024.
Fabrice BAK, *Le haut potentiel intellectuel réalisé. Vivre enfin et ne plus survivre*, 2024.
Michel MANAVELLA, *L'animal métaphysique, Petit manifeste de psychologie existentialiste*, 2023.
Alain DENIS, *L'enfance, et alors ! Chronique pédiatrique*, 2023.
Gérard NETTER, *La haine de l'autre, exutoire de la haine de soi. Approche clinique*, 2023.
Matthieu JULIAN, *L'insomnie chronique à l'adolescence. Genèse, fonctions et facteurs de chronicisation*, 2023.
Claude BERGHMANS, *Spiritualité et santé mentale. Approches thérapeutiques émergeantes*, 2023.
Nicolas SAJUS, *Souffrance sans influence. Pour une éthique de la relation d'aide*, 2023.
Marie Claude BARBIN, *Briser les silences, Témoignage d'une psychologue*, 2023.
Liviu POENARU, *Inconscient économique*, 2023.
Sonya ZADIG, *Traitement de la maladie psychique en terre d'Islam. Étude de la dépression chez des femmes tunisiennes post-Printemps arabe*, 2023.
Marie LORCHER, *La perversion narcissique dans son lien à l'autre*, 2023.
Patrick Ange RAOULT, *Le doctorat professionnel des psychologues. Une aporie face au pouvoir médical* ? 2023.
Gilles MARCELLOT, *Psychothérapie de l'invisible. Le sens et la preuve*, 2023.
Paul MARCIANO, *Dictionnaire de 52 concepts concernant l'enfant et l'élève a l'école. Approches pluridisciplinaires,* 2023.
Suzanne SCHMITT, *Dictionnaire illustré de l'écriture*, 2023.
Laurence VAIVRE-DOUVRET, *La toxicomanie au crack en Île-de-France : état des lieux, recommandations et plan d'action,* 2023.
Michel PINARDON, *Conseils à un jeune professionnel en psychiatrie*, 2023.
Yann PERRIN, *Les chercheurs de sens. V. Frankl, A. Adler, C.G. Jung, J. Lusseyran et Ling Shen : peut-on maîtriser son existence ?*, 2023.

Laurence Barrer

Autisme = mc^2

Révolutionner la recherche sur le psychisme par la démarche scientifique

L'Harmattan

Du même auteur

Barrer, L. (2024), « Psychodrame psychanalytique de groupe à médiation (PPGM) Élaboration d'un espace pré-transitionnel pour l'enfant autiste », dans A. Barral & B. Golse (dir.), *De la clinique à la recherche*, Erès.

Passerini, M., & Barrer, L. (2022), « La visioconférence ou la déliaison du lien transférentiel institutionnel en secteur médico-social adulte », *Revue de psychothérapie psychanalytique de groupes, 78*, 89-100.

Barrer, L. (2020), « Le concept de démantèlement sensoriel dans l'autisme et la démarche scientifique », *Perspectives Psy, 59*(2), 175-183.

Barrer, L. (2017), « La déliaison orchestrée par le thanatophore : l'objet de relation, une défense possible pour les institutions », *Revue de psychothérapie psychanalytique de groupes, 68*, 151-164.

Barrer, L. (2016), « L'anneau : objet transgénérationnel porteur d'histoire du groupe et du sujet », *Revue de psychothérapie psychanalytique de groupes, 66*, 96-103.

Barrer, L. (2015), « Le psychodrame psychanalytique de groupe à médiation en psychiatrie infanto-juvénile », *Enfances & PSY, 65*, 158-168.

Barrer, L., & Gimenez, G (2015), "First time description of dismantling phenomenon", *Frontiers in Psychology - Psychoanalysis and Neuropsychoanalysis.* https://doi: 10.3389/fpsyg.2015.00510

Barrer, L. (2014), « La place du jeu dans le développement de l'enfant », *Santé mentale, 189*, 31-35.

Barrer, L., Poyet, P., Ritter, C., & Thurin, M. (2014), « L'EPCA », *Bulletin Fédération française de psychiatrie pour la recherche, 75-76*, 11-12.

Barrer, L., & Gimenez, G. (2013), « Les fonctions égayantes et conteneur de l'institution comme supports à la reconstitution des enveloppes familiales effractées », *Le Divan, 30*, 37-48.

Barrer, L., & Gimenez, G. (2011), « Quelle place pour le corps dans le psychodrame psychanalytique avec les enfants autistes ?, *Revue de psychothérapie psychanalytique de groupes, 57*, 35-45.

Barrer, L. (2010), « Évolution de processus autistiques au travers du Psychodrame Psychanalytique à médiations », *Revue de psychothérapie psychanalytique de groupes, 55*, 88-101.

Barrer, L., Poyet, P., & Ritter, C. (2009), "Expérience de groupe de pair », *Bulletin Fédération française de psychiatrie pour la recherche, 59*, 3-4.

5-7, rue de l'Ecole-Polytechnique, 75005 Paris

http://www.editions-harmattan.fr

ISBN : 978-2-336-42775-1
EAN : 9782336427751

REMERCIEMENTS

Je remercie en priorité Carine Garczors, décédée en 2005, pour avoir su me projeter dans l'idée de la recherche, et sans qui, ce travail n'aurait jamais existé.

Grâce à la confiance de mes patients avec autisme, j'ai eu le privilège d'accéder à leur psyché pour tenter de comprendre leur fonctionnement intra psychique et je tiens à les remercier ainsi que leurs parents pour leur ténacité et leur confiance.

Je remercie aussi très chaleureusement Janine Vangin pour sa participation au gros travail de relecture et de correction ainsi que Marine Forneri pour sa relecture et surtout ses réflexions.

Révolution :
« Évolution des opinions, des courants de pensée, des sciences ; découvertes, inventions entraînant un bouleversement, une transformation profonde de l'ordre social, moral, économique, dans un temps relativement court. Le christianisme me paraît avoir fait une révolution ou, si vous l'aimez mieux, un changement très considérable dans les idées relatives aux devoirs et aux droits (Tocqueville, Corresp. [avec Gobineau], 1843, p. 45).
Lorsque sur un fait physique, intellectuel ou social, nos idées, par suite des observations que nous avons faites, changent du tout au tout, j'appelle ce mouvement de l'esprit révolution [it. ds le texte]. S'il y a seulement extension ou modification dans nos idées, c'est progrès. Ainsi le système de Ptolémée fut un progrès en astronomie, celui de Copernic fit révolution. Proudhon, Propriété, 1840, p. 148. » (Dictionnaire CNRTL en ligne)

« En ces temps de tromperie universelle, dire la vérité devient un acte révolutionnaire. » (George Orwell)

AVANT-PROPOS

Dès le début des années 80 avec la publication de la réinterprétation du syndrome d'Asperger (1944) par Wing (1981)[1], la volonté dans notre société occidentale de comprendre l'autisme secoue les médias et *a fortiori* la communauté scientifique. Les différents courants de pensée et de recherche s'entre-déchirent pour savoir qui « possédera » la réponse ultime à l'énigme de l'Autisme. Est-ce biologique, génétique, neurologique, environnemental, cognitif, réactionnaire à un traumatisme ou conséquent d'un lien familial et/ou sociétal dysfonctionnant ? Pathologie ou trouble ? Doit-on le traiter par la Psychothérapie d'Inspiration Psychanalytique (PsyIPA) ou la Technique Cognitivo-Comportementaliste (TCC), ou seulement par une prescription de rééducation ? Qui a tort, qui a raison ? Comme si l'Autisme posait à tous les protagonistes la question de la dualité réifiant ainsi notre condition humaine.

Mon premier contact avec les personnes autistes m'a sidérée, déroutée et questionnée. Durant mon cursus universitaire en psychologie clinique et cognitive le sujet était peu abordé jusqu'en 2008 et, pour tout dire, il ne m'intéressait pas vraiment. J'étais plutôt attirée par la psychose chez l'adulte de par son expression artistique si extra-ordinaire véhiculée par la société. Même si certains artistes n'ont pas d'organisation psychique psychotique proprement dite, telle que nous professionnels de la psychologie clinique, de la psychopathologie ou de la théorie psychanalytique l'entendons, ils en utilisent néanmoins certains processus psychiques. Les représentations artistiques de la psychose émeuvent le spectateur en sollicitant leur part psychique psychotique. Est-ce afin de contrôler leur psychose et/ou de l'évacuer que certains la projettent comme le poète Antonin Artaud, le peintre Vincent Van Gogh, Egon Schiele dans ses dessins ou Jérôme Bosch et ses minuscules scènes d'horreur cachées dans ses tableaux presqu'à l'insu du spectateur. A la fin des années 1990, je trouvais l'autisme vide, plat, sans intérêt à côté de la production fantasmagorique psychotique et je voulais travailler comme psychologue clinicienne en hôpital psychiatrique adulte. Mais la question d'un salaire devenant prégnante, j'acceptais un poste à l'Hôpital général en psychiatrie infanto-juvénile, et remis à plus tard mon envie première.

Ainsi en 2001, fraîchement diplômée, j'entrais dans le secteur de pédopsychiatrie hospitalière de ma région puis dans un Hôpital De Jour (HDJ) où je rencontrais une population d'enfants autistes pour la première fois. Mon incompréhension face à leur pathologie, leur mode d'évitement de la relation me poussa à me replonger dans les livres, les formations et les échanges avec mes collègues. Malgré ce travail acharné, je ne trouvais que peu d'écho

---

[1] Texte sur internet Asperger's Syndrome: a Clinical Account [archive] *ISSN 0028-0836*

concernant ma rencontre très riche avec ces enfants. Les discours, professionnel et sociétal, étaient très évasifs voire contradictoires. Pourtant l'autisme avait été décrit pour la première fois par Kanner (1943) puis Asperger (1944) et nous étions en 2001. Pourquoi ne trouvais-je pas dans la littérature scientifique de descriptions concrètes sur le mode de relation autistique ou le style de prise en charge psychothérapeutique à mettre en place comme j'en avais trouvé pour les psychotiques qu'ils soient enfants, adultes ou en groupes ? Je pense ici aux descriptions cliniques de la psychose chez S. Freud, Klein, Bion, Resnik ou Gimenez[2] dont les travaux de recherche ont été élaborés avec une articulation théorico-clinique dans presque chacune de leur publication et une description technique pour pratiquer la psychothérapie voire la psychanalyse.

Ma quête de compréhension de l'autisme m'entraîna ailleurs hors du champ théorique de la psychanalyse lacanienne choisie par mon institution hospitalière comme modèle, et je découvris alors la psychanalyse anglaise, d'autres disciplines cognitives et neuroscientifiques, et d'autres chercheurs ayant l'envergure théorico-clinique pour la question de l'autisme : Spitz, Meltzer, Tustin, G. Haag, Houzel, Mottron, Nadel, Alvarez, Reid ou M.-D. Amy[3]. Mais il me manquait toujours quelque chose dans leurs recherches si détaillées et si précises soient-elles. Comment initier la communication avec une personne qui ne peut pas être en relation ? Pourtant leurs écrits décrivaient en filigrane l'évolution de la relation qu'ils avaient eue avec ces enfants autistes en psychothérapie ainsi que leur développement au sein de la famille, l'acquisition du langage et autre adaptation sociale. Mon questionnement sur « comment fait-on la première fois que l'on est en face d'un enfant autiste pour entrer en relation et l'amener dans le bureau du psychothérapeute ? » restait sans réponse.

A l'HDJ les enfants autistes ne correspondaient en rien aux écrits scientifiques, aux films et autres émissions provenant de n'importe quelle discipline, psychologique, biologique, neurologique ou cognitive. Je reconnaissais bien les mécanismes psychiques et les processus autistiques décrits par tous ces chercheurs se basant sur la théorie psychanalytique de la Psyché mais je n'arrivais pas à entrer en relation avec eux malgré tout. Ils étaient profondément hermétiques à mes sollicitations. L'équipe pluridisciplinaire de l'hôpital tentait de me rassurer soutenant que c'était impossible, qu'il fallait juste les amener dans les différents ateliers (équithérapie, judo, peinture, musicothérapie…) et attendre que cela vienne d'eux-mêmes, d'autres me disaient qu'ils le faisaient exprès pour nous narguer. Mais je n'y croyais pas car dans leur regard je voyais leur monde interne faisant écho au mien. Je ressentais leur personnalité et je pressentais

[2] Les références de ces auteurs sont dans la bibliographie. Cette liste n'est pas exhaustive.

[3] Idem.

qu'il existait un chemin relationnel. Leur autisme appelait ma part psychique autistique au même titre que le psychotique fait appel à notre part psychotique pour être trouvé-créé dans la relation (Bion, 1959).

Ainsi je continuai à étudier la psychopathologie et les Troubles du Spectre Autistique (TSA), de Kanner à Asperger, du plus profond au plus léger et dans toutes les disciplines, du biologique à la psychanalyse en passant par la génétique, la cognitive et la neuroscience. Je réalisais d'ailleurs en 2007 un DEA Recherche (aujourd'hui appelé Master 2) de Sciences Humaines et Sociales, mention psychologie spécialité développement cognitif, langage et pathologie de l'émotion dans le laboratoire de cognitive PsyClé à Aix-en-Provence en plus de mon DESS (Master 2) de Psychopathologie et de Psychologie Clinique réalisé dans le laboratoire de Psychologie Clinique. Mais il manquait pourtant un état psychique que je n'arrivais pas à observer, un processus décrit par Meltzer (1972, 1975 et 1986) concernant leur monde interne : *le démantèlement des sens*.

En ce début des années 2000 pour répondre à mes questions et grâce à mon amie Carine Garczors je réalisai une recherche doctorale sur le démantèlement des sens soutenue en 2013 à Aix Marseille Université intitulée « *Le mécanisme de défense de démantèlement dans l'autisme : Transformation et co-création du lien* intersubjectif *chez l'enfant en psychothérapie* ». Au départ mon directeur de recherche G. Gimenez m'incita à utiliser une méthodologie comprenant l'application d'une démarche clinique de mise en évidence objective en définissant des critères de preuve d'observation clinique et une méthodologie stricte de recherche avec le codage et la compulsion des séquences. Mais au cours de ce travail de recherche qualitative[4], j'ai décidé d'y associer la démarche scientifique de C. Bernard (1865) et une nouvelle méthodologie quantitative appelée méthodologie mixte de recherche (MMR). Ainsi en associant les méthodes qualitative et quantitative pour mettre en évidence l'observation clinique, le processus, le mécanisme et la fonction de ce démantèlement des sens dans l'autisme, j'ai pu mettre en exergue sa place de levier à l'émergence de la relation intersubjective entre l'enfant autiste et son psychothérapeute. Les conséquences de cette recherche ont permis de trouver des éléments auxquels je ne m'attendais pas qui seront présentés au dernier chapitre. Le terme de méthodologie mixte de recherche n'apparaît pas dans ma thèse débutée en 2008 à cause de la nouveauté des MMR créées en 2006. Le protocole MMR a été élaboré par la psychologie cognitive et le volume 1 du *Journal of Mixted Methods Research* paru en janvier 2007 aux États-Unis. J'ai ainsi su dans l'après-coup que le nouveau protocole de recherche que j'avais imaginé et mis en place sur des bases scientifiques correspondait à un protocole de MMR existant, mais je l'avais inversé. Il

[4] Voir le glossaire en fin d'ouvrage.

n'existe pas dans le cadre des MMR américaines. A partir de là, j'ai pu trouver des réponses à mes questions et travailler sur l'observation du phénomène de démantèlement des sens décrit par la psychanalyse (Meltzer, 1975), découvrir et décrire son rôle de mécanisme de défense du moi pour éviter la relation et son processus intrapsychique. Sa conceptualisation soulignait son fonctionnement et son utilité pour comprendre comment l'enfant autiste créait du lien à l'autre à partir de sa sensorialité. L'objectif était de démontrer son développement relationnel pour une meilleure adaptation sociale mais aussi pour une compréhension de son fonctionnement psychique afin d'aider les parents dans leur famille et les soignants dans leur prise en charge.

Ce présent ouvrage est un instantané passé des résultats de ma recherche fondamentale en psychologie de 2008 à 2013 qui n'a jamais pu être publiée de par son côté avant-gardiste, non seulement dû à l'utilisation de ce protocole de recherche scientifique MMR appliqué à un processus psychique théorisé par la psychanalyse, que par le sujet lui-même, mettre sous forme de courbes statistiques l'évolution de la relation entre un enfant autiste et le psychothérapeute à partir d'une méthodologie clinique. Je ne traite pas de l'étiologie de l'autisme laissant le soin aux chercheurs cognitivistes et neuroscientifiques de s'en préoccuper. Il m'importe seulement ici de comprendre le fonctionnement psychique dans l'intersubjectivité comme pour n'importe quel autre être humain. Je ne prendrais pas en compte dans cet ouvrage les références des recherches effectuées après 2013 sur le démantèlement sensoriel dans l'autisme puisque mes travaux depuis ont été consultables à la bibliothèque universitaire de mon lieu de soutenance, lors de mes différentes interventions en colloques, conférences, webinaires, groupes de travail, posters affichés dans les congrès nationaux et internationaux. Je remercie à ce propos très chaleureusement Geneviève Haag pour la richesse et la profondeur de nos échanges, pour m'avoir demandé de participer à la refonte de la grille G. Haag en EPCA lors de la recherche INSERM sur les psychothérapies où mon groupe de pair de trois personnes est devenu le groupe pilote de celle-ci, pour m'avoir intégrée dans son groupe de recherche CIPPA et d'y avoir présenté ma recherche, et pour m'avoir fait rencontrer la neuroscientifique Katia Dauchot afin que nous travaillions ensemble sur l'interprétation neuroscientifique de mon travail. Je remercie aussi Monique et Jean-Michel Thurin pour nos échanges pendant la recherche INSERM de l'axe autisme où différentes interventions m'ont été demandées, pour m'avoir sollicitée pour écrire dans le Bulletin de la Fédération Française Psychiatrie et pour avoir été invitée dans leurs séminaires web afin d'y présenter ma recherche. Et pour finir je remercie aussi Ariane Bazan et Lisa Ouss pour leurs invitations à l'association de neuropsychanalyse NPSA. Depuis 2013, seuls deux articles scientifiques concernant deux axes de cette recherche (Barrer et Gimenez, 2015 ; Barrer, 2020) ont pu être publiés. Mes autres articles et propositions de livre ont été systématiquement rejetés pour cause d'incompatibilité des champs abordés par les lignes éditoriales des revues scientifiques actuelles. Effectivement, les diverses maisons d'édition n'ont pas de lignes éditoriales qui associent la psychanalyse, la démarche scientifique, l'autisme et la mise en statistique d'un processus psychique autistique. Cette association n'avait jamais été réalisée avant 2013, les éditeurs ont ainsi systématiquement refusé mes abstracts d'articles, le sujet étant jugé iconoclaste.

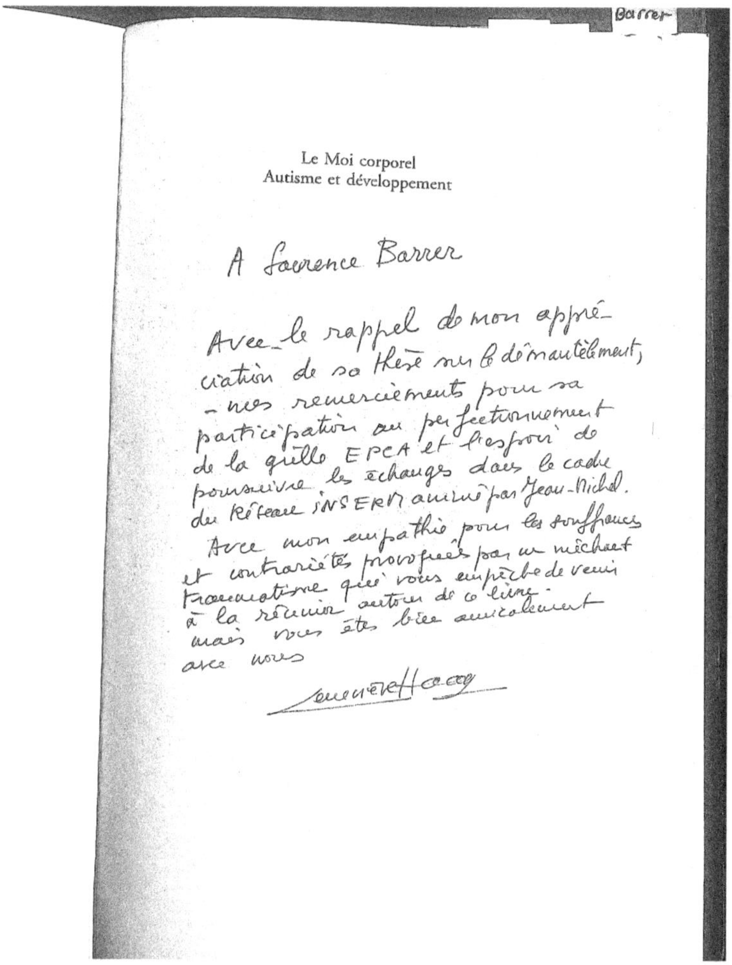
Barrer

Le Moi corporel
Autisme et développement

A Laurence Barrer

Avec le rappel de mon appré-
ciation de sa thèse sur le démantèlement,
– mes remerciements pour sa
participation au perfectionnement
de la grille EPCA et l'espoir de
poursuivre les échanges dans le cadre
du Réseau INSERM animé par Jean-Michel.
Avec mon empathie pour les souffrances
et contrariétés provoquées par un méchant
traumatisme qui vous empêche de venir
à la réunion autour de ce livre.
mais vous êtes bien amicalement
avec nous

Geneviève Haag

Dédicace de Geneviève Haag sur la 1ère page de son livre « Le Moi corporel Autisme et développement » paru en 2018 aux éditions PUF qu'elle m'envoya où elle cite mes travaux de recherche fondamentale. Alitée suite à un accident de la route je n'avais pas pu me rendre à Paris pour sa sortie.

INTRODUCTION

L'intersubjectivité est une question dominante dans notre monde interconnecté où chacun s'exprime sur tout. Les personnes autistes nous interpellent par leurs difficultés à entrer en relation et à justement à ne pas s'exprimer sur le même registre que le commun des mortels. Leur silence exaspère et le monde s'exprime à leur place pour tenter de répondre à la question, qu'est-ce que l'autisme, atteignant son paroxysme dans les années 2010 avec l'interdiction de pratiquer des psychothérapies basées sur la psychanalyse et la psychologie clinique[5].

L'intérêt démesuré suscité par l'autisme se manifesta dans les années 80 avec Wing (1981) qui remit au goût du jour le syndrome d'Asperger (1944). L'évènement généra un engouement international dans nos sociétés occidentales à l'origine d'une transformation profonde de nos institutions pour les prises en charge des personnes autistes, puis la transformation fut étendue aux autres maladies mentales appelées trouble du comportement depuis. L'autisme fut alors nommé TSA (Trouble du Spectre Autistique) dans les années 2000 puis TED (Trouble Envahissant du Développement) dans le DSM4[6].

Les interactions intersubjectives développées par les personnes autistes sont trop sporadiques pour aboutir à l'élaboration intrapsychique d'une relation d'objet, projection sur l'autre de l'intégration de la relation primaire construite avec la personne privilégiée maternante. Ce modèle non intégré dans leur psyché aboutit à une impasse, le mode de relation à l'autre leur est inconnu donc impossible selon la théorie psychanalytique lacanienne de mon institution de l'époque. L'enfant autiste ne peut être acteur, Sujet dans sa vie. Il est happé par la néantisation de mécanismes autistisants envahissants et mortifères (Ciccone, 1997) où l'action de la pulsion de mort est à l'œuvre (Ribas, 1996, 2002, 2006). Interagir avec l'autre veut dire le regarder, l'appréhender et agir pour ou avec lui. Mais le regard de l'enfant autiste ne peut rencontrer celui d'un autre, familier ou non, comme si ce dernier était source d'angoisse, de danger ou de mal-être simplement. Il détourne son regard. Regard, qui, avec le toucher, sont les premiers contacts humains structurant le psychisme qu'il ne peut totalement construire. Le résultat de ces constructions est la diversité des autismes appelés Troubles du Spectre Autistique (TSA).

---

[5] Projet de résolution Accoyer sur la psychanalyse du 22 décembre 2016 portée devant les parlementaires visant à interdire l'usage de la psychanalyse avec les personnes autistes dans le champ psychiatrique, d'instaurer une science officielle sous contrôle étatique, et ouvrant la possibilité des usagers de porter plainte au tribunal pénal.

[6] Manuel Diagnostique et Statistiques des troubles mentaux édité et voté à L'APA (American Psychiatric Association).

Mon questionnement a émergé dans la rencontre avec l'enfant autiste au cours de sept années de travail psychothérapeutique en institutions psychiatriques hospitalières et en libéral. Au cours des psychothérapies et malgré l'existence de ce démantèlement des sens, je constatais une ébauche de phénomènes relationnels entre lui et moi (il n'y a pas de nous). L'idée d'un passage par l'identification adhésive a émergé comme une manifestation de la relation d'objet archaïque. Quelles en étaient les prémices ? Ils s'exprimaient par des comportements non verbaux, une forme de confiance ou d'acceptation du thérapeute comme prendre sa main à l'heure de la séance pour le traîner dans l'espace thérapeutique, signifiait qu'il était d'accord. Était-ce un fonctionnement qui fait partie de la relation d'objet ou pas ? Pour mener à bien mes observations cliniques, les éléments sensoriels non-verbaux ont été pris en compte comme leur regard si particulier décrit comme inatteignable, de biais, périphérique ou comme trouble de l'attention conjointe, non focal, comme en attestent les recherches foisonnantes souvent contradictoires (Bernard et al., 2005 ; Churchill et Bryson, 1992 ; Curcio, 1978 ; Hutt et Ounsted, 1966 ; Lewy et Dawson, 1992 ; Mottron, 2012 ; Mundy, Sigman et al., 1990 ; Sigman et al., 1990 ; Osterling et Dawson, 1994 ; Phillips, Baron-Cohen et al., 1992 ; Phillips, Gomez et al., 1995 ; Tinbergen et Tinbergen 1972, 1983 ; Volkmar et Mayes, 1990…).

Dans mes observations cliniques, il semblait s'absenter de lui-même, de la relation dès que je tentais une approche physique. Quel mécanisme psychique pouvait être à l'origine de cet évitement de l'autre ? En existait-il un ? J'avais lu Meltzer (1975) et le processus de démantèlement (dismantling en anglais) m'était apparu être le levier sur lequel appuyer pour créer du lien, mais je ne voyais pas comment. Selon Meltzer ce processus déconsensualise les sens et l'enfant donne l'impression de « s'évaporer » psychiquement. Pour moi ce processus manquait de précisions et il devint ainsi mon sujet de thèse.

La présentation de ce travail de recherche et des résultats obtenus fut réalisée en élaborant quatre hypothèses et en les mettant à l'épreuve conformément à la démarche scientifique de C. Bernard (1865). Pour prendre en compte ce que mes prédécesseurs avaient apporté au concept de démantèlement des sens dans l'autisme, et après plus de deux mille occurrences lues, analysées et compulsées de littérature scientifique sur le sujet du démantèlement, j'ai été surprise de constater que le champ théorique et clinique de ce processus psychique était peu abordé depuis 1975. Les auteurs reprenaient souvent les termes exacts du livre princeps de Meltzer (1975) et n'apportaient pas d'éléments nouveaux à sa théorie comme s'il avait tout dit en une fois. Ce point sera développé dans le premier chapitre sur l'historique du concept.

L’autisme étudié ici est l'autisme profond et modéré, c'est-à-dire le bout du TSA où le lien intersubjectif n’est pas construit, où le langage n’est pas ou peu présent contrairement à d'autres formes d’autismes comme le syndrome d’Asperger situé du côté opposé. Les enfants de la recherche étaient quasiment sans langage et leur pathologie recouvrait des angoisses archaïques corporelles de liquéfaction, de vidage, qui s'exprimaient par un arrachage de vêtements, de peau, ou au contraire par une contention du corps qui pouvait s’exprimer par des mutilations. La défaillance des enveloppes psychiques pare-excitatives y était prégnante comme Ciccone (1997) et Golse (2001) ont pu les décrire.

Mes quatre hypothèses de départ tentent ainsi de répondre à la question de l’existence de signes cliniques de ce processus psychique dans la première partie.

Quels sont les critères de preuves (standard of proof) qui mettent en évidence la présence du démantèlement des sens chez l’enfant autiste ? Comment voit-on qu’il est soumis à ce processus psychique dans les observations cliniques ?

Y a-t-il une partie observable qui serait le phénomène de démantèlement et une partie intrapsychique, inconsciente qui en serait le processus psychique toujours à l’œuvre permettant au phénomène de s’exprimer à volonté ?

Le démantèlement est-il un mécanisme de défense du moi ? Contre quoi l'enfant autiste se défend-il ? S'il est un mécanisme de défense est-il le mécanisme de défense principal de la pathologie autistique ?

Pour finir, lorsque l'enfant autiste se reconsensualise (mouvement opposé à la déconsensualisation) est-ce à dire qu’il se remantèle (mouvement opposé au démantèlement) ressent-il un « gradient de souffrance mentale » (Meltzer, 1975, p. 31) ? Le démantèlement peut-il potentiellement évoluer dans les prises en charge de psychothérapie individuelle d’inspiration psychanalytique (PsyIPA) et le remantèlement est-il une condition nécessaire à l’émergence de la relation duelle ?

La dernière partie de l’ouvrage concerne la discussion sur la portée heuristique de ce travail et une projection « pour le futur ».

1 LE DEMANTELEMENT SENSORIEL DANS L'AUTISME

[...] l'éducation méthodique d'un homme sauvage, [...] les soins qu'on a pris de lui, ceux qu'on lui doit encore, les changements qui sont survenus, ceux qu'on peut espérer, la voix de l'humanité, l'intérêt qu'inspirent un abandon aussi absolu et une destinée aussi bizarre, tout recommande ce jeune homme extraordinaire [Victor de l'Aveyron] à l'attention des savants, à la sollicitude de nos administrateurs et à la protection du gouvernement.

(Itard, 1801, p. 81)

Dans ce chapitre, le concept de démantèlement des sens dans l'autisme est présenté historiquement pour saisir comment il a été conçu et son développement depuis 1975. Certaines de ses facettes ont aussi été mises en évidence dans d'autres disciplines qui ne seront pas exposées *in extenso* mais juste rapportées comme référence. Les apports de différents auteurs, ayant contribué depuis moins d'un siècle à mettre en exergue la pathologie appelée autisme infantile précoce par Kanner (1943), seront repris rapidement chronologiquement uniquement pour mettre en exergue l'évolution du concept de démantèlement des sens qui, lui, sera décrit précisément.

1.1 LE CONCEPT DE DEMANTELEMENT DES SENS

Afin de respecter la pensée des auteurs abordés dans ce chapitre, des citations de leurs ouvrages seront régulièrement commentées. Je me suis attachée à rassembler les éléments publiés sur le concept de démantèlement des sens depuis la théorisation de Meltzer élaborée dans *Les structures sexuelles de la vie psychique* (1972), *Explorations dans le monde de l'autisme* (1975) et pour finir dans *Études pour une Métapsychologie Élargie* (1986). Une analyse de plus de 2000 publications m'a été nécessaire en français et en anglais pour réunir tout ce qui avait pu être dit sur le sujet, la théorie et la clinique. Pourquoi avoir consulté autant de références ? Parce que plus j'avançais dans ma tentative de compréhension de ce processus, plus mes lacunes se creusaient pour répondre à mon questionnement initial qui était : qu'est-ce qu'est *vraiment* le démantèlement des sens dans l'autisme. Les auteurs après Meltzer n'approfondissaient pas sa théorie et les vignettes cliniques n'apparaissaient pas dans la littérature scientifique alors qu'il était évident que ce concept avait été formulé à partir de la clinique. Geneviève Haag me le confirma par la suite. Elle a travaillé avec lui durant des années en séminaires et au GERPEN[7], et en tant que doctorante, j'étais désespérée de ne pas trouver de descriptions cliniques. Au fond de moi, le spectre de l'article oublié qui décrirait la clinique du démantèlement des sens s'agitait dans ma tête.

---

[7] Groupe d'Études et de Recherches Psychanalytiques pour le développement de l'Enfant et du Nourrisson.

Pour clarifier les apports des différents auteurs, il m'a été nécessaire de séparer et de pointer, pour chacune de leur référence sur le démantèlement, le phénomène (observable), le processus (invisible intrapsychique), le mécanisme (observable) ou la fonction (observable dans l'interaction).

1.1.1 La genèse du concept

Le concept de démantèlement trouve ses racines dans les travaux de Bick (1967) où l'auteur avance la nécessité dans « l'état infantile non-intégré » (p. 136) d'être en présence d'un Objet contenant qui permette au nourrisson non autiste, l'objet de ses recherches, de « tenir l'attention » (p. 136) pour rassembler ses sens un court instant dans l'interaction. Sa thèse se centre sur la part la plus primitive de la personnalité où les parties psychiques n'ont pas de « force liante entre elles » (p. 135). Elle n'a écrit que quatre articles en 1961, 1964, 1967 et 1986 (édité post-mortem) pour introduire la fonction de première peau commune de consensualisation et la fonction de seconde peau apparaissant suite au dysfonctionnement de la première. Cette seconde peau pathologique fonctionne « par une pseudo-indépendance, par l'usage inapproprié de certaines fonctions mentales » (p. 136). Pour elle, la peau psychique maintient passivement ensemble les parties de la personnalité. Meltzer (1975) élargira la seconde peau au démantèlement autistique qui s'apparente à une carapace comme l'a dit Tustin (1972). Dans la description de Bick (1967) de cette « recherche effrénée d'un objet – une lumière, une voix, une odeur ou tout autre objet sensuel » (p. 136) s'origine déjà le concept de démantèlement de Meltzer (1975) qui transposera cette description des sens observée chez le nourrisson à l'autisme. Il théorise partiellement le démantèlement dans un ouvrage considéré par la communauté scientifique comme princeps : « Explorations dans le monde de l'autisme ».

Dans un précédent ouvrage en 1972, il inaugurait pour la première fois la description du *dismantling* traduit par le terme démantèlement en français et mettait en correspondance pour la première fois le démantèlement avec la fonction du jouet fétichiste dans les perversions sexuelles (p. 179-187). Le chapitre est la publication d'un article lu devant la Société Britannique de Psychanalyse le 4 juin 1969. En 1977, J. et F. Bégoin traduisent le terme *Dismantling* par celui de *Démantèlement*. On le sait, la traduction d'un texte ne permet pas toujours le reflet authentique de la pensée de l'auteur à l'origine. Nous avons ainsi remarqué une erreur de traduction (Meltzer, 1972, p. 139) dans la comptine[8] où snails (escargots) a été traduit par serpents (snake),

[8]What are little boys made of?
Frogs and snails,
And puppy-dogs'tails;
That's what little boys are made of. (Nusery Rythme). Traduit par : « Les petits

transformant considérablement la représentation et la symbolique de l'interprétation concernant le sadisme des petits garçons dont parlait Meltzer. Face à mon interrogation concernant l'imprécision de la traduction du phénomène de *Dismantling* avancée par Meltzer, j'ai mené mon enquête dans les dictionnaires, français Littré et anglais Oxford Advanced Learner's dictionnary (1995). G. Haag (1975) traductrice de l'ouvrage de Meltzer fait remarquer dans la préface de l'édition française cette ambiguïté dans la traduction de la pensée de l'auteur. Le mot *Dismantling* peut avoir deux significations, celle de démonter quelque chose pour qu'il soit en morceaux et celle de mettre fin à une organisation, un système, d'une manière graduelle et planifiée. L'accent n'est pas mis sur l'action comme si la chose pouvait d'elle-même tomber en morceaux c'est-à-dire les éléments se séparent les uns des autres sans liens.

Meltzer (1975) observe chez les enfants autistes un état mental qu'il nomme *Dismantling* faisant partie intégrante de la personnalité autistique. Quand le processus est à l'œuvre, l'enfant autiste semble de l'extérieur ne plus être dans un état consensuel (phénomène observable). La vue est accrochée par un objet, l'ouïe par un son ; les sens ne sont plus focalisés, réunis sur une situation commune, mais au contraire paraissent éparpillés. D'après lui, le processus est passif, les sens ne sont ni rassemblés, ni concentrés dans l'expérience sensorielle.

G. Haag (1975) note en bas de page « que le terme *dismantling* est précisément emprunté à Harry Stack Sullivan[9] en référence à la *consensual validation* proche du *common sense* de Bion (renseignement fourni par D. Meltzer) » (p. 12) pour apporter davantage de précision quant à la naissance du terme. Meltzer préférait celui de dissociation, mais étant déjà employé dans la définition de la psychose et pour éviter la confusion, il choisit *dismantling* pour distinguer les deux mécanismes psychiques. G. Haag (1975) note que ce choix s'est fait par défaut « gênés du fait que le terme dissociation soit déjà accaparé par la schizophrénie, cette dernière dissociation semblant d'une toute autre nature (nous savons qu'elle est en effet basée sur des clivages sadiques actifs) » (p. 9). Puis Meltzer évoque quelque chose de différent quant au processus psychique à l'œuvre dans l'autisme mais reste imprécis.

> Nous avons employé ci-dessus le terme « démantèlement » auquel nous devons maintenant donner une signification précise afin de le différencier des « processus de clivage » [...] nous envisageons le « démantèlement » comme une sorte de processus très différent avec des implications très différentes. (Meltzer, 1975, p. 29)

---

garçons, de quoi sont-ils faits ? De grenouilles, de serpents et de queues de petits chiens, Voilà de quoi ils sont faits ».

[9] Psychiatre, Psychanalyste américain (1892-1949) à l'origine de la psychothérapie institutionnelle de 1936 à 1947 aux USA.

Hosxter (1975) collaboratrice publiée dans le livre, soutient qu'« un objet qui a été segmenté ou démantelé est un objet qui a été réduit à de petites parties simplifiées, habituellement selon les modalités de l'expérience sensorielle plutôt que clivé selon les lignes de l'expérience émotionnelle, et potentiellement mentale » (p. 209). Sa définition se rapproche davantage du *Dismantling,* mot anglais axé sur la passivité que de la définition française du mot démantèlement où l'action est privilégiée.

L'étymologie du terme de démantèlement recouvre deux sens distincts, définis dans le dictionnaire Larousse (1992). Le premier, ôter le manteau c'est-à-dire la muraille, le manteau d'une place de guerre est l'ancien sens aujourd'hui tombé en désuétude. Le second, démolir les murailles, les fortifications d'une ville, action de démanteler une place forte est toujours d'actualité. Lorsqu'il est réflexif, se démanteler, consiste à détruire ses propres fortifications.

Ainsi, le terme français de démantèlement s'apparente davantage à un processus actif (l'action d'enlever, d'ôter une défense). A l'inverse, le terme anglais *Dismantling* infère la notion de morceaux, mettre fin à quelque chose de manière méthodique et plutôt passive comme Meltzer souhaitait le définir.

1.1.2 La conceptualisation de Meltzer

En 1972 Meltzer tente de théoriser dans ce premier écrit le démantèlement en le rapprochant, sans conviction, de deux objets que je nomme concrets externes : l'objet transitionnel de Winnicott (1971) et l'objet sexuel utilisé dans les perversions appelé l'objet fétiche. Il perçoit bien l'utilisation bizarre que font les enfants autistes des objets concrets qu'ils manipulent et il aurait pu les décrire comme un ratage de l'objet transitionnel de Winnicott (1971), mais il ne le fait pas. Il aurait pu le décrire, non pas en utilisant le terme démantelé, mais objet autistique comme l'a fait Tustin (1972) la même année aux États-Unis. Des objets concrets il passe à ce que je vais appeler le phénomène de démantèlement qu'il relie à un mécanisme primitif de la névrose obsessionnelle tout en précisant qu'il élabore ce concept à partir des traitements psychanalytiques d'enfants autistes, mais n'écrira aucune vignette clinique à ce propos, et indique « le rôle particulier du choix d'objet, que je préfèrerais maintenant appeler la "formation de l'objet", tel qu'il est provoqué par un type primitif de mécanisme obsessionnel, le "démantèlement" des objets » (Meltzer, 1972, p. 186).

A propos de l'objet fétiche, sa formation implique cependant le mécanisme de clivage, mécanisme qu'il réfute à propos du processus de démantèlement parce qu'utilisé dans la psychose. De quoi s'agit-il alors ? Pour lui, il s'apparente à une « forme spéciale de clivage, ou démantèlement » (p. 186), c'est-à-dire une répétition addictive faite d'angoisses, de pulsions perverses avec réduction de la « projection-introjection des relations d'objet [à un niveau archaïque] . d'auto-érotisme de sensorialité qui entrave émotionalité [sic], mémoire ou satisfaction » (p. 186). Il n'approfondit pas dans ce texte le concept malgré un début de définition du processus intrapsychique. Par contre, en 1975, il extrapole ce processus au démantèlement des sens de l'enfant autiste et le rapproche d'un mode de fonctionnement sans pensée. J'ai eu l'impression à la lecture du texte qu'il lui était difficile de théoriser ce concept parce qu'il ne dissociait pas le processus intrapsychique non observable, du phénomène observable, du mécanisme observable et de la fonction observable interrelationnelle de l'enfant autiste.

Le texte princeps de Meltzer (1975) a été conçu à partir de la synthèse des séminaires du groupe de recherche réunissant Bremner, Hoxter, Weddell, Wittenberg et Meltzer entre 1965 et 1974. Il s'en est suivi en 1984, un colloque « Approche psychanalytique de l'autisme et des psychoses infantiles précoces » à Monaco qui donnera lieu à des publications d'articles princeps comme ceux de Tustin (1985) « Les formes autistiques » et « L'objet autistique », de G. Haag (1985) « Extrait de la psychothérapie psychanalytique d'un enfant autiste » et d'Aulagnier (1985) sur les pictogrammes « Le retrait dans l'hallucination : un équivalent du retrait autistique ? » publié dans la revue *Lieux de l'enfance* numéro 3 en 1985.

Meltzer (1975) commence par décrire la perception de l'enfant autiste que je nomme le phénomène observable du démantèlement sensoriel. Il évoque en premier lieu la destruction d'un comportement social qui entrave l'adaptation sociale qui sera appelée ultérieurement la proxémie permettant « d'établir des critères à distance pour la reconnaissance des ennemis et des critères à proximité pour les indications d'amitié et d'amour » (p. 46). Dans la phrase suivante, il interroge ce que j'appelle le processus de démantèlement : « Comment au juste le démantèlement du Self perceptif affecte-t-il alors le contrôle omnipotent sur les objets sans que ceux-ci soient affaiblis vis-à-vis des parties destructrices ? » (p. 46). La description ci-dessous nous donne des indications sur le phénomène de démantèlement sensoriel mais il s'éloigne de la notion de proxémie qui m'intéressait précisément par la mise en scène de l'autre.

> [...] maman porte un uniforme et le papa une cloche de telle sorte qu'ils sont identifiés respectivement par la vue et le son. La répartition de la capacité perceptuelle démantelée[10] affecte l'expérience comme si l'enfant n'avait pas à faire

[10] Je rajoute des notes de bas de page pour défusionner le concept avec l'objectif de créer la métapsychologie du démantèlement sensoriel. Il s'agit ici du phénomène.

avec maman-en-uniforme et papa-avec-une-cloche mais avec maman-sourde et papa-aveugle[11]. Maman ne peut entendre la cloche de papa et papa ne peut voir l'uniforme de maman [...] bien séparés dans son esprit[12] [de l'enfant]. (Meltzer, 1975, p. 46)

Il décrit ici le processus intrapsychique utilisé par l'enfant démantelé qui associe un de ses sens à une personne (la mère) et un autre à une autre personne (le père), et, cette attribution n'est plus interchangeable. Pour lui, l'enfant autiste gardera en mémoire que le parent auquel il a attribué un sens unique est dépourvu de l'autre sens associé irrémédiablement à l'autre parent. Son observation nous semble très juste, mais cela paraît concerner davantage le processus psychique que le phénomène observable de démantèlement, même si le processus s'exprime par un comportement visible (ma première hypothèse). Cette confusion entre processus et phénomène complique la théorisation. Il n'arrivera pas à le théoriser dans son ensemble proposant un champ ouvert pour les chercheurs à venir (Meltzer, 1986). Pour éclaircir mon propos, il évoque l'action de se démanteler en un instant en comparant ce processus à l'action d'une armée pour passer une porte. Il rapproche ensuite le démantèlement d'un mécanisme dissociatif à l'œuvre dans la déliaison des sens qui ne peut s'effectuer qu'à travers l'action d'un mécanisme actif, en l'occurrence ici, la dissociation. Ces deux fonctionnements psychiques dissociation/déliaison, nous paraissent intimement liés, l'un ne pouvant s'accomplir sans l'autre. Il décrit le mécanisme et la fonction sans les distinguer ce qui complexifie la compréhension du démantèlement. Il fera des allers-retours entre ces différents concepts sémiologiques. Ses successeurs seront dans la même approche.

Cependant Meltzer (1975, p. 44) n'approfondit pas ce lien étroit, dissociation/déliaison, inférant l'aspect actif du démantèlement et va aller chercher du côté des mécanismes obsessionnels puisque l'enfant autiste a des attitudes qui les évoque, répétition, isolation, obsessions, retour du même. Il s'appuie sur les mécanismes et processus de la névrose obsessionnelle actifs sous-tendus par les pulsions de mort, puissants et très résistants à la désintrication pulsionnelle. Il fait des allers-retours entre névrose obsessionnelle et autisme pour expliquer par ailleurs la personnalité post-autistique. Ces références telles que l'isolation de l'affect, la répétition, la séparation de l'objet et le contrôle omnipotent sur le Moi est fréquente dans les deux textes de 1972 et 1975. Pourtant, il insiste sur la passivité du phénomène de démantèlement alors que le mécanisme induit une action, une activité, une intention inconsciente. La contradiction de Meltzer (1975) semble problématique car il propose pour ce même concept de le théoriser passif et un peu actif « l'attaque sur les liens est dirigée contre le moi et se fait

[11] Le processus.
[12] Le mécanisme et la fonction.

sur un mode très passif et non sadique[13] » (p. 44). L'attaque étant active, il s'agit de mon point de vue de la résultante de l'amalgame entre processus (actif) et phénomène (passif).

> La fonction moïque d'attention est manipulée d'une manière qui permet seulement à l'expérience des objets de tomber en morceaux, et de se rassembler ensuite[14]. Cette différenciation entre les attaques destructives directes sur les liens entre les objets ou les objets partiels[15], et les attaques indirectes sur de tels liens par le démantèlement de la capacité du Self à réaliser l'expérience consensuelle[16], [...] importante distinction générale en ce qui concerne les troubles obsessionnels. (Meltzer, 1975, p. 44)

Il affirme que le démantèlement (le processus) peut perdurer dans les comportements post-autistiques comme si en l'enfant subsistait une séquelle persistante de l'autisme. Il ajoute que l'enfant autiste peut « aussi traiter les événements naturels de tous les jours en employant sélectivement [le processus] son appareil sensoriel à sa convenance » (p. 47). En revanche, il parle de capacité à suspendre l'attention qui paraît refléter une propriété active du démantèlement. Dans cet état l'enfant autiste est inaccessible, il ne semble ni voir, ni entendre ce qui l'entoure. Tout se passe comme s'il s'absentait du monde et de lui-même. La mémoire semble inactive durant le recours au démantèlement comme une suspension du temps sans mémoire ni expérience du présent et le temps passé dans le démantèlement n'est pas mémorisé pour lui.

> Les événements qui surviennent dans cet état ne peuvent être considérés comme des actes mentaux et ils ne peuvent être expérimentés d'aucune manière qui permette de les intégrer dans le continuum de la mémorisation ni de les utiliser comme une base pour l'anticipation. (Meltzer, 1975, p. 33)

La confusion existante entre la manifestation du phénomène de démantèlement des sens et le déficit cognitif, à l'origine du mot « débile », attribué parfois encore aujourd'hui par erreur aux autistes m'apparaît induite par le manque de précision quant à l'observation des manifestations du phénomène de démantèlement. En effet, malgré son travail très riche et novateur, Meltzer (1975) ne décrit à aucun moment les manifestations cliniques observables du phénomène de démantèlement. Il reconnaît le signe clinique d'une vive intelligence chez l'enfant autiste, mais celui-ci ne sera ni

---

[13] Le processus
[14] Le phénomène puis le remantèlement
[15] Le processus
[16] Le phénomène

développé par lui, ni repris par ses successeurs qui serait à mettre au crédit de la capacité à se démanteler ?

> C'est là un signe de la vive intelligence qui peut employer l'attention pour réaliser de telles abstractions dans l'état post-autistique, mais qui aussi bien, parvenue à son degré extrême de non-attention dans l'état autistique, peut paraître déficitaire. [...] Selon toute vraisemblance, beaucoup de scientifiques ont eu un début autistique et un caractère post-autistique (Meltzer, 1975, p. 47).

L'idée de mécanismes obsessionnels actifs sous-tendant le processus de démantèlement pourrait expliquer le contrôle omnipotent de l'enfant autiste sur ses objets internes et sur son environnement. Il reprend son hypothèse de l'objet démantelé (le phénomène) et l'oppose à nouveau à l'objet transitionnel de Winnicott (1971) et à l'objet fétiche en 1975. Dans ses écrits ultérieurs, Winnicott (1971) reconnaissait la valeur très équivoque de ces formations : à savoir que s'ils pouvaient réellement servir économiquement à l'enfant pour passer le cap d'une transition dans sa relation d'objet, il y avait grand danger à ce que l'objet transitionnel ne prenne une signification fétichiste et ne soit utilisé comme foyer pour l'isolement d'une tendance perverse. L'idée sera théorisée par Tustin (1985) avec l'objet autistique. Meltzer (1975) annonçait d'ailleurs : « Nous sentons que le mécanisme[17] de démantèlement est en fait la base pour la formation de l'objet transitionnel » (p. 49). L'introduction de l'idée de mécanisme ici est importante car, selon ses termes, il n'opère pas de distinction entre le processus et la fonction. La technique de démantèlement devient un mécanisme. Il parle de son ressenti clinique face à la complexité du démantèlement mais hélas il n'y reviendra pas. La dévitalisation processuelle dans l'autisme apparaît dans son discours mais il n'utilise pas le concept de pulsion de mort. Pourtant celle-ci semble sous-tendre la pathologie autistique.

Meltzer (1975) va donc décrire le démantèlement des sens sans donner d'éléments cliniques à l'aide de trois comparaisons présentées ici.

> En premier lieu, il nous semble se produire de manière passive plutôt qu'active, à peu près comme si on laissait un mur de briques tomber en morceaux sous l'action des intempéries, de la mousse, des champignons et des insectes, faute d'avoir fait des joints de mortier. Le démantèlement se produit selon un procédé passif consistant à laisser les sens variés, spéciaux et généraux, internes et externes, s'attacher à l'objet le plus stimulant de l'instant. (Meltzer, 1975, p. 30)

Il semblerait qu'il fasse référence ici à la déliaison avec l'absence de mortier, l'enfant autiste ne fait pas de lien (le mur avec les briques) comme s'il

[17] Le processus

était morcelé. Le mur paraît faire référence à la pathologie autistique elle-même souvent décrite à l'aide de termes soulignant son impénétrabilité : carapace (Tustin, 1981). Les intempéries sembleraient correspondre aux ressentis que l'enfant autiste imagine vivre, des attaques répétées et intrusives venant de l'environnement extérieur qui ne proviennent pas forcément de son environnement réel mais plutôt de « fantasmes » d'intrusion dans sa réalité. La mousse, les champignons, les insectes font penser aux difficultés de la vie avec ses conflits, ses aléas qui attaquent le mur sans violence. La notion de temps fait ici son apparition, le développement des champignons et de la mousse prend du temps. Il y a donc une notion de durée dans le démantèlement. En utilisant les termes mousse et champignons, il semble faire référence à la passivité, à l'inertie du démantèlement car leur croissance nécessite un environnement sans changement, humide et ombragé.

Vient ensuite la deuxième comparaison avec le chien en perle.

> Il y a des jouets qui représentent, disons, un chien fait de perles de bois reliées par des ficelles qui passent par les trous d'un petit plateau et sont attachées à un anneau. Un enfant qui tient le petit plateau avec son doigt dans l'anneau peut faire se dresser le chien en exerçant une tension sur l'anneau ou le laisser s'effondrer en position couchée en relâchant la tension ; ainsi envisageons-nous l'attention : comme les ficelles qui tiennent ensemble les sens en consensualité. (Meltzer, 1975, p. 31)

A nouveau, une image morcelée est présente avec des perles qui sont juxtaposées. Il induit ici une forme de morcellement où la structure psychique de l'enfant ne serait qu'un alignement de diverses parties. Il introduit la notion de consensualisation avec la ficelle qui fait sens dès qu'elle est tendue, l'enfant (le chien en perle) d'un coup fait du lien et devient attentif. La question de l'autre apparaît : qui tire les ficelles ? L'environnement extérieur dans cette image n'est plus attaquant mais aidant, il consensualise, il attire son attention. Il reste la question de la position d'être l'objet de l'autre, manœuvré de l'extérieur comme une marionnette. Il est le chien de perle actionné par un tiers. Le remantèlement évoqué par G. Haag (1975) dans la préface avec le mantèlement, serait-il inhérent à la présence ou à l'absence d'un autre en coulisse qui tire les ficelles de l'attention ? L'action viendrait-elle de l'extérieur ?

Dans la troisième description, il compare le démantèlement à un corps d'armée face à une porte. Il donne une temporalité au processus du passage de la porte. L'idée d'une impossibilité pour le psychisme à gérer ce qui provient de l'extérieur semble sous-tendre cette comparaison avec le capitaine qui lâche les rênes de la compagnie lui laissant la responsabilité de passer la porte comme elle peut.

Un équivalent social serait, [...] Abraham Lincoln, [...] telle qu'elle est racontée par Carl Sandburg : « Un jour où leur capitaine était en train de leur faire faire un exercice en deux sections s'avançant vers une porte, il ne put imaginer l'ordre qui les ferait se mettre en rangs deux par deux l'un après l'autre pour passer la porte. Aussi commanda-t-il :"La compagnie est disloquée deux minutes jusqu'à ce qu'elle se remette en formation de l'autre côté de la porte". (Meltzer, 1975, p. 31)

Il clôt le chapitre sur la description du démantèlement avec cette dernière phrase, sans explications. L'accent semble être mis sur l'absence de souffrance liée au processus de démantèlement inscrit dans une durée. Cette comparaison pourrait compléter le concept car l'armée donne l'image d'éléments épars qui tiennent ensemble, mais dès qu'il y a une difficulté, ils se désolidarisent pour outrepasser le problème et se ré-agglomèrent l'évènement achevé pour reformer un tout unifié. La notion d'un organisateur général extérieur (le capitaine Abraham Lincoln) est présente avec la proposition de franchir la porte comme les hommes le souhaitent à leur manière. Je pense aux cinq sens dans le démantèlement qui agiraient selon ce qui leur paraît le plus approprié comme s'ils avaient une vie autonome. La seule consigne importante est de se reconsensualiser à l'identique au sortir du démantèlement et peu importe comment ils y arrivent. Je suppose alors que le phénomène de démantèlement aura des expressions subjectives, mais aussi intersubjectives différentes selon les situations vécues.

Alors, le phénomène de démantèlement est-il observable ? Quels sont les éléments cliniques chez Meltzer ? Il poursuit son cheminement théorique autour de la déconsensualisation des sens observés en avançant le concept d'attention. La suspension de l'attention engendre le démantèlement menant à la déconsensualisation par opposition à la « consensualité de H. S. Sullivan » (Meltzer, 1986, p. 144). La déconsensualisation lui « paraît être une façon puissante, mais en même temps délicatement attentionnée, d'éviter la vie aussi bien à l'extérieur qu'à l'intérieur d'eux-mêmes » (p. 144). J'imagine que l'attraction de l'objet externe permettra à l'enfant de se reconsensualiser, de rassembler ses sens autour d'une situation pour faire l'expérience de la réalité. Le psychothérapeute en tant qu'objet attracteur pourrait-il venir en place d'assurer cette fonction d'objet externe, consensualisateur de sens ? Ce sera l'objet de ma quatrième hypothèse en écho aux propos de Meltzer.

L'indication thérapeutique a bien démontré l'importance d'attirer puis de retenir leur attention, au moyen de paroles intéressantes basées sur des observations fines, et a souligné le fait qu'une telle concentration a tendance à épuiser le thérapeute. (Meltzer, 1984, p. 144)

Par ailleurs, l'observation du démantèlement, selon lui, s'exprime dans les dessins d'enfants sans préciser sur quels signes cliniques il se base (1984,

p. 272). Le démantèlement est traité du point de vue de la capacité cognitive de l'attention, de la technique, du processus et des pulsions à l'œuvre (sans évoquer la pulsion de mort). Dans ces deux écrits (1975 et 1986) il cherche à discriminer les différents niveaux sur le plan métapsychologique.

Alors quel est ce processus de démantèlement ? Il le décrit passif consistant à délier l'attention. D'un seul coup les sens se mettent à flotter vers des objets différents selon ce qui est le plus attractif du moment : « Nous suggérons donc l'existence de quelque capacité (dont nous essaierons d'examiner plus tard le mécanisme) de suspendre l'attention qui permet aux sens d'errer chacun vers son objet le plus attractif de l'instant » (Meltzer, 1975, p. 31). L'enfant autiste n'a plus de pensée donc le temps passé dans l'autisme est perdu pour la maturation, il est présent sans y être : « Le démantèlement se produit selon un procédé passif consistant à laisser les sens variés, spéciaux et généraux, internes et externes, s'attacher à l'objet le plus stimulant de l'instant » (p. 30). Néanmoins, la mise en jeu de l'attention est pour lui active c'est-à-dire utilisée par l'enfant autiste. A l'inverse de l'inattention, tout se passe comme si la cohésion interne se disloquait pour ne pas être : « Ce que nous appelons d'habitude « inattention » consiste plutôt à laisser errer son attention, dans le sens d'une focalisation diminuée, ou du fait de l'introversion sur une rumination ou une fantaisie diurne » (p. 30). Il suggère ici que l'enfant autiste a bien un moi constitué instable qui peut disparaître et réapparaître en fonction de la présence d'attention, « un moi cohérent cesse temporairement d'exister ; chaque fragment, ou plutôt composant, est réduit à un stade primitif dominé par le ça et ses principes économiques et dynamiques. Nous avançons que cet état primitif est essentiellement sans vie mentale » (p. 33). Le rassemblement des sens se produit grâce à la fonction maternante et au lien tissé attirant l'attention du nourrisson. La capacité à tenir l'ensemble les sens, l'attention, la cohésion interne, appelée consensualité est attaquée par le démantèlement et ne fonctionne plus. Il évoque un processus sans affect.

> [...] il semble tout à fait certain qu'aucune angoisse persécutive [sic], aucun désespoir ne résulte de ce mode de retrait du monde, puisque la violence n'est engagée contre aucun Self ni aucun objet. Ceci implique que le rétablissement de l'organisation préexistante n'aurait aucun gradient de souffrance mentale (Ps <=> D de Bion) pour se produire. (Meltzer, 1975, p. 30)

La définition du processus de démantèlement comprend d'autres éléments reliés à la suspension de l'attention et il propose une idée intéressante concernant la possibilité d'avoir conservé cette capacité à utiliser le processus à volonté en étant adulte : « Il n'est pas certain que l'homme occidental ait, en général, conservé la capacité de suspendre son attention comme le gourou-yogi tend à le faire à travers son extrême concentration sur le néant » (p. 30).

Ici deux capacités sont liées, l'attention et la concentration, décrites comme si le démantèlement était une concentration passive sur le néant, donc active. Cette formulation semble paradoxale. En introduisant le néant, il semble faire référence à la pulsion de mort mais ne l'évoque pas ce qui me paraît pourtant primordial pour le processus. Il explique plus loin que le processus de démantèlement n'est pas de l'inattention au contraire c'est une suspension de l'attention, « Nous suggérons donc l'existence de quelque capacité (dont nous essaierons d'examiner plus tard le mécanisme) de suspendre l'attention qui permet aux sens d'errer chacun vers son objet le plus attractif de l'instant » (Meltzer, 1975, p. 31).

Sa pensée avec la deuxième comparaison du chien en jouet concerne, à mon sens un autre élément important, la tension interne inhérente à l'attention qui fait tenir les morceaux ensemble dans une consensualisation des cinq sens. Plus loin dans le texte, il réintroduit des aspects dynamiques du processus de démantèlement en relation avec les processus de la névrose obsessionnelle.

> Nous nous trouvons surpris de découvrir certains aspects primitifs de compulsivité qui ne sont pas facilement discernables dans leurs manifestations plus sophistiquées. Le trait le plus frappant de la compulsivité généralement la répétition de l'acte ou de la pensée qui la sous-tend, dans des séries potentiellement sans fin, qui ensuite, aussi mystérieusement qu'elles ont commencé, s'arrêtent. (Meltzer, 1975, p.32)

Le parallèle est réalisé au niveau de la séparation omnipotente et du contrôle des objets qui induisent des angoisses persécutrices ou dépressives.

> On peut comprendre la répétition compulsive comme l'expression du besoin de contrôler de façon répétitive les objets en raison de leur tendance à se réunir ; et d'un autre côté elle exprime la nécessité de les servir et de les nourrir puisque la séparation (en contrecarrant les processus de réparation) tend à aboutir à leur destruction. (Meltzer, 1975, p. 32)

A la lueur de la description des dimensions psychiques résumées ici, le processus paraît être comme des allers-retours ponctuels du Self de dimensionnalités plus élaborés vers l'unidimensionnalité ; tentatives de protection contre les dimensions non encore totalement intégrées et non encore protégées par un pare-excitation définitivement opérant et fonctionnel.

En 1986 Meltzer reviendra pour la dernière fois sur son concept de démantèlement des sens parce qu'il avait compris qu'il y avait quelque chose à retravailler. Il fait concorder le produit du démantèlement aux objets bizarres de Bion (1957) et évoque : « Je soupçonne ces dernières de se rapprocher dans leurs formes les plus élaborées des objets bizarres » de Bion[18] » (p. 270) qui sont des objets de la psychose finement fragmentés sous l'effet du clivage concernant la partie de la personnalité détestée par le psychotique mais consciente de la partie de la réalité insoutenable. Les particules générées sont mélangées et expulsées hors du Moi par le mécanisme projectif qui deviennent alors indépendantes et incontrôlées. L'analogie entre les deux se situe au niveau de la dissociation sensorielle, mais diffère au niveau de la mise à l'extérieur et de la fragmentation de la personnalité. L'enfant autiste ne nous semble pas être projectif dans le démantèlement, au contraire il est passif. Il ne fragmente pas une partie de sa personnalité, je pense qu'il diffracte ses cinq sens simultanément. Bion (1957, p. 51)[19], sans s'être intéressé à l'autisme, propose un exemple d'objet bizarre avec le sens de la vue et de l'audition. Chez le patient psychotique, il imagine qu'une part de sa personnalité est en train de regarder un gramophone pendant qu'une autre part considère que ce qui est entendu provenant de l'objet, simultanément, n'appartient pas au Moi mais à l'objet qui fait le son. La situation est vécue en identification projective : le gramophone en train de jouer est en train de regarder le patient. Et inversement, si le patient psychotique écoute, alors le gramophone en train de faire le son est vécu par le patient comme s'il écoutait le patient. Dans le démantèlement, je pense qu'il n'y a pas d'identification projective parce que le processus est passif (les sens vont indépendamment les uns des autres vers un objet le plus attractif). Il n'y a pas de relation entre eux et surtout, il n'y a pas de pensée dans ce processus comme chez le psychotique qui pense être regardé ou entendu. La comparaison avec le mur de briques exprime le processus où, par une volonté de soumission à la passivité, l'enfant autiste laisserait tomber son Moi en morceaux. L'impossibilité à maintenir la construction moïque serait la conséquence de l'absence d'élaboration de liens psychiques. De mon point de vue il s'agit de l'expression du phénomène observable cliniquement.

> Ce serait une pure coïncidence si les sensations de cet instant [où les sens de l'enfant sont déconsensualisés] les plus colorées ou aux formes les plus captivantes, ou les plus odorantes, les plus bruyantes, les plus savoureuses, les plus douces, les plus chaudes, émanaient toutes du même objet externe. Sauf pour le bébé au sein, il est des plus probables que de telles sensations émanent d'objets variés à chaque instant donné. (Meltzer, 1975, p. 30)

---

[18] Note de bas de page de l'ouvrage de 1975 : Bion « Différenciation de la part psychotique et non psychotique de la personnalité ». *Nouvelle revue de psychanalyse*, 10, *Aux limites de l'analysable.*

[19] If the piece of personality is concerned with sight, the gramophone when played is felt to be watching the patient; if with hearing, then the gramophone when played is felt to be listening to the patient.

Le processus de démantèlement est un acte mental référé aux travaux de Bion sur le « sens commun » (Meltzer, 1975, p. 31) où le sujet appréhende les objets sous tous leurs aspects consensualisés vers un même objet. Il évoque ensuite le mantèlement (G. Haag, 1975) en utilisant le terme de consensuel. En 1986, il approfondit aussi certains points de 1975 et se fera l'héritier des travaux de Bion (1970) à propos de l'activité de penser.

> Il est essentiel pour nous d'avoir, parallèlement à une théorie de l'activité de pensée pour l'élaboration de la vérité, une théorie de l'activité de démantèlement de la pensée pour rendre compte de la destruction de la vérité et de l'élaboration du mensonge. (Meltzer, 1986, p. 119)

Il relie l'activité du processus de démantèlement de la pensée avec le concept de vérité de Bion (1970) qui serait à l'origine de la croissance et du développement psychique. Le mensonge, son corrélat, en serait le poison. Il détermine ainsi le processus de démantèlement en tant qu'activité participante à la destruction de la pensée aboutissant subséquemment au mensonge.

Une autre dimension du démantèlement est la défense qu'il propose. Meltzer (1975, p.145) met l'accent sur l'importance du texte de Klein (1946)[20] pour conceptualiser la complexité de la capacité déconsensualisatrice de celui- ci. En 1986, il le place du côté de la technique, une capacité mentale permettant de lutter contre la douleur et moins comme un processus psychique. La technique suppose la notion de pratique, de penser les savoir-faire dans une activité ou une discipline, mais dans le démantèlement il n'y a pas de pensée. Il s'éloigne aussi du rapport qu'il faisait avec la perversion et ne l'évoque pas comme un mécanisme de défense du moi contre l'angoisse, mais dès lors, contre la réalité. Il mentionne ce mécanisme chez le nourrisson d'où, peut-être sa difficulté à le nommer « mécanisme de défense du moi » et préfère les termes de technique et de manœuvre. Je me suis demandé si la question du Moi chez le nourrisson n'était pas à l'origine de l'évitement à nommer le démantèlement comme mécanisme de défense. Le concept suggère en effet l'existence d'un Moi pour développer des mécanismes de défense. En 1975, il avait donc implicitement reconnu un moi chez l'enfant autiste sans le nommer et place le démantèlement comme un processus psychique normal au stade de nourrisson en 1986.

> Quand le nourrisson, au niveau d'intelligence élevé et au fort potentiel émotionnel, doit faire face à la dépression du post-partum - presque inéluctable – chez sa mère, il met en place une technique pour se défendre contre cette douleur dépressive intensifiée : il démantèle son appareil sensoriel en le réduisant à ses composantes.

---

[20] « Notes sur quelques mécanismes schizoïdes ».

> Il accomplit cette manœuvre en abandonnant l'activité de focalisation de son attention (le conscient). (Meltzer, 1986, p. 148)

Le démantèlement ici serait un état permettant d'éviter la souffrance venant de l'extérieur et non plus de l'intérieur. Si l'enfant autiste renonce à la consensualisation des sens cela engendre « son successeur naturel la séparation obsessionnelle et le contrôle omnipotent des objets » (p. 148). Il pose une question fondamentale sur la genèse de l'autisme, non pas dans l'intersubjectivité, mais en rapport avec la personnalité même de l'enfant, son hypersensibilité exacerbée dans sa rencontre avec le monde à l'origine du recours au processus de démantèlement.

> La sensibilité esthétique de beaucoup de ces enfants est si incontestable que l'on ne peut s'empêcher de se demander si l'arrêt de leur développement n'a pas pris sa source dans des processus qui leur permettent de mettre à l'écart l'impact de la beauté du monde. Le démantèlement des organes des sens et la bidimensionnalité me semblent être des méthodes extrêmement délicates qui permettent d'arriver à ce résultat sans que la moindre violence ne soit faite à l'objet, extérieurement ou intérieurement. (Meltzer, 1986, p. 243)

Son hypothèse est judicieuse et j'ai regretté le manque de vignettes cliniques. La fonction du démantèlement s'apparenterait donc à un mécanisme poussant le Moi en construction au retrait. Il inaugure le démantèlement du Moi dans le sens d'une déconstruction de ce qui a été lié, la consensualité. Il avance un retour à la bidimensionnalité ce qui s'apparente à un procédé psychique régressif. Ce nouvel éclairage du démantèlement amorce la compréhension de ce que Tustin (1990) a nommé l'autisme régressif et les manœuvres autistiques. En effet, certains enfants s'enfoncent soudainement dans un état autistique alors qu'ils avaient un développement apparemment normal.

> J'avais l'impression que ce rétrécissement de l'épaisseur de l'univers [l'unidimensionnalité] du sens était tellement évident qu'il se passait d'explication, comme si la dilution du sens entraînait tout naturellement un appauvrissement des affects. Les idées de Bion laissent supposer qu'en fait c'est tout le contraire - toute méthode qui refrène les affects entraîne le palissement du sens. Si c'est le cas, l'orientation bidimensionnelle au monde est une défense contre les objets évocateurs d'émotions. (Meltzer, 1986, p. 243)

Je souligne par cette citation le fait qu'il annonce la régression à l'unidimensionnalité comme une défense mais il n'ajoute ni le concept de mécanisme, ni le Moi, bien que le concept de défense fasse référence aux deux. Il précise son questionnement : « La bidimensionnalité est-elle alors la conséquence, non d'une régression à un stade antérieur du développement cognitif, mais du déni de la réalité psychique de l'objet ? » (p. 243). La défense serait-elle une régression ou davantage le déni d'une réalité intolérable ? Le terme de mécanisme de défense du moi (A. Freud, 1936) ne sera pas utilisé ni dans l'écrit de 1975 ni dans celui de 1986. Retenons la notion d'objets évocateurs d'émotion qu'il développera ultérieurement, la mère comme l'objet attracteur et introduisant le choc esthétique qui en résulte pour le nourrisson. Paradoxalement, il pose l'hypothèse du démantèlement à partir de concepts psychopathologiques ne correspondant pas à l'autisme mais à la névrose obsessionnelle comme si les parts de la personnalité autistique et névrotique coexistaient en référence à Bion.

> [...] les mécanismes autistiques en particulier comme dans les mécanismes obsessionnels en général, le mode d'activité essentiel a pour but de rendre une expérience naissante insignifiante en la démantelant jusqu'à un état de simplicité au-dessous du niveau «du sens commun», de telle façon qu'elle ne puisse fonctionner comme une «forme symbolique» pour «contenir» (Bion) une signification émotionnelle, mais qu'elle puisse seulement trouver des articulations mécaniques dues au hasard [...]. (Meltzer, 1986, p. 270)

Pour théoriser la naissance de la défense de démantèlement chez le nourrisson, l'auteur s'attache à mettre en lumière l'interaction mère/nourrisson en insistant sur l'interprétation erronée que le bébé à risque autistique fait du maternant « l'abri maternel » (p. 237). Un développement plus précis de la part de l'auteur m'a manqué pour comprendre davantage sa pensée autour de cet amour de l'abri maternel.

> L'abri maternel valorisé avec ses éléments merveilleusement sculptés n'est pas aussi fragile qu'il [le nourrisson] le craignait ; en utilisant ses processus de démantèlement avec amour, il peut le protéger et le préserver de l'irruption orageuse de ses émotions. (Meltzer, 1986, p. 237)

Pour conclure sur la défense, il s'attache à distinguer le démantèlement du mécanisme de défense de clivage (Meltzer, 1975, p. 29). Leur différence fondamentale tiendrait du caractère actif du clivage, contrairement au démantèlement, mécanisme passif sans qu'il le précise : « Nous envisageons le « démantèlement » comme une sorte de processus très différent [du clivage] avec des implications très différentes. En premier lieu, il nous semble se produire de manière passive plutôt qu'active... » (p. 30). L'état autistique ici est différencié de la structure psychotique qui est fondamental pour la compréhension du fonctionnement de l'autisme et son traitement. Effectivement, après ses travaux, la prise en charge psychologique des enfants autistes sera différente de celle des enfants psychotiques en psychothérapie d'inspiration psychanalytique. Les groupes thérapeutiques autour de la sensorialité seront privilégiés : pataugeoires, équithérapie, salle Snoezelen (bien plus tard).

Je vais maintenant présenter la finalité de la conceptualisation de Meltzer (1975) où il annonce dès le début de la métapsychologie du démantèlement une certaine contrariété pour réaliser son développement.

> On verra qu'une telle entreprise descriptive [de la pathologie autistique], bien que destinée à rester dans les confins de la métapsychologie, se retrouve bientôt dans un paysage si brumeux et marécageux qu'elle déborde les termes techniques bien établis et que l'on est forcé de se rabattre sur un mélange de description poétique et d'abstraction philosophique. (Meltzer, 1975, p.26)

Il pose les bases de ce nouveau concept pour cette nouvelle pathologie et applique malgré ses réticences la métapsychologie freudienne (S. Freud, 1915) qui comprend le point de vue dynamique, économique et topique. Il n'élaborera pas complètement le point de vue topique mais ajoutera le point de vue génétique : « Pour garder le bon ordre psychanalytique, nous discuterons de ces facteurs sous les rubriques économique, structurale, dynamique et génétique » (p. 26).

Le point de vue dynamique correspond à l'expression de traits psychiques obsessionnels, la compulsion de répétition, le contrôle omnipotent sur les objets (p. 32) résultant du conflit interne qui les anime. La genèse de ce conflit naît de la pression exercée par la pulsion sur le Moi. En abordant ce point il présuppose un inconscient chez l'enfant autiste et revient sur le lien entre la structure autistique et les mécanismes obsessionnels mais il ne relie pourtant pas la compulsion de répétition à la névrose obsessionnelle. Il pressent qu'il s'agit d'autre chose. Il tente de relier neurophysiologique et dynamique du démantèlement comme un état psychique plus archaïque, par le démantèlement du Self.

> [...] en ses composants sensuels par la suspension de la fonction, un moi cohérent cesse temporairement d'exister ; chaque fragment, ou plutôt composant, est réduit à un stade primitif dominé par le ça et ses principes économiques et dynamiques. Nous avançons que cet état primitif est essentiellement sans activité mentale. (Meltzer,1975, p. 33)

Mais il ne développe pas ce qu'il entend par le conflit psychique chez l'autiste. J'ai supposé qu'il décrirait plus tard l'impossibilité d'attaquer l'Objet interne et le rapport avec la névrose obsessionnelle qui me paraissait intéressante du point de vue de l'omnipotence de l'objet. Mais il ne pouvait le faire sinon il devait accepter la possibilité de mécanismes de défense du Moi dans l'autisme. La névrose est l'organisation psychique la plus construite ayant accès à la pensée liée, au mécanisme de défense de sublimation de la pensée qui sont des processus secondaires. Mais l'autisme est supposé être une organisation psychique archaïque saturée de processus originaires, archaïques donc avec une pensée non liée et plutôt pragmatique. Meltzer (1975, p. 32) ne peut se permettre ce grand écart à l'époque et ne pourra donc pas utiliser le terme de « mécanisme de défense » dans l'autisme mais simplement celui de « défense ».

Du point de vue topique, il propose que « la compulsion de répétition est le principe économique du ça le plus important, comme le principe plaisir-peine-réalité est celui du moi dans sa relation au ça et au monde extérieur, et comme les positions schizo-paranoïde-dépressives le sont dans la relation du moi au surmoi » (p. 33). La question posée dans cette ébauche métapsychologique est le rattachement topique du démantèlement à la compulsion de répétition de la névrose obsessionnelle. La présence de la relation du moi au surmoi et du principe de plaisir n'est pas assez développée ici. Il nommera le moi-ça-surmoi idéal comme base de la structure autistique (p. 27) sans développer.

Le point de vue économique est abordé par le biais de la rapidité intellectuelle des enfants autistes, l'accessibilité aux données sensorielles venant de leur corps et du monde extérieur qui « donne l'impression d'un organisme nu exposé à tous vents » (p. 27), et par la discrimination des détails de leur environnement. Il insiste sur leur capacité à répondre émotionnellement avec sensibilité à « l'état physique et mental » (p. 27) de leur psychothérapeute. Dans les facteurs économiques il ajoute leur capacité à comprendre les états psychiques et les émotions de la personne à laquelle ils accordent leur confiance[21]. Il évoque donc leur empathie humaine très développée mais uniquement avec des personnes de confiance[22]. Il met en avant leurs capacités à ressentir les émotions des autres dans les facteurs économiques. Les mères de mes patients me disent cela même s'ils ont des difficultés de relation au monde social, ils sont très empathiques. Leur conscience des états mentaux de la personne avec laquelle ils se sentent intimement liés semble comporter avec prédilection un souci dépressif pour l'autre qui n'est pas la même chose que l'identification ; c'est de l'ordre d'une perméabilité primitive aux émotions des autres - autre aspect de la « nudité » mentionnée ci-dessus. Mais il est clair qu'ils tendent aussi à ressentir leurs objets internes similairement perméables et « bombardés par la conscience de la souffrance des autres » (p. 27), ils semblent aussi interpréter l'évidence du

[21] Ses observations vont à l'inverse des idées actuelles sur le manque d'empathie de l'enfant autiste.
[22] Je corrobore ses observations et pratiques pour avoir eu aussi la confiance de mes petits patients autistes.

contraire plutôt comme signe de rejet que comme signe d'incapacité de la part de l'autre.

Par ailleurs la question de la potentielle quantification de l'énergie provenant de la pulsion se pose. S. Freud (1915) émet l'hypothèse de l'existence de processus psychiques pouvant concourir à la répartition de cette énergie pour la faire augmenter ou diminuer. La variation de son intensité constituerait ce qu'on appelle des surinvestissements et des contre-investissements. La fonction de l'appareil psychique responsable de ces variations serait de maintenir au niveau le plus bas possible l'énergie qui y circule (Laplanche et Pontalis, 1967). Meltzer relie cette quantité d'énergie (la pulsion) à la façon si particulière dont les enfants autistes perçoivent et sentent leur monde environnant. Il relie énergie et intelligence.

> Les enfants étudiés nous apparaissent très intelligents. [...] Leurs processus mentaux opèrent à une grande vitesse. Même quand ils sont dominés par la répétition, la rapidité avec laquelle se déroulent de nouvelles combinaisons et permutations sur la même configuration fantasmatique de base est tout à fait éblouissante. [...] En conséquence, leur discrimination des détails de l'environnement et des variations dans les détails est impressionnante. (Meltzer, 1975, p. 27)

Sa conviction interpelle. L'énergie pulsionnelle est-elle surinvestie chez le sujet autiste, témoignant ainsi d'une forme d'intelligence « hors norme » ? Ou bien est-ce la rapidité d'exécution concernant certaines capacités cognitives qui amènent à cette apparente complexité cognitive ? En quoi l'intelligence s'apparente, pour lui, au point de vue économique ? La centration sur les détails serait-elle une façon de réduire la charge pulsionnelle envahissante ? L'absence de sadisme et d'agressivité atteste de la charge pulsionnelle minimale de l'enfant autiste. En effet, il ne manifeste aucune lutte, aucune rivalité : « Ils n'ont pas particulièrement l'intention d'infliger une souffrance et le plaisir sadique n'est pas un trait saillant de leur émotionalité » (p. 28). L'enchaînement chronologique de ses idées semble se faire au coup par coup, il clôt le chapitre sur l'économie dans le démantèlement en rapprochant la dimension pulsionnelle à la sensualité. Il détermine une « possession joyeuse de l'objet maternel » (p. 28) comme « forme primitive d'amour » (p. 28) et résume ensuite son argumentation sur le point de vue économique de la personnalité autistique et non le processus même de démantèlement ce qui complexifie sa théorisation sur ce point. Pour récapituler, ces facteurs sont : grande intelligence, sensibilité à l'état émotionnel des autres, disposition à ressentir massivement la souffrance dépressive, sadisme minimal et en conséquence persécution minimale ; jalousie possessive ; ces enfants sont très sensoriels ou non sensuels dans leur amour et portés à répéter indéfiniment, en suspendant le temps, la joie et le triomphe de la possession. Les termes d'amour et de sensualité font partie du registre de la névrose. Les processus archaïques autistiques sont bien en-deçà de l'organisation névrotique concernant le démantèlement où les sens sont déliés, déconsensualisés. L'autisme représente le triomphe de la sensorialité et non de la sensualité, et, de l'absence de relation d'objet. Dans le démantèlement il ne peut donc y avoir ni amour ni sensualité de la part de l'enfant autiste mais de l'adhésivité et de la sensorialité.

Du point de vue génétique, le démantèlement est étroitement lié à l'Objet maternant. En effet, le nourrisson y aurait recours lors de la relation naissante dans la dyade mère/bébé, et l'attraction de l'objet maternant lui permettrait de se remanteler grâce à sa capacité de consensualisation.

> [...] le sein maternel[23], en tant qu'objet de haute attractivité consensuelle, semblait fonctionner comme l'aimant ou la source qui rassemble le Self démantelé en forçant, on pourrait même dire en réquisitionnant l'attention. On pouvait voir « l'attaque » autistique se terminer par cette sorte de surgissement rassemblé, du Self qui permettait alors à l'enfant de continuer l'activité transférentielle qui avait été temporairement suspendue. (Meltzer, 1975, p. 34)

Il évoque ce que j'appelle le phénomène de démantèlement dans la perturbation de l'attraction de l'Objet maternant, celui-ci provoquant une suspension de l'attention au monde environnant.

> Quand celle-ci se flétrit, [l'attention vers la mère] comme cela arrive probablement quand la dépression ou d'autres perturbations chez la mère tarissent son attention, sa chaleur, son bavardage et sa sensualité à l'égard de son bébé, le Self démantelé tendra à flotter pendant des périodes de plus en plus longues d'activité non mentale (Meltzer, 1975, p. 35).

Quant à la durée du processus de démantèlement, il fait allusion à une quantification sans saisir la valeur de cet élément qui construit les processus psychiques et les transforme grâce au temps. Il n'y reviendra jamais, ni lui, ni ses émules.

> Il est très concevable que le degré d'arrêt dans le développement ait une relation presque arithmétique avec le temps de vie éveillée, et peut-être endormie, passé dans l'état d'autisme proprement dit. Les implications thérapeutiques et prophylactiques en sont évidentes. À ce facteur quantitatif doivent être ajoutés les effets produits sur le développement [...]. (Meltzer, 1975, p. 35)

---

[23] En psychanalyse le sein est à considérer au deuxième degré comme dans « le sein de.. » et non pas comme une partie du corps de la femme. On pourrait même dire dans les bras de... La Psychanalyse n'est pas pro-allaitement.

Pouvons-nous alors penser que la durée du recours à ce processus soit en étroite corrélation avec les différents degrés d'autisme ? Nous verrons cela avec les résultats de cette recherche.

La métapsychologie réalisée par Meltzer (1975, p. 26) sur le démantèlement dans ses dimensions économique, topique, dynamique et génétique permet ainsi de placer l'autisme dans la psychopathologie comme étant nouvelle. Il a contribué à établir l'autisme au même titre que la névrose, la psychose, ou encore la perversion comme une grande pathologie, une structure spécifique différenciée des autres. Sa conception sur la temporalité, la dimensionnalité et le démantèlement est considérée comme une mise en évidence des pivots de la structure autistique.

> [...] la clef de la situation réside dans la suspension temporaire de la reconnaissance de l'écoulement du temps ; mais il y a là quelque chose de tout à fait différent des types variés de déni du temps, concept circulaire, concept oscillant, ou temps fragmenté d'autres manières. Nous voulons envisager une structure, le moi-ça-surmoi idéal, démantelé avec les caractéristiques suivantes : ce démantèlement doit être accompli en un instant il doit être réversible presque sans effort... (Meltzer,1975, p. 30)

La mise en exergue de la structure autistique peut coexister avec une part non autistique comme a pu le développer Bion (1957) avec son concept de part psychotique et non psychotique de la personnalité dans la psychose.

> [...] nous adoptons le point de vue selon lequel l'état autistique proprement dit peut être séparé des états mentaux qui, chez le même enfant se situent hors de l'autisme. On décrira plus loin la façon dont le premier et le second s'influencent mutuellement. Mais au point où nous en sommes, nous devons faire face à la difficile tâche d'essayer de définir une structure de l'autisme proprement dit, celle-ci étant à la fois une structure mentale et cependant, en même temps, sans vie mentale. (Meltzer, 1975, p. 29)

En tant que médecin psychiatre et psychanalyste de l'école anglaise à la Tavistock Clinic de Londres, il aborde ici l'existence de différentes parts psychopathologiques au sein d'une même organisation psychique, autistique, psychotique et névrotique, théorisée par Klein (1945), Bion (1957). Tustin (1989) élaborera la théorie des noyaux qui suggère qu'un être humain est psychiquement constitué de processus et mécanismes psychiques inhérents à différentes structures. Ainsi le diagnostic d'autiste, psychotique, névrosé ou autre n'est établit que, si et seulement si, le tableau clinique présenté comprend plus de signes sémiologiques de l'une ou de l'autre de ces grandes organisations psychiques.

1.1.3 Quel mécanisme le démantèlement n'est pas…

Après avoir explicité le démantèlement tel que Meltzer l'a conceptualisé, il est important de le confronter à un diagnostic différentiel sémiologique pour clarifier son mode de fonctionnement psychique. Il a mis en évidence un concept compliqué à cerner de manière précise parce qu'il ne s'agit pas, à mon sens, d'un seul trait sémiologique mais d'un processus complexe concernant la défense du moi dans l'autisme. Dans la littérature scientifique, il existe peu de références concernant soit le processus intrapsychique, soit sa fonction pour le moi, soit son mécanisme, soit la relation patient/psychothérapeute ou soit ses expressions phénoménologiques. La notion même du démantèlement nous démantèle ! L'articulation du processus démantèlement/remantèlement n'a quasiment jamais été évoquée ainsi jusqu'à mon travail de recherche de 2013. J'évoquerai les contributions des chercheurs après Meltzer sur ce sujet et afin d'éviter les confusions avec d'autres concepts et traits mésologiques, il est important de décrire en quoi il se distingue.

Est-il de la dissociation ? La dissociation est comme « un état du Moi non encore intégré et en deçà de l'unité qui n'a pu encore se faire » (Gimenez, 2009, p. 77). Il l'a fait rejoindre ainsi les processus de morcellement et de clivage du Moi. Le concept comprend des mécanismes de désagrégation, de morcellement dans la psychose. Le moi n'étant pas complet, il est constitué de fragments non liés entre eux « correspondant aux expériences [que le psychotique schizophrène] a du monde et de lui-même » (p. 77), mais les fragments peuvent être collés entre eux pour décrire le moi du psychotique. Le concept est aussi utilisé pour décrire des mécanismes dissociatifs mentaux soit inconscients en réaction au stress, au trauma, soit conscients pour ses effets curatifs avec la sophrologie ou l'hypnose par exemple. La dissociation psychique correspond à un état psychique induit par un tiers (hypnose) ou par le sujet lui-même. Du point de vue de l'affect, celui-ci est dissocié de la représentation qui l'anime et agit au niveau de la pensée puis du comportement. Le processus peut être inconscient comme dans la psychose ou conscient comme dans la sophrologie, l'hypnose où l'on décide qu'une part de soi est ailleurs dissociée du reste du corps. A la lecture des différentes références sur le sujet, il apparaît qu'aucun auteur n'a associé le démantèlement à de la dissociation ou à un état dissociatif, mais une hypothèse pourrait être : et si à l'origine de la création par le psychisme du mécanisme de défense de démantèlement était la dissociation, un état du Moi encore non-intégré ?

Est-il du morcellement ? Au-delà de l'état du Moi morcelé, le morcellement est « un mécanisme actif de déliaison » (Gimenez, 2009, p. 77). Il est présent à un stade archaïque où le sentiment d'exister est menacé dans sa cohésion et sa continuité. Ce mécanisme coupe en fragment la réalité ainsi attaquée. Le morcellement est alors l'expression paradoxale en rapport avec l'objet perçu où il est simultanément perçu, mais le percevant, il est fragmenté. Le mécanisme de défense de clivage permet le morcellement de l'objet et/ou de la réalité à percevoir. Ribas (1992) distingue le morcellement du démantèlement puisque dans le second, l'enfant autiste a la capacité d'utiliser le mécanisme « à volonté » (p. 81). Le morcellement, lui, ne peut pas être utilisé par le sujet, il le subit. Il insiste sur le fait que « l'enfant ne se disloque pas en morceaux épars, mais se clive selon les axes de ses perceptions » (p. 81). Le morcellement est un mécanisme d'angoisse actif dans la psychose où la pensée est à un stade plus élaboré, lié que dans l'autisme. Le morcellement n'a jamais été associé au démantèlement.

Est-il du clivage ? Considérant le processus de démantèlement, Meltzer (1975, p. 30) réfutait l'utilisation du terme de clivage simplement parce qu'il est un mécanisme de défense du moi actif de la psychose et il insiste sur la passivité du démantèlement. Par ailleurs cela sépare l'autisme de la psychose. Il n'utilisera donc jamais le terme de mécanisme de défense du moi concernant le démantèlement mais seulement le terme de défense (1975) et de manœuvre (1986). Il ne précisera pas non plus de quel clivage il parle, de l'objet ou du Moi. Athanassiou-Propesco (1996) a clairement soulevé cette question psychopathologique.

> J'ai cependant éprouvé la nécessité de commenter ce vaste travail par la mise en perspective d'un concept dont je n'ai pas trouvé mention et qui n'est pas réservé uniquement à la clinique de l'autisme. Je veux parler du démantèlement. D. Meltzer a introduit ce terme en 1975 pour décrire un mode de clivage dit « passif » et non pas actif, tel que le serait le clivage dont on parle habituellement. (Athanassiou-Propesco, 1996, p.1681)

Elle introduit l'idée du démantèlement comme une déliaison, alors qu'il apparaît dans la conceptualisation meltzerienne comme la conséquence de cette déliaison psychique. Leur pensée se distingue ainsi sur ce point. Meltzer s'attache à théoriser le processus, la fonction contrairement à Athanassiou-Propesco qui insiste davantage sur le processus en jeu dans le démantèlement : « Il est important là encore de distinguer la déliaison - que je rattacherai au démantèlement - d'une intrication qui, dans cette perspective, paraît difficilement pouvoir être mis [sic] au service d'une restauration narcissique » (p. 1681). Elle distingue le clivage de la désintrication, le premier nécessitant un espace en trois dimensions c'est la défusion, le second correspondant à un décollement de l'objet par l'action du Moi. Le processus de démantèlement permettrait de résoudre la tension psychique et elle affirme que « seul ce dernier constitue un « gel du conflit » ou un « désinvestissement » des représentations indésirables » (p. 1684). Sa fonction serait de résoudre la tension du Moi, non pas activement comme le fait le clivage mais passivement. Elle donne aussi une comparaison différente de celles de Meltzer pour décrire le processus avec l'évocation d'un tissu, qui dans le clivage, serait coupé en deux et dans le démantèlement les fibres seraient écartées même si on voit toujours le tissu.

> [...] mais les fils du tissu [...] se sont écartés de manière plus ou moins lâche, de telle sorte que l'image qui engendre la tension du Moi n'est plus réellement visible. Lorsque le Moi se « détend » de la sorte, sa « fonction synthétique » se met au repos, mais au prix de la perte momentanée de toute capacité de synthèse. Un tel prix n'est pas payé dans le clivage, où le Moi conserve en lui-même différentes modalités de fonctionnement au moment même où il se clive. (Athanassiou-Propesco, 1996, p. 1685)

Si l'enfant autiste utilise le clivage alors ce serait une évolution positive de ses processus psychiques autistiques d'archaïques en processus primaires, basée sur les observations de mes collègues et des miennes. Athanassiou-Propesco considère à juste titre que : « le mouvement même du démantèlement correspond à une fuite désubjectivante, que j'aurais tendance à rattacher davantage à l'échec du clivage plutôt qu'à celui du « refoulement » (p. 1686). Elle propose dans la continuité de Meltzer et Tustin, l'autisme comme une pathologie à part entière bien différenciée de la psychose, mais ne développe pas plus avant ses hypothèses.

> Je n'ai voulu par cette courte intervention que nous amener à nous interroger sur la pertinence de la prise en considération de l'existence du concept d'espace psychique en tant que susceptible de redistribuer les données nous permettant de distinguer les différentes qualités des liens intrapsychiques : ils sont sous-jacents aux clivages, ils ne prennent une forme distincte que dans les refoulements, et enfin ils sont l'objet d'attaques particulières dans le démantèlement. (Athanassiou-Propesco, 1996, p. 1686)

Qu'en est-il alors de la fragmentation ? Pour Hoxter (1975), la fragmentation est un processus qui conduit à mettre en morceaux le vécu, la réalité. Elle cite des éléments rapportés par l'enfant Piffie en psychothérapie. Le cube jaune et bleu est comme le jaune de son pull et le bleu de son short, elle associe cela à « l'intégration d'un objet qui avait été clivé en fragments » (p. 208) et propose de considérer « … maintenant cela plutôt comme une affirmation précise et à prendre à la lettre concernant l'assemblage d'un objet qui a été découpé en segments » (p. 209). La qualité d'un objet ne lui est pas associée comme le qualifiant mais elle est prise comme l'objet lui-même pouvant se déplacer de manière autonome en fragments. Deux sensorialités, la vision des couleurs et celle des objets, sont liées dans la fragmentation de manière inappropriée. Alors que dans le démantèlement se sont les cinq sens qui ne sont plus liés entre eux lorsqu'ils sont déconsensualisés mais qui vont retrouver leur fonction juste lors de la reconsensualisation. Il ne s'agit donc pas de fragmentation. Par ailleurs Ferenczi[24] évoque la fragmentation comme étant une réaction aux stimuli désagréables potentiellement sous-tendus par la pulsion de mort, un organisme tombé en morceaux. Il semble ainsi suggérer intuitivement le processus de démantèlement sensoriel par la fragmentation et le morcellement alors qu'en 1930 l'autisme chez l'enfant et le démantèlement n'existaient ni dans la psychopathologie, ni dans la théorie psychanalytique, ni dans quelques autres disciplines traitant de l'Homme.

Et la segmentation ? Autre mécanisme psychique, elle est le processus qui produit un découpage de la réalité, ou plutôt de l'expérience sensorielle d'une situation en train d'être vécue, en courts moments d'expérience. Le démantèlement ne segmente pas puisque chaque sens est accroché à un élément indépendant des autres sens accrochés eux-mêmes à leur propre élément sensoriel comme si dans cet état, l'enfant autiste vivait cinq expériences différentes, mais, simultanément. Au dernier chapitre et après avoir obtenu les résultats de la recherche, j'ai élaboré une autre possibilité de processus sous-tendant le démantèlement, la diffraction.

1.1.4 Le mantèlement de Geneviève G. Haag

La première référence au concept de mantèlement de la personnalité, par opposition à l'action du démantèlement est effectuée par G. Haag (1975). Le mantèlement serait la constitution d'un contenant-peau en référence à l'article de Bick (1967). G. Haag décrit un mécanisme intersensoriel inverse au démantèlement où les sens sont reconsensualisés. Par ce processus, le sujet réunifie ses sens, une consensualité ré-émerge permettant une reprise de l'activité de penser.

> Dès lors, pour tenter de familiariser le lecteur français, nous pouvons essayer de rapprocher cette notion de mantèlement, et donc de démantèlement, pour la plus précoce des maladies de la personnalité qu'est l'autisme, de la notion de pare-excitations développée par S. Freud. Ainsi ce rôle pourrait être visualisé comme un mur de protection, au fond comme un « manteau », secondairement introjecté par le bébé pour sa propre organisation. (G. Haag, 1975, p.11)

La traduction française de l'ouvrage de Meltzer (1975) a lieu en 1980, préfacée par G. Haag (1975, p. 9) cinq ans après la sortie anglaise. Elle y pose la question du choix du terme de démantèlement pour *dismantling* et argumente sur d'autres propositions qu'elle avait faites avant Meltzer en connaissance des travaux de Bion (1967) et Bick (1967). Elle avait conçu le processus de démantèlement en référence aux travaux de Spitz (1957) qu'elle

[24] *Notes et fragments* (1930).

avait alors nommé à l'époque « dissociation des éléments de la cavité primitive » (G. Haag, 1975, p. 9) afin d'éviter la confusion avec la dissociation schizophrénique basée sur le clivage. La traduction de démantèlement pour *dismantling* lui apparaît inappropriée parce qu'elle met en avant l'action plus que le processus, mieux défini par le terme *dismantling*. Elle gardera malgré tout le terme choisi par les premiers traducteurs de ce concept en 1977. Elle évoque en revanche la référence à la forteresse du mot français qui ne permet pas un processus réversible comme le décrit Meltzer (1975). Mais nous savons que le terme *dismantling* a été employé dans ce livre dans l'acception moderne plus courante qui signifie « démonter » et traduit bien le caractère particulièrement réversible et non sadique de l'opération autistique qui se fait selon des lignes « physiologiques ». G. Haag apporte un élément complémentaire au concept de Meltzer en posant le pare-excitation comme une barrière entre intérieur et extérieur mis en correspondance avec le mantel. Elle montre ainsi le fonctionnement interactif entre la mère et son bébé par l'intériorisation de ce dernier du pare-excitation grâce à la fonction alpha de la mère.

> Le problème est donc de ne pas réduire le rôle de pare-excitations à l'effet satisfaisant/calmant [...] mais d'y voir aussi l'aspect excitation focalisante [...] la peau psychique, le «manteau », le contenant, ne sont pas une barrière physique externe que la mère procure au bébé pour filtrer les stimuli ..., mais (et nous rejoignons la base neurophysiologique évoquée aussi bien par S. Freud que par Bion et Meltzer) une certaine organisation cohésion interne [...]. (G. Haag, 1975/trad. 1980, p. 12)

1.1.5 Vers un signe sémiologique transnosographique ?

G. Haag (1975, p. 15) aborde dans la préface une question très pertinente : le terme de noyaux. Dans la continuité des travaux de Bion (1967) sur la part psychotique de la personnalité, sa perspicacité et son professionnalisme l'amènent à évoquer une part névrotique dans la personnalité autistique. De même Tustin (1986) émet aussi cette hypothèse de l'existence de *défenses autistiques chez les névrosés*, sous-titre de l'ouvrage *Le trou noir de la psyché*. L'état autistique pourrait s'apparenter alors à un trait transnosographique. La position de G. Haag est importante pour situer la pathologie autistique d'un point de vue topique.

> Peut-être à partir d'une meilleure perception de ces phénomènes [terreur, collage, monodimentionnalité], caricaturaux dans le cas de l'autisme, pourrait-on devenir plus sensibles aux noyaux autistiques existant certainement dans un certain nombre de structures par ailleurs plus évoluées et complexes, et peut-être au fond de toute personnalité normale. Des moments de démantèlement et d'adhésivité sont probablement repérables chez des enfants normaux... (G. Haag, 1975, p. 16)

Effectivement, dans ma clinique j'observe aussi ces noyaux autistiques ou ces défenses autistiques chez les névrosés avec une utilisation à volonté comme le disait Meltzer de ce processus de démantèlement dans d'autres populations dites normales (hors pathologies), telles que les personnes à Haut Potentiel Intellectuel[25] et les sportifs de haut niveau. Ce qui participe aussi aux erreurs de diagnostic différentiels et à l'étendue des TSA où des problématiques non autistiques sont diagnostiquées comme telles[26]. G. Haag développe sa pensée sur le démantèlement en parlant davantage de dissociation des sens de l'appareil perceptuel que de clivage et précise en 2006 la place de l'attention dans le démantèlement.

> Ce que Meltzer (1975) a décrit dans le mécanisme de démantèlement par relâchement de l'attention. Ce phénomène n'est pas un clivage bipartite mais une sorte de dissociation, et c'est chaque sensorialité qui va s'organiser en clivage sur les extrêmes de l'échelle d'intensité dans l'agrippement sur les manœuvres autosensuelles des stéréotypies. (G. Haag, 2006, p. 41)

1.2 ÉVOLUTION DU CONCEPT APRES MELTZER

L'exploration de la littérature scientifique concernant ce concept de démantèlement a été fastidieuse de par le peu d'intérêt que lui ont montré la communauté des chercheurs à la suite de Meltzer. Je n'ai trouvé que peu d'avancées théoriques entre 1975 à 2013 et pratiquement pas d'observations cliniques. J'avais l'impression d'être dans la fable racontée aux chercheurs en physique quantique :

« Les sages indiens adeptes du jaïnisme racontent que dans un village où vivaient six hommes aveugles, un éléphant vint un jour s'égarer. Ignorant ce qu'était un éléphant, les six aveugles allèrent à sa rencontre pour s'en faire une idée. « Un éléphant, c'est une colonne », constata le premier tâtant une patte. « Non, c'est une corde » dit celui manipulant sa queue. « Vous vous trompez, c'est un tuyau rigide » dit celui qui empoignait une défense. « Vous êtes fous, s'énerva le quatrième qui palpait une oreille, c'est un gros éventail ». « Mais non ! explosa celui qui touchait le ventre, c'est un énorme mur mou ». « C'est plutôt un long tube élastique », hasarda, déstabilisé, le sixième qui caressait la trompe de l'animal... Une dispute éclata, si violente que les cris parvinrent aux oreilles d'un promeneur qui passait par là. Lequel, comprenant leur méprise, leur dit : « Vous avez tous raison : un éléphant, c'est tout ça en même temps ». Les aveugles cessèrent alors de se chamailler, satisfaits de savoir désormais qu'un éléphant était la somme d'une colonne, d'une corde, d'un tuyau rigide, d'un éventail, d'un mur et d'un tube, mais malheureux à l'idée que jamais ils ne pourraient appréhender intuitivement l'animal dans sa globalité ».

---

[25] Hypothèse travaillée lors de ma précédente recherche en 2007 pour l'obtention du DEA.

[26] Dans ma clinique j'ai nombre de fois rencontré des HPI diagnostiqués autistes ayant été orienté vers un parcours handicap avec médicamentation et institutionnalisation.

Au fil de mes lectures, ma compréhension du démantèlement m'apparaissait être comme dans cette fable, de plus en plus nébuleux. La décision prise de le défusionner en phénomène, le processus, la fonction et remantèlement m'a permis de mieux comprendre ce que les auteurs évoquaient sans comprendre quelle partie ils avaient en main comme pour l'éléphant. J'ai pu aussi comprendre la violence que je générais lorsque j'en parlais à mes pairs qui, à leur tour, ne me comprenaient pas. Meltzer (1986) avait aussi conscience qu'il n'était pas arrivé au bout de son concept élaboré à partir du modèle de Klein[27] comme je l'ai signalé précédemment.

> Depuis dix ans, nous n'avons entrepris aucune étude ou recherche formelle de ce type, mais notre expérience s'est enrichie et a fait naître d'autres idées qui nous paraissent maintenant avoir suffisamment « mûri » pour être partagées. Cela dit, je voudrais qu'il soit clair que ces idées n'ont pas le même statut scientifique que nos travaux antérieurs, de sorte que seule leur confirmation clinique pourrait permettre d'en évaluer l'utilité. (Meltzer, 1986, p. 145)

Lorsque je lus cette page datant de 1986, je fus au moins rassurée qu'il n'y avait pas de description clinique du démantèlement avant. Parmi ses successeurs Soulé, Lebovici et Diatkine (1985) Ciccone et Lhopital (1991), Ionescu, Jacquet et Lhote (2005) et Golse (2010) stipuleront qu'il s'agit d'un mécanisme de défense sans argumenter le pourquoi de l'utilisation de ce terme pour qualifier le démantèlement. G. Haag le rapprochera du clivage et d'une « sorte de dissociation » (G. Haag, 2006, p. 40) comme il a été vu au chapitre précédent. Athanassiou-Propesco (1996) l'évoquera comme moyen de résoudre la tension du Moi. Boubli (2002) introduira l'actif dans le processus de démantèlement dans sa description et supposera une volonté active de l'enfant autiste pour y recourir. Elle pointera que « Meltzer insiste sur l'aspect passif du démantèlement (quoiqu'il parle de « capacité » à suspendre l'attention) » (p. 68), mais ne développera pas davantage cette idée d'actif même si elle pressentait que dans le mécanisme d'attention qu'il évoque, il s'agit d'un point essentiel dans le fonctionnement du processus actif. En résumé, les auteurs de la psychanalyse de l'autisme consensualisés autour du concept de Meltzer (1975), reprendront systématiquement ses trois comparaisons/métaphores textuelles sans apport complémentaire : G. Haag (1977), Tustin (1986), Anzieu (1989), Houzel (2006), Lecourt (2006), Georgieff (2008), Marcelli (2011) et Ciccone (2010, 2011) ce qui a eu pour conséquence de ne pas laisser ce concept tomber dans l'oubli.

Les apports conceptuels vont être développés ici avec Ciccone et Lhopital (1991), Dumont, Dunezat, Le Dez-Alexandre et Prouff (1995), Athanassiou (1996), Soulé et Lebovici (2000), Ciccone (2007), Brun (2007), Boubli

[27] Klein sur « Note sur quelques mécanismes schizoïdes ».

(2002,2005), Ribas (1992, 1996, 2002, 2006), Lheureux-Davidsé et Barabé (2004), Lheureux-Davidsé (2005), Houzel (2005, 2006), Golse (2006) et J. Hochmann (2009).

1.2.1 De la désintrication pulsionnelle à la pulsion de mort

S. Freud (1920, p. 310) définit la pulsion de mort comme s'opposant à la pulsion de vie, Thanatos contre Éros, visant à réduire les tensions venant du Moi avec l'objectif d'un retour à l'inorganique. La pulsion de mort s'exprime en interne par l'autodestruction, et, en externe par l'agression et la destruction. Pour Ribas (1996) la pulsion de mort interagit avec la désintrication pulsionnelle dont le démantèlement en est pour lui la conséquence. Il propose en 2002 une réflexion métapsychologique autour de la désintrication pulsionnelle dans l'autisme, entre pulsion de vie et pulsion de mort, sans toutefois conduire à la mort physique puisque l'enfant autiste reste vivant.

Pour lui, le désinvestissement de la naissance du moi de l'enfant, sous le primat de la pulsion de mort, est exprimé par la passivité dans le démantèlement.

> Dans la métaphore du mur de pierres sans mortier, on voit bien l'abandon à l'œuvre destructrice du temps, à l'entropie. Pas de haine chaude, de sadisme, de cruauté ou de violence ici, qui témoigneraient d'un minimum d'intrication pulsionnelle, mais simple désinvestissement de la cohésion interne. L'angoisse est ainsi évitée au prix de la non-vie en tant qu'unité instituée. (Ribas, 2002, p. 1713 et 1714)

La pulsion de vie s'exprime par l'identification adhésive (p. 1715). Il réalise l'équation suivante et rattache au démantèlement un élément oedipien :

- Pulsion de mort = démantèlement
- Pulsion de vie = identification adhésive

> Cette citation (S. Freud, 1920, p. 307[28]) me semble rendre compte d'une désintrication pulsionnelle par une fixation adhésive des traces (fixation incestueuse, comme dans le masochisme moral) et par le constat d'une déliaison. À la fois l'élément œdipien est un indice d'intrication – nous avons vu combien – et en même temps l'impossibilité du démantèlement (au sens freudien cette fois) du complexe d'Œdipe signe une adhésivité des investissements paralysant le deuil objectal. (Ribas, 2002, p. 1750)

[28] Citation de l'article de Ribas : « Il précise ensuite que la répétition dans la névrose, à l'opposé du jeu de l'enfant, « passe outre, de toutes les façons, au principe de plaisir. Le malade a là comme une conduite complètement infantile et nous montre ainsi que les traces mnésiques refoulées de ses expériences vécues des temps originaires ne sont pas présentes en lui à l'état lié et, en fait, dans une certaine mesure, ne sont pas aptes au processus secondaire » (OCF XV, p. 307).

Même si l'idée de la désintrication pulsionnelle est juste, la référence à l'élément oedipien qu'il cite, la fixation incestueuse, ne me semble pas correspondre au démantèlement, d'autant plus qu'à l'époque de S. Freud le concept d'autisme et de démantèlement n'existait pas, mais son idée est judicieuse. Nous verrons dans l'analyse des résultats de ma recherche que les traces mnésiques dont parle S. Freud font sûrement référence aux futurs pictogrammes d'Aulagnier (1975) dans la construction psychique avec processus archaïques, primaires et secondaires. Ribas (2006) reprendra les grandes lignes de la désintrication pulsionnelle en ajoutant le démantèlement comme une « défense redoutablement efficace » (p.19), mais sans l'évoquer comme fonction de mécanisme de défense qui suppose un moi construit. Il le mentionne comme une « arme absolue d'un moi naissant pour éviter une souffrance catastrophique, mais au prix de son évanouissement, de sa disparition » (p.19) ce qui est tout à fait pertinent. En référence à Aulagnier (1982, p.254), il rappelle le rôle important de la pulsion de mort à l'origine du désinvestissement de l'enfant autiste qui ne laisse « ni trace, ni nostalgie » (p. 20). Il paraît essentiel de faire le lien entre la fonction du démantèlement et la pulsion de mort pour montrer que, la non reconnaissance de la désintrication de la pulsion de vie et de mort, est à l'origine de la difficulté à théoriser le démantèlement. Effectivement, la passivité du processus a trait à la pulsion de mort, alors que, la mise en acte du phénomène et sa fonction ont trait à la pulsion de vie en protégeant le Moi à l'aide du mécanisme de défense de démantèlement qui sera l'objet de mon hypothèse sur la fonction.

1.2.2 La séparation de l'Objet à l'origine du processus

L'enfant autiste, en maintenant l'autre à distance, donne l'impression d'éviter la relation pour ne pas ressentir la répétition de la séparabilité de l'Objet. Tustin (1986) nomme ce processus l'encapsulement autistique sans faire de lien avec le démantèlement comme mécanisme de défense, mais comme l'expression d'un processus de démantèlement.

> En d'autres termes, l'illusion d'un échange physique sensuel entre la mère et le nourrisson semble s'écrouler de manière catastrophique. Ceci se produisant à une époque où la réalité n'a pas modifié l'hypersensibilité du nourrisson, le bébé éprouve une impression d'effondrement, de démantèlement, de « chute sans fin » (selon les expressions de Winnicott). (Tustin, 1986, p. 91)

La question est celle de la conscience précoce de la séparabilité de l'objet du nourrisson ayant « conscience d'une façon particulièrement traumatisante et affligeante de leur séparation corporelle d'avec la mère qui allaite » (Tustin, 1990, p.14), de la perte de l'illusion d'être deux, de la fusion primaire qui recoupe ce que Meltzer (1975) avance sur la perte de l'Objet interne. Sa position nous renseigne sur le fonctionnement du processus de démantèlement qui serait une lutte intrapsychique du nourrisson contre l'intuition qu'il aurait de la possibilité d'être séparé du corps de la mère.

Ciccone et Lhopital (1991, p.101) émettent la même hypothèse. Le recours au mécanisme de démantèlement prendrait son origine dans l'expérience d'arrachage, vécue comme telle par le bébé du corps de la mère qui entraînerait des moments d'absences répétées afin de dénier la séparation de l'Objet maternant. Ciccone (2007) décrit précisément ce que l'observateur face au nourrisson soumis au processus de démantèlement pourrait voir de sa fixation visuelle sur un point (objet de mon hypothèse sur l'observation du démantèlement sensoriel).

> [Le bébé se met] à fixer une lumière, ou un coin de plafond blanc, comme s'il s'absente ; il faut alors parfois plusieurs sollicitations chaleureuses de la mère, de l'examinateur pour que le bébé reprenne contact. Si la sollicitation est elle-même trop brutale, le bébé se met alors à hurler dans une terrible crise de rage, car il éprouve à ce moment-là la violence de la séparation d'avec la mère. Tant qu'il était « absence », il s'était absenté de tous éprouvés de séparation [...]. (Ciccone, 2007, p. 291)

L'inscription de l'expérience vécue, sous forme de traces pictogrammiques (lumière, coin de plafond blanc) sépare le nourrisson de l'expérience et le « libère » de celle-ci. Mais les pictogrammes restent des traces qui vont se réassembler pour former une autre forme d'expérience ou ils peuvent errer à l'intérieur du psychisme comme déliés de toute forme de représentation, d'où une plasticité psychique où les "faux souvenirs" émergent puisque la trace est bien inscrite (représentation de chose) mais n'est plus reliée avec les autres traces formant ainsi une nouvelle expérience (représentation de mot) qui n'en est pas une.

Ciccone (2007) fait le parallèle entre le développement normal du bébé et l'enfant autiste. Il y aurait donc un continuum du processus de démantèlement normal chez le bébé qui perdurerait plus tard chez l'enfant autiste et l'autiste d'une manière générale. Mais loin de moi de dire que l'autisme est une phase normale chez le nourrisson au contraire il ne s'agit que d'un seul processus psychique non lié resté non lié chez l'enfant ou l'adulte autiste qui n'aurait pas réussi à le transformer en processus plus lié mature. Cette réflexion pose la question fort intéressante de l'existence intrapsychique du démantèlement chez tous les êtres humains d'où l'idée d'un trait transnosographique puisque des processus autistiques se retrouvent dans la névrose (Tustin, 1989), dans la psychose avec le trait sémiologique de retrait autistique, dans l'anorexie/boulimie et les personnes haut potentiel intellectuel (souvent confondues avec les autistes) mais pourtant névrosées. L'évolution du démantèlement, dû à la maturation psychique, s'effectuerait par la consensualisation et s'enfouirait au fond de la psyché. Meltzer (1975) évoquait déjà le démantèlement comme une capacité présente chez les yogis. Il me semble donc que la médiation serait l'expression de la capacité à se démanteler à volonté chez la personne non autiste.

> [Le bébé] éprouvera alors après-coup la brutale séparation, ce qui déclenchera la crise de rage ou de désespoir ... L'enfant autiste procède de même. Il s'agrippera à une lumière, un son, il fixera le brillant des jeux de son interlocuteur, donnant le sentiment de regarder et de ne pas être en contact avec l'autre, voire de dénier totalement l'existence de l'autre. (Ciccone, 2007, p.291)

A propos de l'espace psychique de l'enfant autiste, Houzel (2006) décrit la déliaison des sens et l'accrochage à la bidimentionnalité. Il utilise la comparaison avec la porte et l'armée en substituant un pont à la place de la porte pour introduire, me semble-t-il, un parallèle entre les vibrations du pont soumis au pas de l'armée et la résonnance provenant du monde extérieur dont l'enfant autiste doit se prémunir. Il faut aussi plus de temps pour traverser un pont qu'une porte, ce qui me laisse penser à l'introduction d'une durée du phénomène de démantèlement. Il évoque la notion de la fonction par la protection qu'offre le démantèlement contre une catastrophe psychique à laquelle l'enfant autiste cherche à échapper, lutte contre des excitations extérieures. Il réintroduit la notion de clivage du Moi que Meltzer (1975) avait écartée mais sans l'argumenter. Ici, le moi est clivé selon les plans d'articulation des modalités sensorielles.

> L'enfant regarde une source lumineuse, il écoute un bruit qui vient d'une autre source, il touche un objet qui n'a rien à voir avec les stimulations visuelles et auditives qu'il investit. Tout se passe comme s'il juxtaposait des sensations les unes à côté des autres dans une sorte de patchwork qui n'a ni profondeur ni relief. L'espace de l'autiste se trouve réduit à deux dimensions, il est, dit Meltzer« bidimensionnel ». (Houzel, 2006, p. 59)

Il origine l'emploi du démantèlement consécutif à un vécu de souffrance qui incite la déconsensualisation (p. 61) et relie aussi ce vécu à la séparabilité de l'Objet. Il reste dans la lignée des travaux de Tustin (1989) sur l'origine du repli autistique qui serait l'angoisse inhérente à la prise de conscience trop précoce de la perte de l'illusion d'être fusionné à l'Objet, d'être deux dans une même peau à l'époque où le Moi de l'enfant n'est pas assez solide pour accepter cette désillusion (Anzieu, 1985 ; Bick, 1967) et les nomme des « angoisses de précipitation » (Houzel, 1995).

> Tout semble se passer comme si l'attractivité qu'exerce sur l'enfant son objet de satisfaction pulsionnelle (la personne qui en prend soin) était ressentie par lui comme une force sans limite qui le précipite dans un espace où il est menacé de perdre son intégrité et son individualité. (Houzel, 2006, p. 65)

Ainsi l'angoisse serait de revivre ce traumatisme d'où une mise à distance de l'autre par l'usage du mécanisme de défense de démantèlement et un retour dans le monde des sensations autocentrées pour éviter l'autre et donc l'intersubjectivité.

1.2.3 Les observations cliniques de démantèlement des sens

Hoxter (1975) associe le démantèlement à la segmentation comme étant la réduction d'« un objet qui a été réduit à de petites parties simplifiées, habituellement selon les modalités de l'expérience sensorielle plutôt que clivé selon les lignes de l'expérience émotionnelle, et potentiellement mentale » (pp. 209-210). Elle donne l'exemple d'un enfant autiste qui associerait un goût à l'Objet maternel (la personne s'occupant de l'enfant), une odeur à un autre objet concret et externe (je rajoute ces qualificatifs lorsqu'il ne s'agit pas de l'Objet interne), un son à un autre objet concret et externe. « Cet enfant aurait un mélange de ses sens comme un « Self qui goûte », etc... » (p. 201). Elle appelle cela des segments séparés et contrôlés de manière omnipotente et cite en exemple l'enfant autiste qui ferait « je ne veux pas entendre » tout en plaçant ses mains sur ses yeux où : « je ne veux pas voir » tout en plaçant ses mains sur ses oreilles » (p. 210). Nous avons ici des éléments concernant l'observation hypothétique du phénomène de démantèlement chez l'enfant autiste. Elle induit le fait que deux sens sont à l'œuvre en même temps, la vue et l'ouïe mais ne rapporte pas d'observations cliniques directes.

Ciccone et Lhopital (1991) abordent le phénomène de démantèlement pour l'attention à l'environnement immédiat et le contre-transfert par le biais des travaux d'Aulagnier (1975). Ils décrivent leur réaction face à un patient en séance où « ... un silence total s'installe brusquement et l'expression du visage du patient change et se fige soudainement, avec modification fréquente du rythme respiratoire » (p. 43). L'intérêt de la description clinique concerne un élément nouveau jamais décrit face au phénomène de démantèlement qui est la transformation de la respiration lorsque la personne y est soumise. Aulagnier repère aussi d'autres éléments importants, le retrait de la relation du patient instantanément, l'accrochage des sens à des pictogrammes et la centration incisive sur le point. Ils évoquent aussi chez l'enfant « son oreille interne enregistre les stimulations par le balancement de son corps [et l'absence de l'enfant qui] ne semble pas y être » (p. 81). Aulagnier (1975) retient particulièrement le fait d'être frappée par une sensation de non-existence qu'elle exprime ainsi.

> Un « bruit » et non pas un énoncé porteur de signification, une odeur indéfinissable, une proprioception concernant l'intérieur du corps propre, ont fait brusquement irruption dans l'espace psychique, l'ont totalement envahi [...] : le

sujet est ce bruit, cette odeur, cette sensation et il est conjointement ce fragment et ce seul fragment du corps sensoriel mobilisé [...]. Tout se concentre sur [ce] point sensoriel. (Aulagnier, 1975, p. 43)

Ciccone et Lhopital (1991) évoquent pour leur part le processus actif dans le démantèlement, la capacité d'attention « qui permet de relier et de coordonner les perceptions sensorielles [régie par un] clivage naturel » (p. 96) et avancent l'hypothèse que le moi se désintègre sous l'effet du démantèlement, pour eux il s'agit d'un clivage archaïque, côté passif du mécanisme signant l'absence d'énergie. En note de bas de page ils affirment pour la première fois que « l'individu est tout autant « acteur » du démantèlement psychique qu'il est « acteur » du rassemblement perceptif » (p. 96) et relient le mécanisme de démantèlement aux angoisses primitives dans la lignée de Klein (1932, 1946, 1948) à la pulsion de mort (p. 157).

De son côté, Ribas (1992) reprend la description de 1975 et évoque des moments d'absence observés par Meltzer chez les enfants autistes en thérapie, mais sans citer l'article auquel il se réfère. Il introduit pour ce que j'appelle le phénomène de démantèlement un élément important : le contact physique avec le thérapeute. Il propose de solliciter physiquement l'enfant autiste qui s'était absenté de la relation et je fais le lien entre processus et phénomène de démantèlement.

> Si celui-ci s'approche de l'enfant, lui touche par exemple la peau du visage, l'enfant semble, sans effort ni drame, reprendre contact avec la réalité. Mais il a fallu aller le chercher au niveau de sa peau, de l'identité adhésive pour le rejoindre le ramener vers la vie de l'échange. Meltzer pense qu'il y a là une trace d'un mécanisme essentiel de l'autisme, et il appelle le « démantèlement ». (Ribas, 1992, p. 81)

Il constate la non consensualisation des différents sens de l'enfant autiste avec un accrochage des canaux sensoriels à divers éléments. Il cite ses yeux fixés, ses mouvements de doigts dans la lumière.

Dumont, Dunezat, Le Dez-Alexandre et Prouff (1995) assimilent la suspension de l'attention dans le démantèlement à une crise d'épilepsie « qui serait analogue à une "absence" de type épileptique. On assiste alors à une perte de la cohésion interne qui produit un éclatement de la sensorialité » (p.40), hélas suit la description meltzerienne classique au lieu d'une description clinique de ce qu'ils entendent par épileptique.

Soulé et Lebovici (2000) ont avancé des exemples d'enfants avec un handicap physique du service de neuropédiatrie ayant recours au démantèlement sous-tendu par une défense contre quelque chose. Ils évoquent le « ... moment de "démantèlement" (Donald Meltzer), détournement du regard, stéréotypie gestuelle [...] on a alors le sentiment que ces enfants se défendent temporairement contre quelque chose (angoisses archaïques ?) ». L'élément nouveau est le corporel avec le geste lorsque l'enfant autiste est soumis à quelque chose de soudainement angoissant, mais ils ne précisent pas ce qu'est cette « chose » contre laquelle l'enfant autiste se défend.

A propos du démantèlement chez l'adulte, Lheureux-Davidsé et Barabé (2004) se questionnent sur le phénomène qu'elles considèrent comme un mécanisme ponctuel et fréquent avec une durée limitée qui perdure tant que le sujet est dans l'autisme, ceci s'oppose à l'article de Lheureux-Davidsé de 2003. Elles le présentent réversible comme Meltzer (1975) l'a énoncé. Il semble y avoir dans l'article un collage entre le processus, le mécanisme et le phénomène de démantèlement des sens.

> Mais qu'en est-il des conséquences du démantèlement à long terme ? Peut-on continuer à parler de réversibilité du démantèlement chez un adulte autiste, utilisant ce mécanisme depuis de nombreuses années ? (Lheureux-Davidsé et Barabé, 2004, p. 287)

Il semblerait qu'il s'agisse ici du processus de démantèlement et non de son expression, le phénomène observable. Autant le phénomène est très limité dans le temps, autant le processus intrapsychique, si l'on considère qu'il est un mécanisme de défense du moi, est donc présent tant que la personne est dans l'autisme. Ainsi leur question est judicieuse. La question à se poser serait même de dire : peut-on changer de mécanisme de défense primordial dans les différentes psychopathologies ? Si la réponse est oui alors changerait-on de référentiel diagnostic ? Si la réponse est non, alors le démantèlement n'est pas réversible, seulement lorsqu'il se présente sous la forme observable et la forme processuelle restera intrapsychiquement et répondra instantanément aux sollicitations du mécanisme de défense. Elles décrivent un élément observable du phénomène de démantèlement, un accrochage au canal sensoriel gustatif comme procédé pour se remanteler, se construire psychiquement. S'agit-il pour elles du phénomène ou du processus ?

> Au début de nos rencontres, les mâchonnements m'ont paru comme des tentatives de recréer du « bon » et de l'incorporer. Ces tentatives sont à renouveler constamment, faute d'une intériorisation possible. Cette difficulté à construire et maintenir la conscience des orifices, dont les sensations ne cessent de s'effacer lors des démantèlements sensoriels, est typique des organisations autistiques. (Lheureux-Davidsé et Barabé, 2004, p. 290)

Elles développent l'argument sur la sensorialité qui sera repris par Lheureux-Davidsé « le processus de démantèlement n'est souvent réversible qu'au prix de moyens sensoriels intenses » (2005, p. 40). Elles décrivent une possible forme prise par ces moyens sensoriels pour lutter contre le démantèlement et s'en défendre.

> Lors de l'alimentation, l'investissement de la zone orale par Luc révèle un démantèlement sensoriel et une impossibilité d'accéder à la tridimensionnalité. L'acte de manger s'en trouve modifié. Ainsi, lors des repas, il porte le maximum d'aliments à sa bouche [...] déglutir lui est très difficile. Il « retient » le plus longtemps possible ses aliments, qu'il presse contre ses muqueuses. (Lheureux-Davidsé et Barabé, 2004, p. 293)

Le processus de démantèlement pris ici intrapsychiquement semble correspondre à une fixation du patient sur sa bouche comme si l'expression du processus se focalisait uniquement sur cette zone à cet instant.

> Dans l'autisme, le démantèlement sensoriel de la zone buccale bloquerait l'intégration des sensations rassurantes de pression sur les muqueuses buccales et pourrait ainsi participer au retrait défensif. La recherche de sensations extrêmes de pression sur les muqueuses buccales par Luc serait alors une tentative pour réunifier et contenir la sensorialité d'une zone buccale « à vif » ». (Lheureux-Davidsé et Barabé, 2004, p. 295)

Le démantèlement est pris au sens d'incapacité systémique à commuter deux sens ensemble et non pas comme un mécanisme de défense ponctuel mis à la disposition du moi. Lheureux-Davidsé (2005) pose une question fondamentale à propos du phénomène de démantèlement sur la spécificité des zones corporelles qui pourraient être effacées lors du démantèlement sensoriel. Quelles seraient-elles ? S'il y a une perte du moi corporel, il devrait y avoir une annulation progressive du « sentiment d'exister en continu » (p. 31). Elle élargit la conception théorique à d'autres pathologies, la boulimie, l'anorexie aux prises avec des angoisses d'arrachement de la zone buccale comme dans l'autisme. Le démantèlement agirait dans l'effacement de certaines parties du corps mais de quelle manière cela se produit-il (p. 33) ? La perte de ces zones commencerait par la perte des limites du corps et de l'espace interne. Il semble s'agir ici de l'autisme régressif car dans l'autisme de Kanner (le plus régressé auto et hétéro mutilant), il ne peut y avoir de perte de limite du corps puisque la construction n'a pas eu lieu de par l'absence d'enveloppes psychiques (p. 40). Elle ne précise pas exactement sa pensée au niveau du phénomène de démantèlement mais suppose le recours à un processus psychique, lequel inciterait à reconsensualiser les sens, à remanteler. Lorsque l'effacement de certaines parties du corps se prolonge, il peut s'étendre à d'autres zones jusqu'à ce que des angoisses d'anéantissement surviennent et déclenchent une recherche dans l'urgence de la réversibilité du processus. Les parties concernées peuvent être variables selon chaque cas et parfois communes aux pathologies citées. Les dernières parties du corps intégrées dans l'image du corps seront les premières défaites lors du processus de démantèlement des sens (p. 33). Les parties du corps ne sont pas précisées ni comment le processus de démantèlement peut agir sur elles. Elle insiste sur la possibilité qu'a l'enfant de se remanteler, de reconstruire ses parties corporelles démantelées en reconstruisant les endroits effacés dans sa conscience. Mais il manque la description pour savoir comment ce processus opère. Elle place le démantèlement au niveau corporel, de l'image du corps et fait des allers-retours entre processus et mécanisme. Sa vision complète les apports antérieurs. J'ai trouvé novateur l'association entre la douleur et le remantèlement et il aurait été intéressant d'avoir une description de ses observations. Dans les cas plus pathologiques, comme dans la boulimie grave ou dans l'autisme, elle propose que le remantèlement sensoriel ne se fait qu'au prix de douleur ou de sensations fortes recherchées de façon compulsive à la suite d'angoisses d'anéantissement liées à la perte du sentiment « d'exister dans son corps » (p. 33). Elle n'explique pas de quelle forme de douleur ou de sensations fortes il s'agit, ni comment elle a pu la mettre en évidence. Mais son hypothèse vient corroborer dans ma recherche l'existence d'éléments cliniques observables au phénomène de démantèlement et de remantèlement. Pour elle, j'ai l'impression que le démantèlement semble être un processus avec une très longue durée, comme si l'enfant était toujours dans un état de démantèlement avant de se remanteler sans préciser comment. Et ce temps de perte de conscience des sensations corporelles s'il est trop long, elle avance que le processus de démantèlement n'est souvent réversible qu'au prix de la douleur. La fonction de ces sensations fortes est de restaurer au plus vite la conscience des sensations corporelles perdues (p. 40).

Boubli (2005) observe aussi le moment d'absence de la relation dans ses thérapies d'adolescents, mais se réfère au moment esthétique de Meltzer comme si celui-ci était l'expression du démantèlement. Elle parle de moments privilégiés dans l'adolescence où l'adolescent ré-explore les limites de soi qui s'estompent momentanément qu'elle nomme « extases esthétiques, sensuelles ou mystiques durant lesquels on se perd dans la qualité du monde » (p. 54) et le relie à un moment de démantèlement sans donner plus de précisions.

Golse (2006) relie les stéréotypies au phénomène de démantèlement lorsque les enfants autistes s'agrippent à un canal sensoriel ce qui permet de « comprendre ces stéréotypies comme un accrochage des enfants autistes au processus de démantèlement » (p. 453). Pour lui le mouvement rythmique des doigts est lié à des stéréotypies de tapotage et aurait à voir avec le phénomène de démantèlement. Je l'assigne à l'expression du processus intrapsychique, le phénomène. Il classe les stéréotypies comme une fonction du pare-excitation.

> Une modalité sensorielle au détriment des autres – ici, le tact – pour cliver la réalité selon l'axe des différentes perceptions sensitivo-sensorielles et protéger ainsi l'enfant, via le démantèlement, d'un excès ou d'un surcroît de stimulations qui

risqueraient, sinon, d'être perçues par lui comme débordantes, menaçantes et dangereuses. (Golse, 2006, p.454)

Il met en avant l'utilisation d'un canal sensoriel au détriment d'un autre et propose quelque chose de l'ordre de la défense contre un vécu intolérable.

Ciccone (2007) donne une description juste chez le bébé lorsqu'il est confronté à une situation difficile et parle de fixité du regard, une immobilisation, un changement de tonus musculaire et une absence de la relation sans la nommer (p. 291). Je reprendrais ces éléments cités plus hauts pour définir les critères de preuve d'observation du phénomène de démantèlement sensoriel de ma première hypothèse. Il décrit l'agrippement tonique du bébé face à une situation perturbante et sa « sensation proprioceptive ou kinesthésique (le bébé se tient à sa musculature contractée, les yeux fermés, les poings fermés, les bras repliés - attitude dite "en chandelier" -, ou bien s'agite, il se met en mouvement perpétuel) » (p. 291). Mais il ne décrit pas suffisamment ses observations cliniques ni comment il constate cet agrippement auditif. Il fait le parallèle entre les comportements du bébé et l'enfant autiste. Je relie cette observation aux pictogrammes d'Aulagnier (1975) qui représentent le plus petit élément découpé de la réalité correspondant à une sensation corporelle où toute la vie du sujet serait tendue sur ce point comme si la vie du sujet dépendait de cette tension entre le point corporel externe et le point de contact avec la matière extérieure. J'ai choisi d'utiliser le terme de pictogrammique à celui de pictographique parce que la pictographie fait référence à une écriture où les concepts sont représentés par des scènes formées de pictogrammes. Il me paraît important de garder la notion de pictogramme d'Aulagnier (1975) et de créer un néologisme avec l'adjectif pictogrammique. Le pictogramme représente un découpage en deçà de la pictographie.

Brun (2007) associe le processus de démantèlement à une activité de morcellement de l'objet médiateur dans la réalité de la séance de psychothérapie. Il s'agit ici de l'observation du phénomène de démantèlement/remantèlement.

> [...] il focalise ensuite son attention, initialement suspendue, sur une activité de collage et décollage dans la peinture des papiers et rassemble ainsi différentes modalités sensorielles, notamment la vue et le toucher, le visuel et le tactile. (Brun, 2007, p.49)

Elle met aussi en avant le rôle du contact corporel au thérapeute pour élaborer l'intégration psychique de la comodalisation des sens chez l'enfant autiste (p.244), mais elle présente celle-ci comme si l'enfant autiste n'accédait jamais à la reconsensualisation de ses sens.

> Une intégration sensorielle, défaillante dans la pathologie autistique que Donald Meltzer (1975) caractérise par le démantèlement, c'est-à-dire par l'incapacité de faire des liens entre les différentes expériences sensorielles, autrement dit par la dissociation des diverses composantes de la sensorialité. (Brun, 2007, p.244)

Dans mon hypothèse sur le processus de démantèlement, l'inscription sensorielle se fait sur un mode pictogrammique, idéogrammique et non consensualisé par une psyché contenante, support à leur transformation en pensées, d'où l'incapacité à faire des liens. Le phénomène de démantèlement est différent de l'intégration sensorielle et ponctuel. Nous verrons qu'il a à voir avec la diffraction sensorielle, la capacité de l'enfant autiste à continuer d'utiliser un mécanisme archaïque de non intégration punctique si l'on peut créer ce néologisme en référence au pictogramme.

Quant à Tustin (1981), elle aborde le démantèlement ni au niveau de l'observation clinique, ni au niveau théorique. Ses références au concept sont d'ordre énumératives et renvoient au processus du « mélange des sens » (Meltzer, 1975, p. 86) à propos d'une mère/uniforme et d'un papa/cloche. Elle ne semble pas convaincue par ce concept. Seules trois ou quatre références existent, et, elle préfèrera utiliser le terme de manœuvres autistiques pour aborder la défense dans l'autisme.

> Il renifla le couvercle et l'ôta du cylindre sans le regarder. Puis, d'un air méchant, il envoya promener l'objet démantelé à travers la pièce, à coups de pied, le renifla de temps à autre, mais en évitant de le regarder. Après avoir ôté le couvercle, il évita de toucher l'objet avec ses mains. (Tustin, 1981, p. 50)

Plus loin dans le texte, l'auteur semble aborder le démantèlement sans développer sa position.

> En d'autres termes, l'illusion d'un échange physique sensuel entre la mère et le nourrisson semble s'écrouler de manière catastrophique. Ceci se produisant à une époque où la réalité n'a pas modifié l'hypersensibilité du nourrisson, le bébé éprouve une impression d'effondrement, de démantèlement, de « chute sans fin » (selon les expressions de Winnicott). (Tustin, 1981, p.91)

Je me suis posé la question de son désintérêt pour le démantèlement. Avait-elle perçu la confusion inhérente à toute élaboration d'un nouveau concept à l'époque, ou avait-elle une position différente sur le sujet qu'elle n'aurait pas développé dans ses écrits ?

1.2.4 Inversion du processus : le remantèlement

Le concept de remantèlement n'est pas encore totalement défini. Seuls Golse (2010) et G. Haag (1975) ont apporté des éléments théoriques. G. Haag (1975) fait référence au mantel (manteau) en l'opposant au terme démantèlement. Nous avons vu son apport à ce propos précédemment. Pour Meltzer (1975), l'opposition au démantèlement serait la capacité de l'enfant autiste à être attentif, à se reconsensualiser. L'hypothèse de la capacité à suspendre l'attention à l'origine de l'expression phénoménologique du démantèlement produit un état de « non-mentalisation » (Meltzer, 1975, p. 51). Il n'utilisera jamais le terme remantèlement. Il évoque seulement l'importance de l'action du thérapeute pour attirer l'attention de l'enfant autiste « pour contrer ou prévenir cette tendance au démantèlement » (p. 51), et, en référence à Bion, l'importance de la position psychique du thérapeute amenant la consensualisation.

> L'indication thérapeutique a bien démontré l'importance d'attirer puis de retenir leur attention, au moyen de paroles intéressantes basées sur des observations fines, et a souligné le fait qu'une telle concentration a tendance à épuiser le thérapeute. (Meltzer, 1986, p. 119)

Il n'oppose pas démantèlement / remantèlement, déconsensualisation / reconsensualisation mais évoque plutôt qu'« au fur et à mesure que le nourrisson renonce à cette tendance au démantèlement (dismantling), elle est remplacée par son successeur naturel - la séparation obsessionnelle et le contrôle omnipotent des objets » (p. 148-149).

Golse (2008) reste dans la lignée de Meltzer (1975) pour le démantèlement, mais en 2010 il aborde le remantèlement et la segmentation dans six articles. Il fait le parallèle avec les enfants sans pathologie où le mécanisme de démantèlement existe, contenu par le système pare-excitation, « chez les enfants autistes, ce démantèlement se fixe et perdure, ce dont D. Meltzer a pu d'abord découvrir dans le cadre de ces pathologies dites archaïques » (Golse, 2006, p. 454). Il s'étaye sur S. Freud (1911) concernant le caractère actif de la fonction perceptive physiologique. Les organes des sens ne reçoivent pas passivement les informations de l'extérieur, ils sont excités et, grâce au potentiel d'action courant le long des fibres nerveuses, ils envoient l'information au cerveau qui prendra des mesures, le sujet agit consciemment. L'action se fait par petites quantités d'énergie de manière rythmique. La neurologie va aussi dans ce sens. A propos du démantèlement il soutient que ce mécanisme permet « à l'enfant de cliver le mode de ses sensations selon l'axe des différentes sensorialités, afin d'échapper au vécu submergeant d'un stimulus sollicitant sinon, d'emblée et de manière permanente, ses cinq sens simultanément » (p. 454). Il le relie au mantèlement qui permet à l'enfant « de commencer à percevoir qu'il existe une source commune de ses différentes sensations qui lui est extérieure (noyau d'intersubjectivité primaire) et c'est, bien évidemment, la mise en jeu du couple mantèlement/démantèlement qui s'avère ici essentielle » (p. 454). L'introduction du noyau d'intersubjectivité primaire fait référence à la théorie de Bion (1962) sur la pré-conception. Il reprend le moment vécu de la tétée comme moment privilégié consensuel avec l'objet maternant de Bion, où l'expérience consensuelle disparaît petit à petit de la psyché du bébé pour réapparaître à la tétée suivante[29]. Ce mouvement persiste jusqu'à ce que le bébé intègre psychiquement l'expérience consensuelle. Il appelle ce mouvement démantèlement (quand l'expérience consensuelle disparaît) / mantèlement (quand l'expérience consensuelle est présentée au bébé). Lorsque le mantèlement reste dans la psyché, il avance l'hypothèse que l'intersubjectivité est stabilisée. Il en conclue qu'il est nécessaire d'être dans un état consensualisé pour accéder à l'intersubjectivité.

> [...] si l'on définit l'intersubjectivité comme l'ensemble des processus permettant à l'enfant, plus ou moins progressivement selon les différentes théories, de ressentir, d'éprouver et d'intégrer profondément que lui et l'autre cela fait deux, alors il n'y a pas d'intersubjectivité possible sans rassemblement des différentes perceptions émanant de l'objet, ce qui suppose une comodalisation de ces perceptions qui renvoie, en réalité, au concept meltzérien de mantèlement des sensations. (Golse, 2010, p. 32)

Sauf que Meltzer n'a jamais abordé le concept de mantèlement à l'instar de G. Haag qui l'a décrit dès 1975 dans la préface. Il différencie la déliaison des sens résultant du processus de démantèlement « couple dialectique mantèlement-démantèlement (mécanisme intersensoriel) [et la possibilité qu'a l'enfant de recourir dans un même canal sensoriel à un morceau de l'expérience sensorielle] phénomène de segmentation des sensations (mécanisme intrasensoriel) » (Golse, 2010, p. 33) comme on le voit pour l'audition, choisir d'entendre les bruits extérieurs plutôt qu'une voix humaine. Pour lui, il est nécessaire d'avoir un rythme entre les deux et les différents flux sensoriels pour créer une perception. Il se rapproche des sciences cognitives qui situent la comodalisation dans le sillon temporal (lieu de la reconnaissance du visage, de l'analyse des mouvements et de la perception de la qualité humaine de la voix) en se référant aux travaux de Lelord (1990) sur la difficulté de couplage des perceptions auditives et visuelles (Lelord, 1990) et de Stréri (2000) sur la comodalisation nécessaire située dans le lobe temporal

---

[29] Dans la théorie nous ne distinguons pas allaitement au sein ou au biberon. Nous appelons « tétée » indistinctement au biberon ou au sein. Il s'agit d'une compréhension entre psychologues pour plus de facilité comme pour le terme « mère », qui ne veut pas dire la maman de l'enfant, mais plutôt la personne privilégiée s'occupant de l'enfant, ce que j'ai appelé la sphère maternante (mémoire M2/DESS, 2000).

supérieur pour percevoir l'extériorité de l'objet, permettant l'accès à l'intersubjectivité qui fait défaut chez l'enfant autiste. Pour finir, il cite les travaux de Mottron à propos de l'hypersensibilité auditive et visuelle comme une entrave à la polysensorialité. L'articulation de ces travaux permettrait de relier les observations et les théories cliniques sur le couple démantèlement/mantèlement chez l'enfant autiste à la topologie cérébrale à un instant T. Par exemple, on pourrait émettre l'hypothèse qu'au moment T de l'observation clinique du phénomène de démantèlement, le processus lui-même engendrerait une absence de connections synaptiques dans le sillon temporal de l'enfant autiste pour son expérience vécue. Mais cette forme invasive d'expérience n'est pas encore envisagée, nos technologies ne sont pas encore assez développées malgré l'IRMf et le PET scan. En 2011, Golse émet l'hypothèse du démantèlement comme une « voie à une empathie et à une intersubjectivité secondaire, enracinées désormais non seulement dans le champ affectif, mais également dans le champ cognitif » (p. 35). Pour lui, la segmentation des sens serait un mécanisme qui serait secondaire mais n'évoque pas de processus de démantèlement. En amont il existerait « le passage d'une polysensorialité asynchrone et primitive, à une polysensorialité synchrone et plus sophistiquée » (p. 36). Il propose des correspondances entre les étapes évolutives du bébé avec différents modèles épistémologiques et pose le démantèlement comme un élément intersubjectif au même titre que les interactions précoces permettant l'évolution et la création de la relation à l'autre et de la pensée dans le tableau suivant (p. 37).

Interactions précoces Démantèlement

■ Vécu d'être tout à soi seul	■ Sentiment d'être ensemble, («on», «nous»)	■ Sentiment d'être deux
■ Situation originaire, pré-intersubjective	■ Intersubjectivité primaire (affective)	■ Intersubjectivité secondaire (cognitive)
■ Stade anobjectal (Spitz)	■ Stade préobjectal (Spitz)	■ Stade objectal (Spitz)
■ Phase autistique (Mahler)	■Empathie primaire («weness»)	■ Empathie secondaire (dyade)
■ PS anarchique (recrutement polysensoriel interne)	■Comodalisation polysensorielle asynchrone	■Comodalisation polysensorielle synchrone
■Amodalité perceptive (bébé) et Transmodalité (mère)	■Bidimensionnalité (D2)	■ Tridimensionnalité (D3)

■ Conflit esthétique ■ Indifférenciation	■ Identification projective ■ Position schizo-paranoïde ■ Symbiose	■ Théorie de l'esprit ■ Position dépressive ■ Différenciation

Tableau 1 Empathie(s), intersubjectivité(s) et correspondances chronologiques (Golse, 2011)

Grâce au programme PILE (Programme International de recherche sur le Langage de l'Enfant) impliquant des psychanalystes et des mathématiciens, Golse (2005) déclare dans le résumé du texte que « l'équilibre dynamique entre le démantèlement intersensoriel (D. Meltzer) et celui de la segmentation intrasensorielle permettrait la mise en rythmes compatibles des différents flux sensoriels en vue de leur comodalisation » (Golse, 2005, p. 373). Le rythme et les processus de segmentation sont à l'origine de la comodalisation, du remantèlement qui aboutit chez le bébé à la création de l'intersubjectivité (Golse, 2005, p. 383). Il s'appuie sur les études en neuro-imagerie (Zilbovicius, Boddaert et al., 2004) qui indiquent l'anormalité à un instant T de la zone cérébrale (le sillon temporal supérieur) liée à l'intersubjectivité mais pas sur la continuité (étude longitudinale). Il place le démantèlement comme un clivage du mode des sensations pour éviter à la personne d'être envahie de stimuli, mais il n'explique pas pourquoi il utilise le terme de clivage ni pourquoi il considère le démantèlement comme un élément possible pour l'évolution vers la pensée. Meltzer (1975) avait refusé ce terme de clivage comme nous l'avons vu. Pour Golse le démantèlement serait un « mécanisme, qui participe au fond au système pare-excitation » (Golse, 2005, p. 384) et place le mantèlement comme un processus intersensoriel qui permettrait à l'enfant de percevoir une source commune de ses différentes sensations extérieures, il s'agit d'un noyau d'intersubjectivité primaire. Il se base sur les recherches cognitivistes mais ne les cite pas. Précédemment Golse et Desjardins (2004) avaient avancé le lien possible entre le mantèlement des sensations et l'intersubjectivité sous tendues par « une compatibilité du rythme des sensations segmentées [et le mantèlement serait] une organisation complexe dans laquelle l'objet maternel, son fonctionnement interactif et son langage jouent un rôle de contenance et de transformation essentiel (W.R. BION) » (Golse et Dujardins, 2004, p. 10).

A propos du remantèlement, Lheureux-Davidsé (2005) évoque une rapidité d'action pour lutter contre des angoisses d'anéantissement alors que Meltzer (1975) évoque l'absence d'angoisses, de pensée lorsque le démantèlement est en action.

> Le démantèlement sensoriel provoque des angoisses d'anéantissement qui déclenchent une recherche dans l'urgence de la réversibilité du processus. Après un effacement prolongé de la conscience des ressentis corporels, le recours aux sensations fortes au prix de la douleur restaure provisoirement le sentiment d'existence. (Lheureux-Davidsé, 2005, p.41)

Elle décrit une source sensorielle qui provoquerait le remantèlement. Je ne suis pas sûre que les stéréotypies servent le remantèlement, il s'agit d'un autre processus psychique (Golse, 2006).

> Lors des processus de remantèlement sensoriel, les personnes autistes ont souvent recours à des stéréotypies visant à obtenir, par des effets visuels, des formes lumineuses géométriques en léger mouvement, par exemple en agitant leurs doigts devant les yeux en direction d'une source lumineuse. Ils obtiennent alors les qualités de brillance accompagnées de légers mouvements que les enfants normaux trouveraient dans les échanges de regard. (Lheureux-Davidsé, 2003, p. 342)

De leur côté, Ciccone et Lhopital (1991) supposent le mantèlement sans douleur dépressive et facile à exprimer. Ils font le lien avec la consensualité du moi-peau (Anzieu, 1985) la deuxième fonction et mettent en lumière sa capacité de pouvoir contenir le pulsionnel projeté par bébé et la transformation effectuée par la fonction alpha (le conteneur) de la mère (le contenant) qui est consensualisatrice des sensations, des émotions du bébé vers une potentielle mentalisation.

> [...] lorsque le moi est réunifié par un objet attirant, la perception des objets se fait intègre du même coup. Pour cette raison l'état autistique proprement dit est éminemment réversible d'une façon instantanée et ne constitue pas une maladie mais est plutôt l'équivalent d'une stupeur induite. (Ciccone et Lhopital, 1991, p. 96)

La conception d'une enveloppe construite au contact de l'autre est fondamentale pour mes propres hypothèses dans cette recherche sur le fonctionnement psychique autistique du processus de remantèlement. L'enfant autiste pour rassembler les formes autistiques, des pictogrammes, idéogrammes, à l'enveloppe contenante est en quête d'un conteneur. La réversibilité de cet état ne peut s'effectuer qu'avec la rencontre d'une psyché capable de jouer le rôle de cette deuxième fonction de consensualisation, défaillante chez l'enfant autiste.

1.2.5 Le démantèlement dans les organisations psychiques non pathologiques

La description du processus de démantèlement dans les organisations psychiques non pathologiques a été mise en évidence par Tustin (1989) puis Boubli (2005) chez les adolescents. Pour Boubli, il est utilisé et ponctuel lors d'une crise si la construction de l'espace interne est défectueuse (p. 51). Il y aurait deux modalités psychiques de fonctionnement, l'identité adhésive et l'identification adhésive utilisées chez des personnes non autistes. Elle rejoint ici Tustin (1990) avec les défenses autistiques chez les névrosés. Le recours massif à cette modalité autistique serait l'expression pathologique avec des accrochages sensoriels, moteur et intellectuel (Boubli, 2005, p. 54). Elle se réfère à l'expérience du bébé (Bion, 1967 ; Meltzer, 1975) à propos du prérequis inné de contenance psychique pour introduire la notion de la conscience de la séparabilité précoce chez le bébé (Boubli, 2005, p.53). Cette conscience précoce perturberait l'introjection d'un rythme de base adéquate pour l'unification psychique. Dans un exemple clinique, elle décrit sa patiente qui recoure à la bidimentionnalité « pour ne plus penser, ne plus sentir, en devenant partie intégrante du mur, se coupant totalement d'elle-même et de l'autre. Elle se situe, à ce moment-là, totalement en identité adhésive » (p. 53).

Les processus pathologiques et sains se côtoient dans une même personnalité, un va-et-vient de l'un à l'autre est possible. Cela nous conforte dans nos observations de l'existence de traits non autistiques chez l'enfant autiste. A certains moments il tend vers des processus moins archaïques donc plus secondarisés comme les processus primaires. Il va vers une résorption de ses traits autistiques (c'est-à-dire vers l'adaptation à la réalité) et vers des niveaux psychiques plus élaborés (c'est-à-dire les processus secondaires).

1.2.6 Ébauche de définition psychopathologique

Aujourd'hui le démantèlement est défini dans trois ouvrages, le dictionnaire de Psychopathologie de l'enfant et de l'adolescent, le Traité de psychiatrie de l'enfant et de l'adolescent, et, le Manuel de psychologie et de psychopathologie clinique générale.

Le dictionnaire de Psychopathologie de l'enfant et de l'adolescent par Houzel (2000) ainsi « proposé par Meltzer 1975. Les enfants investissent des stimuli sensoriels qui ne sont reliés entre eux par aucun objet commun. Mécanisme central de l'autisme qui le relie à une suspension de l'attention » et reprend ensuite les termes de Meltzer (1975) à propos de la passivité du procédé passif et des sens. Il évoque le clivage que Meltzer réfutait mais en le différenciant de la schizophrénie. Il termine la définition du démantèlement qui « a pour effet de réduire l'expérience de l'enfant à une somme de sensations juxtaposées ; son monde n'a ni épaisseur, ni relief. Pour réduire le démantèlement le thérapeute doit mobiliser l'attention de l'enfant et l'orienter vers lui en tant qu'objet de transfert » (Houzel, 2000). Il avance l'idée d'attaque contre les liens et différencie aussi l'autisme de la schizophrénie.

Le Traité de psychiatrie de l'enfant et de l'adolescent de Lebovici, Diatkine et Soulé (1985) définit le démantèlement comme un mécanisme de défense, mais sans argumentation.

> Au cours de cette phase [autisme primaire], qui serait extrêmement brève en tant que telle dans un développement normal, et constituant le point de fixation de l'autisme infantile, le principal mécanisme de défense serait le « démantèlement » (Donald Meltzer) capacité du Self à vivre l'expérience « consensuelle », c'est-à-dire à relier ensemble les diverses informations sur l'objet reçues des différents organes sensoriels. (Lebovici, Diatkine et Soulé, 1985, p. 21)

Le Manuel de psychologie et de psychopathologie clinique générale, Ciccone (2007, p.289) au chapitre 16 intitulé approche psychopathologique des processus développementaux - le modèle des positions psychiques, section 2.3, psychopathologie du bébé, de l'enfant et de l'adolescent, définit le démantèlement et l'identification adhésive comme étant deux mécanismes de défense principaux dans l'autisme qui protègent le Self des angoisses primitives d'anéantissement (Klein,1932 ; Klein et al.; 1952b), d'annihilation et agonies primitives (Winnicott,1958, 1965, 1974), claustrophobiques et agoraphobiques (G. Haag, 1984), de liquéfaction, de chute sans fin (Bick, 1986), de terreurs primitives de chute d'eau, d'éruption (Tustin, 1981, 1986). Il reprend littéralement la théorisation de Meltzer (1975) en introduisant une notion active la capacité d'attention comme un « processus actif correspond à la capacité d'attention qui permet de relier et de coordonner les perceptions sensorielles » (Ciccone, 2007, p. 290). Il diffère de Meltzer (1975) en reprenant le terme de clivage naturel qui serait fait par la suspension de l'attention. Le remantèlement qu'il appelle réintégration, se ferait sans douleur dépressive. Il va très loin en associant au processus de démantèlement certains processus autistiques.

> L'état autistique proprement dit est ainsi éminemment réversible, d'une façon instantanée, et est considéré par Meltzer comme ne constituant pas une maladie mais est plutôt l'équivalent d'une stupeur induite. Mais l'emploi de ce mécanisme prive l'enfant de beaucoup d'expérience mature active, et peut ainsi retarder le développement du moi d'une façon très préjudiciable. (Ciccone, 2007, p. 290)

Il différencie dans cette définition du démantèlement, le mécanisme de défense et les effets. Il décrit le phénomène chez le bébé qu'il extrapole à l'enfant autiste. Il termine en affirmant que deux mécanismes de défenses « maintiendront l'illusion d'absence de limite et entraveront profondément les possibilités de développement » (Ciccone, 2007, p. 292).

En résumé, dans toutes les définitions, il manque une définition métapsychologique du démantèlement pour compléter l'ébauche de la vision de Meltzer (1975).

1.3 LES PROCESSUS ET LES MECANISMES PSYCHIQUES AUTISTIQUES ENGAGES DANS LE DEMANTELEMENT

Plusieurs auteurs ont mis en évidence une évolution graduelle des processus psychiques des plus archaïques (Aulagnier, 1975) aux plus construits avec les processus secondaires (S. Freud, 1895), en passant par les processus primaires (S. Freud, 1895) pour rendre compte de la construction de la pensée humaine du nourrisson à l'adulte. La théorie psychanalytique les hiérarchise et les décrit sur la base de l'observation clinique. Des processus originaires, archaïques avec les pictogrammes (Aulagnier, 1975) correspondant au fonctionnement de la pensée dite autistique vers une pensée plus structurée, en adéquation avec la réalité dite névrosée car soumise aux processus secondaires de pensée, en passant par les processus primaires intermédiaires de la formation dite psychotique. Les processus qui nous intéressent ici pour le démantèlement sensoriel sont les processus archaïques. Ils sont considérés comme la première strate de développement de la pensée et correspondent au substrat biologique du corps, ses organes et ses fluides et la matière élémentaire de la réalité extérieure. Ils sont sous-tendus par les pictogrammes (Aulagnier, 1975) sur lesquels la pensée pourra s'étayer. En s'agglomérant les pictogrammes formeront les représentations de choses (S. Freud, 1891)[30] puis les représentations de mots c'est-à-dire la pensée consciente pour simplifier. La théorie post-kleinienne a ainsi posé les bases de la construction de notre pensée humaine. La psychopathologie viendra ensuite définir l'autisme, les psychoses et les névroses dans la lignée directe des travaux de Bion (1956), Tustin, Meltzer, G. Haag qui l'utiliseront pour comprendre la pensée dans l'autisme dès 1975.

Pour avoir une formalisation de la construction de la pensée, Gimenez (2000, 2010) relie et figure sous forme de schéma l'intégration des deux topiques freudiennes et les inscriptions qui leur correspondent.

---

[30] S. Freud a présenté cette idée lorsqu'il travaillait sur l'aphasie en 1891.

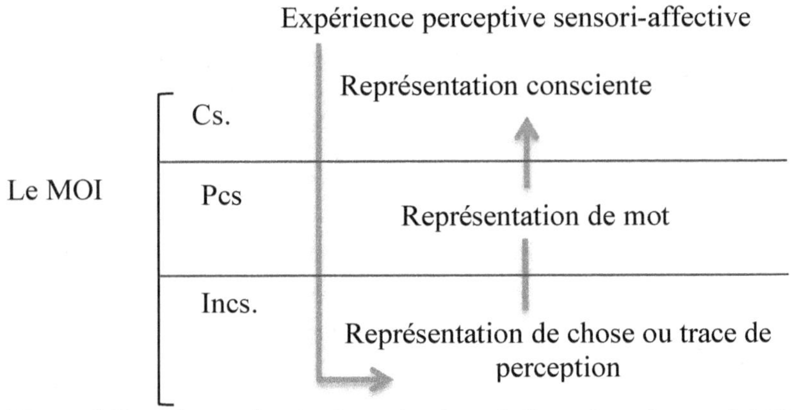

Figure 1 Représentation topique des inscriptions dans la psyché (Gimenez, 2000, p. 56 ; 2010, p 71)

Tustin (1972) dans la lignée des travaux de Klein (1927)[31] s'intéresse particulièrement au monde interne de l'enfant autiste et introduit le fantasme de rupture catastrophique de la continuité bouche-sein chez l'enfant. Elle détermine une catégorisation d'autisme primaire normal (sur laquelle elle reviendra en 1990), à carapace, poulpe et secondaire régressif (Tustin, 1978). Son apport théorique majeur réside dans la mise en évidence de l'objet autistique, de sa fonction et des formes autistiques (Tustin, 1984) qui s'apparentent aux pictogrammes, les processus archaïques.

1.3.1 Les formes autistiques : le pictogramme

Les travaux de Tustin (1972) font suite à ceux de Bion (1957) qui avait conceptualisé l'idéogramme, ancêtre théorique du pictogramme d'Aulagnier (1975). Par idéogramme, Bion reprend l'idée freudienne que la pensée est « tournée vers les relations entre impression d'objet [...] » (S. Freud, 1911, p.138). La réalité fragmentée se situerait avant le clivage (mécanisme de défense psychotique donc plus évolué dans la construction de la pensée) et donnerait les objets bizarres. Il hiérarchise la construction de la pensée, du niveau psychique le plus archaïque (de la sensorialité, éléments béta, « la chose en soi »), au niveau psychique le plus secondarisé (la pensée abstraite comme l'est le calcul algébrique) avec l'idée qu'il existerait un « appareil à penser les pensées » en amont des éléments béta, réceptacle inné aux proto-pensées ». Bion (1957) émet aussi l'hypothèse que le nourrisson humain aurait des pré-conceptions innées comme s'il avait déjà le bagage neurologique

[31] Au Congrès International de Psychanalyse de la Société Britannique de Psychanalyse

dirait-on aujourd'hui pour développer ensuite cette capacité à penser[32]. La pensée idéographique est la pensée primitive qu'il définit ainsi.

> Mon expérience m'a conduit à faire l'hypothèse qu'une certaine forme de pensée, reliée à ce que nous devrions appeler des idéogrammes et à la vue plutôt qu'aux mots et à l'ouïe, existe dès le début de la vie ». (Bion, 1957, p.57)

Son apport sur la construction de la pensée, même s'il n'a jamais travaillé sur l'autisme, a son importance ici pour comprendre le fonctionnement psychique dans le démantèlement sensoriel. Plus loin, il précise sa pensée sur l'idéogramme.

> En fait, ce n'est pas seulement la pensée primitive qui est attaquée en tant qu'elle lie les impressions sensorielles à la conscience, mais, en raison d'une présence massive de la destructivité chez les non psychotiques, les processus de clivage s'étendent au lien à l'intérieur même des processus de pensée [...] cette matrice primitive d'idéogramme d'où découle la pensée détient en son sein des liens qui unissent les idéogrammes entre eux. (Bion, 1957, p. 59)

Pour aller plus loin, Aulagnier (1975) théorise le pictogramme comme étant une forme originaire de la représentation qui émerge de l'indifférenciation entre la zone érogène et l'objet source d'excitation, les deux fusionnant en un point précis sans espace entre les deux. A partir de ce point d'éprouvé corporel il peut se construire une pensée hallucinatoire. Pour conceptualiser le pictogramme, elle reprend la théorie de S. Freud (1925) sur la représentation de chose et la représentation de mot, où de la chose au mot, elle sous-titre son livre de 1975 « du pictogramme à l'énoncé ». Elle fait le lien avec la pathologie autistique dans son texte de 1985 où elle avance que le pictogramme est l'inverse de la déliaison décrite par Meltzer, c'est « une mise hors-circuit de la représentation idéique et de la représentation fantasmatique au profit de la représentation pictographique d'un objet-zone complémentaire » (p. 152). Elle fait le parallèle avec quelqu'un tombant dans le vide qui s'accroche par la main à un morceau de pierre et tend toute son attention, tout son être vers le point de jonction entre sa paume et la surface du morceau de pierre sans penser pour rester en vie. La représentation fantasmatique est alors impensable, évacuée. Le sujet est alors sensation pure quand le pictogramme surgit. Je fais le parallèle avec le phénomène de démantèlement qu'elle ne fait pas dans son texte où chaque sens va se fixer sur une forme pictogrammique sur une surface fixe pour permettre

[32] J'avais travaillé dans mon mémoire de DESS (2000) la « sphère maternante » où, en néonatalogie, il m'apparaissait que les nourrissons prématurés avaient cette capacité d'être en attente d'une certaine forme de maternant comme s'ils en avaient une intuition. J'y avais évoqué (très maladroitement) que l'absence d'un maternant causait ce que Spitz appelle une dépression anaclitique.

l'accrochage de la sensorialité à un élément extérieur de l'environnement. Ce sera l'objet de mon hypothèse première pour pouvoir observer cliniquement le phénomène. Les travaux d'Aulagnier (1975, 1985) m'amènent à penser que la psyché d'un autre ne pouvant servir d'agrippement à l'enfant autiste au moment du démantèlement, il va donc recourir à la matérialité (fixation de chaque sens sur un objet concret externe ou interne concret) comme substitution aux pensées et ainsi créer ses propres pictogrammes en se soumettant au processus de démantèlement sensoriel. Sa non-pensée provoquée par le démantèlement sensoriel sera alors saturée en pictogrammes. L'enfant autiste n'accèdera même pas à la représentation idéique comme l'évoque Aulagnier (1985, p. 152). Elle n'utilisera pas le terme de démantèlement mais parle de type d'expériences.

> [...] le sujet nous apprendra que pendant ce vécu « hors temps », dont il serait bien incapable de définir la durée, il a été, et n'a été qu'une « pure sonorité », une « lumière brillante », une « surface caressée » [...] que ces moments se sont accompagnés du retour de cet état de jonction, de « mêmeté » avec le monde, propre à l'expérience inaugurale du plaisir, à ce moment d'indissociation bouche-mamelon, corps-psyché, lors de la satisfaction réelle du besoin. (Aulagnier, 1985, p. 155)

Pour revenir à Tustin (1984), elle décrit les formes autistiques comme étant primitives et issues des ressentis produits par les substances corporelles. Il s'agit de la sensation/forme comme la sensation des fèces dans l'intestin ou de l'avancée de la bulle de salive en train de se former sur la paroi buccale au lieu des fèces ou de la salive en elles-mêmes. Ces sensation/formes s'apparentent à des pictogrammes au sens d'Aulagnier (1975, 1985). L'enfant autiste centre une sensation en un point, il se réduit à ce point ayant pour fonction de mettre en suspens sa vie psychique et mentale. Nous pouvons relier l'expression des formes autistiques dans l'espace bidimensionnel et collées aux sensations sans espace à cette forme sensorielle pictogrammique. Ce que Gimenez (2000) indique par trace de perception à côté de représentation de chose qui pourrait se référer au processus de démantèlement sensoriel. La conception de ces chercheurs, Bion, Tustin, Aulagnier et Gimenez me paraît fondamentale pour la compréhension de la création de la pensée consciente chez l'autiste car l'idéogramme, le pictogramme et les formes autistiques prédominent.

1.3.2 La conception dimensionnelle de l'espace

L'espace dans le démantèlement est une question centrale. L'autiste semble utiliser le corps de l'adulte comme un prolongement du sien comme s'il n'y avait pas d'espace. En revanche, il n'utilise jamais le corps d'un autre enfant, témoignage d'une distinction des deux formes de corps. Il semble ressentir un effondrement lorsque l'adulte lui refuse sa main, « comme s'il était arraché et rejeté par l'objet » (Meltzer, 1975, p. 285). Meltzer décrit l'importance de signifier l'absence de l'Objet pour permettre à l'enfant de « lui donner la possibilité de réagir par l'angoisse [...] pour s'assurer que cette information les atteignait bien », et il ajoute que « ce sentiment délirant (de voir et de connaître l'intérieur de l'objet qu'engendre l'identification projective), de connaître conduit souvent à surestimer l'intelligence de l'enfant pseudo-mature[33], on peut en revanche facilement sous-estimer celle de l'enfant identifié de façon adhésive » (p. 286). Dans ce collage, l'enfant autiste n'aurait pas acquis la profondeur ni l'accès à la tridimensionnalité. Après S. Freud (1900, 1905) qui conceptualisa[34] l'unidimensionnalité dans « la traumdeutung » ou les « trois essais sur la théorie sexuelle », Meltzer (1975) introduit les concepts de bidimensionnalité, tridimensionnalité et quadridimensionnalité. La distinction de ces dimensions est à l'origine de la création de l'espace dans la psyché qui génère l'espace potentiel (Winnicott, 1971) nécessaire à l'avènement de la relation.

Meltzer (1975) caractérise l'unidimensionnalité « comme essentiellement sans activité mentale, consistant en une série d'événements non disponibles pour la mémoire ou la pensée » (p. 279). Il utilise le terme de Self en référence à une conscience de soi différenciée des autres. Cet espace entre le soi et l'autre demeure inexistant dans cet état unidimensionnel où seul est le Self. Les dimensions d'espace et de temps donc de distance n'existent pas. Le Self ramène tout dans un mouvement omnipotent ; c'est le monde du chaos, de la fusion et du pulsionnel. Ce plan sans dimension produit un collage physique architectural dans lequel évolue l'enfant, l'activité mentale y est inexistante réduite à série d'événements sensoriels, inaccessible à la pensée et la mémoire. Cette unidimensionnalité correspond à l'état autistique proprement dit pour l'auteur. L'enfant autiste reste allongé/collé par terre toute la journée par exemple ou il n'arrive pas à se tenir assis comme si les murs étaient plats par terre.

Dans la bidimensionnalité, la notion de surface des objets concrets externes émerge mais pas encore séparée des sensations qui la caractérisent. Tout se réduit à une surface sans profondeur ni cavité contenante. Les objets se réduisent aux qualités sensorielles à deux dimensions, l'absence d'espace intérieur de l'objet comme du Self empêche la projection, l'introjection, l'identification projective et donc la fonction contenante du Self. Il est difficile

[33] D'où la prolifération actuelle de passation du test de Quotient Intellectuel réalisée et de centres de testing à travers le monde, alors que le quota des intelligences supérieures à partir de 130 n'excède pas 2,2% de la population, soit 22 000 personnes pour 1 million selon la courbe statistique de Gauss.

[34] Je rappelle ici que S. Freud est décédé en septembre 1939, il n'a donc jamais écrit à propos de l'autisme qui sera décrit par Kanner en 1943 et Asperger 1944, ni connu la seconde guerre mondiale.

d'envisager la notion de Moi à la freudienne. La pensée est limitée et destinée à fonctionner sur un mode temporel circulaire tourbillonnant sur elle-même parce qu'« handicapée à la fois dans la mémoire, le désir et la capacité de prévoir » (p. 280). Monde de l'autisme par excellence où stéréotypies et identification adhésive dominent. Monde de l'immobilisme où le moindre changement fait s'effondrer la fragile construction des surfaces, dominé par l'angoisse d'effondrement et de liquéfaction de ce Self vulnérable. Dans ce biplan, le processus de démantèlement du Self s'exprime pleinement et provoque la coupure d'avec le monde extérieur.

Puis ce biplan se spatialise, le volume, la troisième dimension (3D) émerge et constitue l'architecture psychique avec un espace intérieur et extérieur. Le Self peut alors concevoir et explorer l'espace intermédiaire, passages qui vont de l'intérieur vers l'extérieur et vice-versa. La conception d'un contenant et d'une résistance à la pénétration venant de l'extérieur apparaît avec la capacité à protéger et garder les orifices. L'espace tridimentionnalisé se construit, « la potentialité d'un espace et donc la potentialité d'un contenant ne peuvent être conçues qu'après la mise en place effective d'une fonction-sphincter » (p. 281). Un contenant qui délimite, le Self émerge et fait l'expérience d'une temporalité linéaire avec un passé, un présent et un futur, « non seulement la réversibilité de la différenciation de Self et de l'objet est assurée, mais aussi, en corollaire, l'exigence de la réversibilité du temps » (p. 282). Le Self quitte le monde de l'immuable et de la stéréotypie pour apparaître comme un tout, contenant un espace potentiel et pouvant entrer en relation par le jeu des projections et des introjections. J'ai pu observer chez deux enfants autistes le passage de la bi- à la tridimensionnalité. Pour le premier, il prit conscience d'un seul coup que la souris d'ordinateur qu'il manipulait depuis nombre de séances correspondait à la flèche qu'il voyait se déplacer sur l'écran. A partir de ce jour-là la manipulation de la souris ne fût plus aléatoire mais correspondait à ce qu'il voulait en faire et il se mit à taper des lettres sur le clavier pour les voir s'inscrire sur l'écran. Pour le deuxième enfant, durant une séance, elle se mit soudain accroupie en regardant le plafond dans tous les sens avec un regard de peur comme s'il allait lui tomber dessus. Lorsque je l'ai sollicitée pour se remettre debout, elle s'est mise à hurler et à me griffer comme si sa vie était en danger. Je compris cela et lui expliquais qu'elle ne risquait rien tout en sautant pour lui montrer que je n'arrivais pas à toucher le plafond tout en tapant sur les murs pour lui « montrer » leur solidité. Après quelques séances de ce style elle s'y habitua. L'intégration de l'espace tridimensionnel avait été effectué dans sa pensée. Mais cette dimension ne semble pas présente dans le démantèlement.

La dernière dimension, la quadridimentionnalité, celle de l'avènement du Sujet et d'un nouvel espace instaure le renoncement à l'omnipotence et l'envie pour laisser place à un monde qui n'est plus en lutte contre le narcissisme et qui correspond à la pensée et n'est pas présent dans le démantèlement.

1.3.3 Les clivages archaïques corporels

La notion de clivage corporel m'interpelle pour comprendre le processus de démantèlement sensoriel parce que les cinq sens semblent ne pas avoir de communication entre eux lorsqu'il se produit. G. Haag (1985) accentue l'importance du corporel dans l'autisme par la mise en évidence du clivage des parties gauche/droite et haut/bas du corps. Elle décrit des identifications intracorporelles de jonction se référant aux articulations (G. Haag, 1990) comme si l'enfant autiste avait une représentation de son corps fragmentée, attachée fragment par fragment formant un ensemble non unifié en un « tout ». Cette disjonction, juxtaposition de parties, reflète aussi à quel point les segments peuvent à l'inverse se détacher, tomber, se désintégrer. Le fonctionnement des articulations des membres, du regard, de la coordination visuo-motrice est l'expression des représentations construites aléatoirement chez l'enfant autiste à l'origine des angoisses corporelles. Les différentes parties ne sont pas reliées entre elles dans sa psyché par l'organisation et l'intégration du schéma corporel. Avec l'image du corps l'auteur aborde une architecture corporelle axiale particulière.

> J'ai décrit depuis longtemps la non intégration de l'axe vertical du corps chez les enfants autistes, responsable en particulier d'une hypertonie permanente de compensation, ou de la nécessité d'avoir un hémicorps collé au corps de l'autre. Cette non intégration apparaît comme un raté de ce que j'ai appelé les identifications intracorporelles : mère et bébé dans les deux moitiés du corps, soudées ou non par un axe médian mis au paternel. (G. Haag, 2006, p. 41)

Elle développe en 1994 la façon dont l'enfant autiste construit son image du corps et conjointement son sentiment d'exister. Il crée une enveloppe, un « tout autour » (1994) avant la création de l'intérieur puis le remplit. La construction de l'image du corps par l'intériorisation commence par l'investissement de la tête avant le reste du corps. Elle insiste sur la qualité du regard qui se développe chez l'enfant autiste en évolution. Le regard vivant et pétillant sera annonciateur de la soudure des deux hémicorps sur l'axe vertical en partant de la tête. Puis, la charnière horizontale recollera la tête au corps articulant le haut et le bas. Le reste du corps sera alors investi à son tour pour finir par les extrémités qui seront rattachées au corps (mains et pieds). La sphinctérisation psychique des orifices du corps, expression de l'investissement de la peau comme contenant, complètera et terminera l'unification. Ce processus de construction de l'image du corps m'a amenée à penser à la facilité avec laquelle l'enfant autiste se démantèle et se remantèle rapidement « à volonté » selon Meltzer (1975). Aurait-il cette capacité à changer l'état de son moi due à cette absence d'unification ? Est-ce alors le clivage entre ses sens qui serait à l'oeuvre et non pas comme le disait Meltzer (1975) une absence de clivage ?

Mais là un problème s'ouvre à moi : le clivage est considéré comme un mécanisme de défense du moi dans la psychose. Serait-ce une autre forme de clivage autre que celle du Moi ou de l'Objet ?

1.3.4 La segmentation, une rythmicité non intégrée

La rythmicité entre la mère et son nourrisson a été mise en évidence comme précurseur de la relation par Stern (1985), Marcelli (1992), G. Haag (1993) et Ciccone (2007) avec leurs recherches sur les bébés. Ciccone (2007) montre comment le nourrisson intègre une forme de communication dès les premiers instants de sa vie en étudiant le temps de la tétée (naturelle ou artificielle) rythmée par la voix de la mère comme base de communication. Chez l'enfant autiste, le rythme semble avoir été transformé en stéréotypies indépendamment de la qualité de la communication maternante. G. Haag (2004) introduit la notion de structure rythmique de base comme processus de développement psychique grâce au mouvement.

> [...] les rythmicités qui sont restées dans, ou réintègrent la relation, et les rythmicités apparentes des stéréotypies autistiques qui sont une maîtrise des kinesthésies en autosensualité et qui ont des allures cadentielles et non pas la richesse des rythmes qui font la musique et la danse. (Haag G., 2004, p. 1141)

Empêcher la rythmicité par des discontinuités revient à entraver le développement psychique. Quant à la segmentation, Tustin (1986) affirme qu'elle est plus conscientisée chez l'enfant autiste à carapace et qu'il oscille entre une « lucidité hypersensible » (p. 235) de la conscience du non-moi et un oubli total de cette conscience à un autre moment. Glose (2005) définit aussi la segmentation comme permettant de ressentir le mouvement dans chaque stimulus sensoriel d'un même canal sensoriel, « il s'agit donc d'un phénomène intrasensoriel, et non pas intersensoriel comme l'est le couple mantèlement / démantèlement » (p. 384). Il différencie deux formes de segmentation, l'une centrale, active, qui découperait l'afflux d'énergie sensorielle venant de l'extérieur en petite quantité afin que le système perceptif l'analyse et l'intègre en référence aux travaux de S. Freud (1911) à ce propos. La segmentation comme « radar » agissant de manière « cyclique ». Et l'autre, périphérique, innée chez le bébé qui maîtrise les stimuli venant de l'extérieur « par le biais de ses différents « sphincters » sensoriels, et pour une autre part le fruit d'une co-construction interactive entre l'adulte et le bébé » (p. 384). La segmentation se fait pour le sens visuel grâce au clignement palpébral. L'observation qu'il en a faite chez les adultes post-autistes se situe au niveau du discours sur la difficulté qu'ils ont eue à « apprendre à cligner des yeux, chose si naturelle pour les individus sains mais si peu naturelle pour eux » (p. 384). Il émet l'hypothèse qu'il en est de même pour les autres comportements des autistes à propos des autres canaux sensoriels (« cognement des yeux », « bouchage des oreilles »), mais difficilement démontrable pour les trois sens (goût, odorat, ouïe) où les sphincters sensoriels sont absents selon lui, sauf pour certaines « stéréotypies de tapotage, de léchage ou de flairage, rangées par D. Meltzer dans le cadre des processus de démantèlement, peuvent peut-être conceptualisées dans cette perspective » (p. 384). Il pose la segmentation comme étant le troisième terme entre démantèlement et mantèlement, sous-tendu par les processus d'attention qui maintiendrait un équilibre dynamique rythmé par la segmentation des flux sensoriels « puisque seule une segmentation des différents flux sensoriels [selon des rythmes compatibles] permet le mantèlement des sensations, et donc l'accès à l'intersubjectivité » (p. 386). Le phénomène de segmentation est activé à l'aide des sphincters visuels où l'enfant peut se couper du monde facilement en fermant les yeux (moins aisé avec les oreilles pour les boucher avec les mains). L'enfant segmente alors la voix de la mère en variant son état d'attention ou en variant sur la musique du langage maternel. La mère serait à l'origine de l'aide à l'apprentissage du bébé à la segmentation sensorielle,

> [...] comme « chef d'orchestre » des différentes segmentations sensorielles de son bébé, comme un chef d'orchestre l'aidant à segmenter ses différents flux sensoriels selon des rythmes compatibles et ce faisant, comme un chef d'orchestre l'aidant au mantèlement de ses sensations, et donc à une avancée progressive vers une intersubjectivité stabilisée. (Golse, 2005, p. 387)

Il résulterait qu'une perturbation de cette fonction maternelle engendrerait une difficulté à être attentif, à se manteler, à avoir une segmentation rythmée et donc un accès limité à la comodalisation.

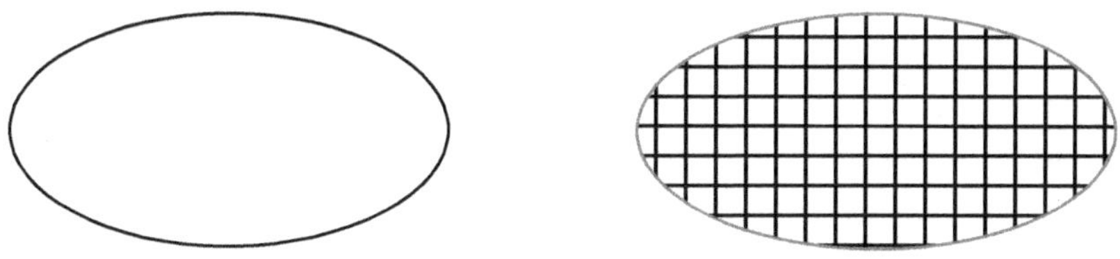

Expérience consensuelle Expérience segmentée

Figure 2 Schéma de la segmentation

1.3.5 L'état de conscience

Tustin (1990) s'intéresse aux états de conscience dans l'autisme plus qu'à la pathologie comme structure et évoque plutôt des états autistiques.

> L'hypothèse qui s'est finalement imposée se fonde non pas sur l'idée de développement, et donc sur la prise en compte de « stades », de « phases » ou de positions, mais sur des états de conscience. Je me suis intéressée à des états liés à des sensations, les sens étant les organes primordiaux de la conscience. (Tustin, 1990, p. 257)

La question pour le démantèlement sensoriel pourrait donc être un état de conscience modifié particulier émergeant spontanément dans l'autisme. Et c'est l'une des questions centrales : comment l'autiste pense-t-il ? Quel est son état de conscience en fonction de sa place dans le trouble du spectre autistique ?

Isakower (1938) décrit un phénomène très particulier lié à l'autisme. Il s'agit de l'impression sensorielle d'avoir quelque chose de sec, mou et granuleux, ou ridé dans la bouche ; cette sensation se manifeste également sur la peau et le corps comme s'il était tapoté par des doigts. Ces impressions sensorielles sont parfois perçues visuellement comme une masse sombre indéfinie, ronde la plupart du temps qui s'approche, grossit puis s'amenuise jusqu'à disparaître. Il pourrait s'agir de processus archaïques où le flot de sensations, nommées les représentations de choses, est prépondérant. Ainsi l'enfant autiste se ressent-il comme la substance « corps » n'ayant pas de limite, les décharges pulsionnelles et les mouvements désordonnés du corps peuvent-ils alors générer des images psychiques comme des rêves primitifs ? Ces états de conscience sont-ils l'expression de l'angoisse ou est-ce déjà l'amorce d'un procédé défensif hallucinatoire ?

1.4 DEFAILLANCES DES CONDITIONS AU DEVELOPPEMENT DE L'INTERSUBJECTIVITE : LES ENVELOPPES ET L'ESPACE PSYCHIQUES

Pour évoquer la question de l'intersubjectivité dans le démantèlement, je vais citer rapidement Tustin (1981) qui l'aborde par le biais de la relation thérapeutique.

> Sam démantelait la thérapeute jaune, Miss Stone, en segments et en réunissait ensuite les morceaux à sa convenance, afin qu'elle devienne une partie de lui-même et ne lui soit plus ni inconnue ni étrangère. Il pouvait ainsi ignorer la thérapeute réelle. Il poussait cette manœuvre si loin qu'il ne pouvait plus se relier à sa thérapeute comme à une personne séparée de lui et capable de l'aider. (Tustin, 1981, p. 236)

Sa compréhension du démantèlement m'apparaît ici très importante parce qu'elle évoque l'action de l'enfant autiste sur la réalité extérieure vécue, la présence de la thérapeute. Elle introduit un élément primordial, l'action psychique de l'enfant qui détruit la représentation thérapeute pour en faire une sorte de paquet de pictogrammes qu'il va incorporer pour qu'elle n'existe en tant qu'elle-même mais en tant que morceaux de lui-même en lui comme pour la détoxiquer. Ainsi, cette action est-elle l'expression d'un mécanisme de défense du moi ? Tustin n'en dit rien, mais dans mes hypothèses puis résultats, je nomme cette action « la transformation en flux sensoriel » des situations vécues par l'enfant autiste pour se défendre de la présence de l'autre donc, un mécanisme de défense du moi. Ceci posera aussi la question de l'existence d'un moi dans l'autisme. Plus tard dans le texte, Tustin (1981, p. 237) décrit plusieurs dessins d'un patient où la bouche est démantelée. Je n'ai pas pu saisir comment elle percevait ce « démantelé ». En quoi la bouche lui apparaît démantelée ? J'ai eu l'impression qu'elle décrivait peut-être le phénomène observable de l'expression corporelle de l'enfant autiste. Ou alors, aurait-elle observé le sens du goût s'accrochant à un certain pictogramme lorsque le processus de démantèlement sensoriel se produit comme j'ai pu le filmer dans mes séances ? Ou, est-ce la trace de l'incorporation du paquet de pictogrammes thérapeute ? Ou, est-ce que l'enfant a dessiné ce pictogramme ? Je n'ai pas réussi à comprendre comment un dessin pouvait être « démantelé ». Dans son livre, les dessins représentent des éléments de la zone buccale, ils y apparaissent agglomérés, fusionnés, à l'image de certains dessins de patients psychotiques où on peut comprendre leur morcellement. Quelle différence faire alors entre une potentielle « angoisse » de démantèlement et angoisse de morcellement psychotique ? Dès lors, si le démantèlement est un type angoisse et non pas un mécanisme de défense, en quoi le démantèlement différerait du morcellement au travers de ces dessins ? Comment pouvons-nous définir plus précisément la différence entre ces deux concepts ? J'ai eu l'impression qu'il ne s'agissait pas du même processus et que nous ne parlions pas de la même chose même si le mot était identique. Et s'il s'agit de l'angoisse de morcellement dans la psychose et du mécanisme de défense de démantèlement dans l'autisme alors nous ne parlons pas de la même chose.

Pour reprendre Brun (2007), son interprétation du processus de démantèlement semblerait aussi être autre chose que celui décrit par Meltzer. Elle évoque un transfert de processus dissociatif.

> [...] en l'occurrence mon écriture est gagnée en ce début de groupe par le démantèlement autistique ; j'éprouve de la difficulté à noter et je passe sans arrêt d'une notation à une autre, d'un enfant à un autre, sans pouvoir penser les liens entre les enfants et les différentes manifestations groupales. (Brun, 2007, p. 272)

S'il s'agissait du démantèlement décrit par Meltzer, elle aurait régressé à un stade sensoriel et ne pourrait même plus penser à l'écriture. Meltzer (1975) décrit le démantèlement comme passif et celui qui lui est soumis est hors mémoire et hors du temps, ses sens sont accrochés à des éléments les plus attractifs du moment de la situation en train d'être vécue.

Comment pourrait-on écrire dans cet état qui me semble être plutôt un transfert de processus[35] ? La question soulevée du transfert de processus est intéressante puisqu'elle l'observe en psychothérapie dans sa propre activité d'écriture et son contre-transfert. Cette position de recevoir les projections de l'autre fait écho dans notre recherche à la capacité du psychothérapeute clinicien à être transformateur des éléments β reçus comme le dit Gimenez (2010, p. 159) pour savoir recevoir, garder, transformer et restituer pour être l'appareil à penser les pensées (Bion, 1957) de l'enfant autiste, soit une fonction α substitut à la contenance maternelle. Cet élément m'apporte la conviction sur le transfert de processus autistique en psychothérapie d'inspiration psychanalytique (PsyIPA) avec un patient autiste, que ce processus peut mettre à mal le psychothérapeute clinicien et faire échouer la prise en charge si l'analyse dans le transfert n'est pas réalisée. En séance, l'enveloppe patient/psychothérapeute est une dyade où la notion de transfert/contre-transfert est fondamentale induisant deux espaces pour deux sujets même si l'un des deux est dans un manque de construction psychique (autisme ou psychose). Deux niveaux de construction des enveloppes sont en jeu : certaines fonctions du moi-peau concernant la construction du sujet et le pare-excitation différenciant intérieur/extérieur.

1.4.1 Le moi-peau et le pare-excitation

A propos de la gestion des excitations internes et externes, S. Freud (1924) dans son article sur le bloc note magique décrit un processus permettant au psychisme de se protéger contre les pulsions internes et les expériences extérieures, de filtrer et de limiter l'intensité des expériences reçues du dehors et d'éviter l'inscription d'une trace qui pourrait être traumatique. Il émet l'hypothèse d'un feuillet pare-stimulus par analogie avec la feuille de celluloïd de l'ardoise magique qui se situerait dans l'instance préconsciente/consciente, et protégerait la cire fragile de l'inconscient des inscriptions brutales du stylet représentant les excitations. Cire, qui une fois poinçonnée ne peut retrouver sa surface lisse, « la feuille de celluloïd sert au papier ciré de couche protectrice qui doit tenir à l'écart les actions externes susceptibles de l'endommager » (p. 122). L'intérêt de cette nouvelle conception du pare-stimulus est qu'une inscription de la réalité sur le psychisme laisse une trace dans celui-ci plus ou moins intense. La perception de la réalité ou de l'interprétation de la réalité marque l'inconscient, même si le feuillet de celluloïd a joué son rôle pare-excitant et qu'il ne reste aucune trace dans la conscience, « la surface du bloc-notes magique est libre d'écriture et à nouveau capable de réception. Mais on constate facilement que la trace durable de l'écriture est conservée sur le

[35] Dans l'association du COR (Clinique des Objets de relation) en 2002, j'avais présenté un transfert de processus avec un enfant autiste durant une séance grâce à un objet médiateur la chaise.

tableau de cire lui-même et qu'elle peut être lue sous un éclairage particulier » (p. 122). Ainsi cette trace peut-elle être un traumatisme ?

Anzieu (1985) reprend la théorie dans le moi-peau et l'appelle fonction de pare-excitation. Il fait le parallèle entre fonctionnement psychique et fonction de la peau physique. La peau est une couche superficielle du corps qui protège la couche interne où se trouvent les terminaisons nerveuses, réceptives et hypersensibles aux différents changements (thermique, pression, etc.) qui enverront des messages (douleur) vers le système nerveux central et la couche externe protectrice des intrusions (bactéries, virus, gaz, etc.). A propos de son corollaire psychique, le pare-excitation est considéré comme un filtre protégeant à la fois des excitations provenant de l'intérieur et de l'extérieur du corps. Cette membrane protectrice théorique nous aide à penser le fonctionnement intrapsychique. Elle a donc un double rôle dans la constitution de l'enveloppe psychique du sujet, garantir son intégrité interne et son adaptation à la réalité. Dans la relation transféro-contre transférentielle (patient/thérapeute, mère/bébé ou autre dyade), il s'agira d'un « proto-prêt » du pare-excitation de l'un (thérapeute, mère ou autre) qui englobera l'autre (patient, bébé ou autre) jusqu'à ce que le Moi du second retrouve ou trouve un étayage suffisant pour assumer à lui seul cette fonction avec sa propre peau psychique. On peut faire le rapprochement avec la description de Bion (1962) comme la fonction alpha de la mère. Si la fonction du pare-excitation n'est pas complètement construite, soit sur le côté du feuillet externe, soit sur le côté du feuillet interne, le sujet ne peut se protéger de l'attaque des expériences externes (sensorielles et/ou situationnelles) et/ou de l'envahissement de ses excitations internes (pulsions, émotions, sentiments, affects, etc.). Cette création partielle du double feuillet sur ses deux faces amène le sujet à utiliser des stratégies défensives pour pallier au débordement d'excitations internes et externes comme le dit Anzieu (1985) à propos de l'autisme. Il parle de création d'un moi crustacé en référence à Tustin, donc un pare-excitation tourné vers l'extérieur, mais sans peau interne. Le feuillet tourné vers l'extérieur se rigidifie pour devenir une barrière protectrice et « l'enveloppe corporelle et relationnelle est cherchée par eux dans l'agitation psychomotrice : ils marchent, courent, vocalisent sans arrêt, introduisent du désordre dans les objets rangés par les adultes » (p. 229). L'intérieur non construit ou en cours de construction laisse l'enfant autiste face à des angoisses et à une hypersensibilité dont il aura à canaliser le quantum d'affect selon des stratégies défensives particulières « dans l'autisme secondaire régressif [réf. à Tustin], l'enfant a acquis une peau psychique et fine : d'où une hypersensibilité qu'il cache sous la confusion et le désordre » (p. 230). Une construction partielle du pare-excitation laisse le Moi débordé par l'angoisse qui va s'accrocher à des objets concrets externes pour s'étayer, combler ce manque de construction efficace et développer des rituels comprenant ces objets afin de contrôler l'angoisse. Il décrit ce processus chez l'autiste sans différencier les agrippements internes (joues, salive...) des objets concrets externes comme le fera Tustin (1986) en nommant les premiers des formes autistiques. Ont-elles la même fonction pour contenir l'angoisse et/ou comme expression d'un mécanisme de défense ?

Le pare-excitation dans l'autisme n'existe pas ou est trop solide tel un mur. Il ne fonctionne pas comme une membrane souple laissant entrer ou sortir sans inscription traumatisante. Le démantèlement sensoriel pallierait-il à ce dysfonctionnement ?

Les travaux de Bick (1968) introduisent le concept d'identification adhésive, de position adhésive et de peau psychique. A partir de ce concept, Anzieu (1985) élabore la théorie du moi-peau et définit des fonctions psychiques en corrélation avec des caractéristiques réelles de la peau et du corps en plus du pare-excitation que nous venons de voir. Sur les neuf, je décrirais seulement les six qui offrent un apport à la compréhension du démantèlement sensoriel.

- Fonction 1 : le soutènement du squelette et des muscles. Il a une fonction de maintenance du psychisme, elle correspond à une fonction biologique, (le holding de Winnicott), et une fonction psychique (l'intériorisation du holding). La figuration du trouble du moi-peau est une atteinte de la représentation sécurisante d'une peau commune avec l'Objet interne support lui-même soutenant. La tentative de colmatage pathologique s'il y a défaillance est l'alcoolisme. Il fait référence à l'autisme primaire anormal d'avant 6 mois. Si l'enfant est indifférent, regarde en coin (p. 230), panique aux changements et se balance, il évoque des mécanismes de défense comme le clivage et l'identification projective. S'il n'a pas d'axe vertical sur lequel s'adosser, c'est la mère qui participe à la fonction psychique de maintenance comme appui externe pour devenir appui interne. L'échec de cette fonction de maintenance est évoqué avec l'œuvre de Francis Bacon où les corps partent en déliquescence. J'imagine que cela puisse correspondre aux angoisses de vidage dans l'autisme et à l'absence du pare-excitation.

- Fonction 2 : la contenance avec le *handling* de Winnicott (1956) à l'origine de la représentation psychique avec le jeu entre le corps de la mère et celui du bébé. Cette fonction permet de contenir le pulsionnel projeté par le bébé et sa transformation par la fonction alpha (le conteneur Mère) et la mère (le contenant) qui favorisera la consensualisation des sensations, des émotions du bébé vers la mentalisation. Cette fonction sera évoquée dans mon hypothèse du fonctionnement démantèlement/remantèlement.

- Fonction 3 : le pare-excitation psychique protecteur de la couche superficielle de la peau physique (feuillet interne où se trouvent les terminaisons nerveuses) et protecteur contre l'extérieur (l'environnement externe de la peau) créé une agitation motrice (corporelle) et psychique (angoisse) comme mécanismes de défense. Lorsque cette fonction est défaillante dans l'autisme une barrière infranchissable d'agitation est projetée, l'enveloppe tactile est refusée au profit d'une enveloppe sonore par exemple. Pour Tustin (1972) il n'y a pas de double feuillet du pare-excitation dans l'autisme : c'est le « Moi-crustacé ». La carapace rigide supplée à l'absence du conteneur et interdit aux autres fonctions de se développer. Le pare-excitation est tourné vers l'extérieur et devient opaque. Aucune pulsions ou excitations internes ne peuvent sortir c'est-à-dire être exprimées et aucun stimulus venant de l'environnement ne peut entrer comme une barrière quasi hermétique entre le Moi de l'autiste et l'extérieur. Bick (1968) avait commencé à théoriser cette fonction en apportant le concept de seconde peau épaisse.

- Fonction 5 : l'ectoderme donne la peau et le système nerveux central, donc des poches, des cavités et les organes des sens sur toute la surface de la peau. La tête regroupant à elle seule quatre sens sur cinq permet d'apporter des informations au système nerveux central venant du monde extérieur vers l'intérieur. La fonction psychique est l'intersensorialité avec l'enveloppe tactile. Ainsi on s'aperçoit que les fonctions 3 et 5 sont liées par une étroite dynamique. Si l'une est défaillante, l'autre peut fonctionner. La fonction d'intersensorialité « aboutit à la constitution d'un « sens commun » (le sensorium commun de la philosophie médiévale), dont la référence de base se fait toujours au toucher » (Anzieu, 1985, p. 127). La question du toucher nous paraît importante car l'introduction de l'interdit du toucher à un moment du développement de l'enfant conduit à « l'espace intersensoriel qui prépare la symbolisation » (p. 127). Les défaillances s'expriment par les types d'angoisses de morcellement et de démantèlement (fonctionnement indépendant et anarchique des divers organes des sens selon Anzieu). Le démantèlement répondant à sa mise en échec par l'impossibilité pour le sujet de les relier et d'en donner sens à la psyché, la peau est ici considérée comme un intermédiaire permettant la naissance de la pensée où ces sensations peuvent être nommées et comprises.

- Fonction 8 : la peau comme source d'information de l'extérieur vers l'intérieur a une fonction psychique d'inscription des traces sensorielles tactiles renforcée par la fonction de représentation de l'objet. J'observe cela chez les enfants autistes qui ne supportent pas une trace sur leur peau ou chez les enfants à Haut Potentiel Intellectuel qui refusent de se maquiller pour le carnaval par exemple. Anzieu renvoie cette fonction au pictogramme d'Aulagnier (1975, p. 75).

- Fonction 9 : la réaction auto-immune symbolisant l'attaque contre les liens psychiques, les contenants, est le retournement contre soi de la pulsion. La configuration paradoxale sous-jacente du moi-peau entraîne la non acquisition des distinctions fondamentales comme veille/sommeil, rêve/réalité ou animé/inanimé. La défaillance de la fonction s'exprime par des réactions allergiques, psychosomatiques et schizophréniques. Il compare cette fonction au moi/non-moi comme Winnicott (1969) à l'objet moi/non-moi.

Toutes ces fonctions efficaces dans le processus de démantèlement/remantèlement sont au service d'Éros, pulsion d'attachement et de la loi sauf la neuvième au service de Thanatos, pulsion de mort qu'il a retirée en 1995 de par sa fonction toxique plutôt anti fonction qui relèverait du travail du négatif. Il associe les stéréotypies à un plaisir auto-érotique pour « proroger artificiellement l'enveloppe intra utérine » (p. 231) et nier ainsi la naissance et les enveloppes proposées par l'environnement comme le pare- excitation. Pour lui, c'est comme si l'enfant autiste n'était toujours pas né.

1.4.2 La fonction alpha et la barrière de contact

Bion (1962) exprime l'importance de la fonction contenante avec la fonction alpha et la capacité de rêverie de la mère pour structurer le psychisme du bébé. Cette fonction alpha a un caractère abstrait, elle émerge à partir des interactions existantes entre contenant-contenu (♀♂). Elle sert d'interface entre la psyché et le domaine des sens (les éléments béta). Son rôle est de transformer le ressenti, composé d'éléments béta du bébé en élément alpha transformé par la mère. Le nourrisson projette les éléments béta dans le psychisme maternel qui les détoxique lui permettant ainsi de les réintrojecter sous forme d'éléments alpha. La multiplication d'éléments alpha va permettre l'avènement d'une « barrière de contact » (p. 17-18) définie comme étant une entité qui sépare les éléments en deux groupes, l'un étant et formant le conscient, l'autre étant et formant l'inconscient « qui adhèrent l'un à l'autre pour indiquer le contact du conscient avec l'inconscient et la séparation entre eux, en même temps qu'un passage sélectif d'éléments allant de l'un à l'autre » (Grinberg, 1996, p.59). La barrière de contact est différente du pare-excitation, mais agit comme un filtre interne entre deux agglomérats dynamiques de protopensées. Elle est comme le feuillet interne du pare-excitation, empêchant les émotions d'influer sur la réalité. Un déficit de cette barrière, de la même façon que pour le pare-excitation, conduit à l'identification projective, mécanisme de défense important dans l'autisme et à la projection, donc à une psychotisation du lien interindividuel et à un recours aux objets bizarres.

1.4.3 Le ratage de l'objet transitionnel

Tustin (1972) avec sa clinique très précise tente de comprendre le monde psychique interne de l'enfant autiste et met en évidence qu'une séparation précoce mère-enfant aurait fait ressentir au bébé de par sa sensorialité particulière comme un arrachement physique de la bouche d'avec le mamelon (métaphore employée pour représenter l'arrachement du nourrisson du sein[36] maternel), et l'arrachement psychique à la mère qui provoquerait chez lui une perte du sentiment d'existence alors qu'il n'a pas encore accès à la différenciation dedans/dehors. Elle affirme que « à ce stade précoce, le nourrisson n'avait pas conscience du monde extérieur et l'autisme infantile résultait de perturbations traumatiques survenant à ce stade autistique normal de la première enfance[37] » (Tustin, 1990, p. 26). Ce traumatisme serait vécu comme des « trous noirs » décrits par ses patients. Par ailleurs Rubinfine (1962) avance qu'une maladie de la petite enfance ou des troubles *in utero* pourraient être à l'origine de cette prise de conscience prématurée de la séparation précoce entre l'objet (le psychisme maternel) et le soi (du nourrisson). Il évoquait ainsi l'autisme comme une résultante traumatique[38]. Winnicott (1958) écrit que ces bébés obligés de réagir trop tôt, avant d'avoir des défenses du moi et un pare-excitation fonctionnels, ne peuvent supporter cette séparation. Tustin (1972) explique alors le recours aux objets autistiques et aux formes autistiques (sensations internes ou externes) comme un moyen de garder un continuum existentiel. Les objets autistiques consistent en une production de sensations d'autosatisfaction. Ils peuvent être une partie du corps de l'enfant ou une partie du monde extérieur vécu par l'enfant comme appartenant à son propre corps. L'objet autistique est totalement Moi. Elle considère ces formes comme des objets qui calment l'angoisse, « importants pour eux du fait qu'ils écartent le danger, comme le feraient les amulettes ou les charmes qu'utilisent certains adultes » (Tustin, 1972, p.74). Les objets autistiques peuvent être concrets, externes comme la petite voiture de Dick (patient de M. Klein[39]) ou correspondre à des activités corporelles avec la salive, les crottes de nez et les fèces. A travers sa clinique, elle décrit l'évolution des processus et mécanismes autistiques qui peuvent avoir une évolution positive si les enfants sont repérés assez tôt. Elle affirme ainsi : « j'ai découvert que, lorsque des crises de mauvaise humeur et des cris apparaissaient, au début de l'histoire clinique il y avait de fortes chances pour qu'un traitement soit possible » (p. 55). Elle évoque ici la crise de colère paroxystique nommée le tantrum ou temper tantrum (Kanner, 1943) dont Boubli dira plus tard qu'elles surviennent quand la carapace autistique est effractée (Boubli, 2002, p. 84). L'intérêt pour notre démonstration est que Tustin avance l'existence d'un moi chez l'enfant autiste et met en évidence le processus à l'origine de la création de l'objet autistique différent du processus de création de l'objet transitionnel, l'absence d'espace bidimensionnel.

[36] Le sein comme étant le siège du cœur, du foyer de la sensibilité, des sentiments et non pas la poitrine de la femme pour éviter toute interprétation hasardeuse.
[37] Comme décrit plus haut elle reviendra sur cette idée de phase autistique normale.
[38] Je me suis aussi posé la question (Barrer et Gimenez, 2013).
[39] Reconnu aujourd'hui comme étant autiste mais pas à l'époque puisque l'autisme n'a été décrit chez les enfants qu'en 1943 par Kanner et 1944 par Asperger.

Meltzer (1975) fait un lien important entre le démantèlement, l'obsessionnalité et l'absence d'objet transitionnel dû au manque de bidimentionnalité. Winnicott reconnaissait la valeur très équivoque de ces formations psychiques : à savoir que s'ils pouvaient réellement servir économiquement à l'enfant pour passer le cap transition dans ses relations d'objet, il y avait grand danger à ce que l'objet transitionnel ne prenne une signification fétichiste et ne soit utilisé comme foyer pour l'isolement d'une tendance perverse.

Thaon (1988) reprend les caractéristiques de l'objet autistique comme étant « un objet anti-consensuel, c'est-à-dire monoperceptif, pour reprendre les idées de Donald Meltzer sur la possible centration à partir d'une perception sur un seul sens, une seule expérience sensuelle qui viendrait manger et dénier toutes les autres » (p. 15). L'enfant autiste ne peut avoir d'accès à l'espace potentiel puis transitionnel de Winnicott (1971), il ne peut trouver/créer l'objet transitionnel appelé « doudou ». Je rappelle que Meltzer (1975) disait : « Nous sentons que le mécanisme de démantèlement est en fait la base pour la formation de l'objet transitionnel » (p. 49). Les résultats de ma recherche présentés au dernier chapitre montrent qu'il était sur la bonne piste.

1.4.4 Mécanisme de régulation de l'intersubjectivité

Lors d'un Symposium à Lausanne[40], Stern (2005) définit l'intersubjectivité entre deux personnes ainsi :

> Cette expérience peut être quelque chose d'affectif, de cognitif, une sensation de mouvements, mais il faut que cela soit partagé au niveau mental. Ces personnes pourraient dire : « Je sais que tu sais que je sais » ou « Je sens que tu sens que je sens » et se trouver en symétrie à cet égard. (Stern, 2005, p. 216)

Ce concept englobe ceux d'empathie, d'identification et d'identification projective, et s'avère nécessaire dans l'apprentissage du langage. Selon lui, l'enfant autiste « ne prête pas attention à ce qui se passe dans la tête de l'autre, ou du moins il agit comme s'il n'imaginait pas qu'autrui puisse avoir la même expérience que lui, et il le traite comme un objet physique » (p. 217), mettant ainsi en relief sa tendance à se maintenir hors de l'intersubjectivité. D'après l'auteur, il existerait un mécanisme d'activation/désactivation de l'intersubjectif qui régulerait ainsi les échanges entre les êtres humains. Sa conception nous paraît intéressante dans le sens où il suppose l'existence d'un échange intrasubjectif entre les instances psychiques comme chez toute autre personne pour inhiber la relation mais il ne précise pas assez sa pensée. Ce mécanisme activation/désactivation m'évoque bien sûr le démantèlement

---

[40]Compte rendu de l'intervention orale de Stern « l'interface entre intersubjectivité et attachement » au Symposium de Lausanne du 9 septembre 2004 en l'honneur du départ à la retraite d'Élisabeth Fivaz-Depeursinge, paru dans *Psychothérapies*, 2005.

sensoriel et je pose la question de la fonction de ce processus qui aurait trait à l'intersubjectivité[41]. La réponse à ma question pourrait être l'activation/désactivation du démantèlement sensoriel aurait-elle à voir avec la présence de l'autre ou/et de la potentielle mise en relation ? Stern travaille à Boston avec un groupe de recherche[42] sur l'intersubjectivité en psychothérapie et les changements qu'elle provoque. Cela suppose l'absence de déficit organique chez l'autiste qui, s'ils sont présents, peuvent activement participer à l'absence de construction de processus et mécanismes intersubjectifs. Mais en l'absence de déficits organiques qu'est-ce qui provoque les changements intersubjectifs dans l'autisme sans comorbidité ? Les recherches de ce groupe nous paraissent fort intéressantes dans le cadre de notre recherche sur la relation thérapeutique que l'enfant autiste pourrait décider d'activer ou pas. Il est dommageable que Stern ne précise pas à quel processus ou mécanisme il fait référence. Par ailleurs avec ce groupe, il a développé notamment la notion de régulation du champ intersubjectif entre patient et psychothérapeute. Le transfert et le contre-transfert sont des composantes de l'intersubjectivité importantes et occupent la majorité du temps psychothérapique. Il annonce une notion importante et peu développée en psychanalyse qui m'apparaît jouer un rôle primordial avec les enfants autistes ; il s'agit de l'amour : « j'ajouterais une troisième chose qui est nécessaire pour les bons liens, c'est l'amour, mais malheureusement, je n'ai pas le temps d'en parler » (p. 217). La question soulevée sur l'amour dans la relation transféro-contre transférentielle avec l'enfant autiste me semble centrale avec la question de l'objet attracteur évoquée dans ma quatrième hypothèse. L'élément qui me semble commun avec le processus de démantèlement est le concept d'attention qui pourrait lui être lié. Nous portons notre attention aux choses qu'on aime, s'il y a trop d'amour et d'attente de la part de l'autre, l'attention pourrait se transformer en peur. L'enfant autiste angoissé perd l'attention, se déconsensualise, se démantèle, et ne se reconsensualise, se remantèle qu'en redevenant attentif à l'autre, lui aussi attentif et tourné vers lui.

1.5 LA QUESTION DES MECANISMES DE DEFENSE DANS L'AUTISME

Le mécanisme de défense est un processus de protection élaboré par le Moi, en fonction des exigences du Surmoi et de la réalité extérieure, pour contenir ou évacuer l'angoisse générée par la pression des pulsions du Ça qui envahissent le Moi en l'absence de lien avec une quelconque représentation.

---

[41] Le titre de ma thèse de doctorat d'où est issue cette recherche est « Le mécanisme de défense de démantèlement dans l'autisme : transformation et co-création du lien intersubjectif en psychothérapie de l'enfant ».

[42]Le Boston Change Process Study Group fondé en 1995.

Les mécanismes de défense ont donc un rôle de protection vis-à-vis du Moi. Et la question est claire : qu'en est-il du Surmoi et du Moi chez l'autiste ?

A. Freud (1936) place le Moi comme instance décisive à la création de mécanismes de défense. Même si S. Freud avait lancé la notion de défenses dès 1894 avec *Les psychonévroses de défenses* et l'idée qui sous-tendra son œuvre, A. Freud les théorisera et en listera certains. Elle met en exergue ce mécanisme comme intimement associé à l'instance moïque. Le Moi lutte contre les affects (pulsions et désirs) provenant du ça et elle propose qu'« à diverses périodes de la vie, le moi individuel choisit tel ou tel moyen de défense, refoulement, déplacement, retournement, etc. » (p. 28) pour se protéger. Elle évoque aussi les travaux de Reich qui aujourd'hui me font penser à des mécanismes de défense dans l'autisme[43].

> Toutes ces manifestations [attitudes corporelles comme la raideur, le sourire stéréotypé, la rigidité] se sont transformées en traits de caractère définitifs ou, suivant l'expression de Reich[44], sont devenues des « cuirasses de caractère ». [...] elles récupèrent leur mobilité et cessent de bloquer par leur fixation notre accès aux opérations défensives où le moi se trouve engagé à ce moment-là. (A. Freud, 1936, p. 29)

La question est aussi la théorisation du Surmoi précoce chez l'enfant (travaux de M. Klein). A. Freud propose alors l'angoisse comme précurseur au Surmoi à un âge précoce et non pas comme Surmoi constitué (p. 128).

Selon Ionescu, Jacquet et Lhote (2005) les mécanismes de défense sont des processus psychiques inconscients qui réduisent la tension interne désagréable créée par des dangers réels ou fantasmés en transformant la réalité (intérieure ou extérieure) du sujet. Ils peuvent être conscients (comme l'humour) ou inconscients (comme le refoulement). Sur les 29 mécanismes de défense qu'ils ont répertoriés, ils n'ont pas inclus le démantèlement et n'y font aucune allusion.

Meltzer (1986) décrivait le démantèlement plutôt comme une technique[45] que l'enfant autiste utilise contre la douleur mentale ainsi « il met en place une technique pour se défendre contre cette douleur dépressive intensifiée : il démantèle son appareil sensoriel en le réduisant à ses composantes » (p. 148) et, « lorsque la lutte contre la douleur mentale commence à perdre de sa force [...] nous pouvons observer que les mêmes mécanismes qui étaient utilisés précédemment comme des défenses sont maintenant employés au service du développement » (Meltzer, 1975, p. 273). Il n'avance nulle part que le

---

[43] Rappel : la pathologie autistique n'a été décrite qu'en 1943 par Kanner. A. Freud ne pouvait pas la connaître en 1936.

[44] Elle ne précise pas de quelle phase il s'agit.

[45] Cf. dictionnaire Larousse : le mot technique renvoie à qui a trait à la pratique, au savoir-faire dans une activité, une discipline.

démantèlement des sens est un mécanisme de défense du moi. Il évoque la défense ou le mécanisme, mais en dissociant les deux termes faisant l'économie d'aborder le démantèlement comme mécanisme de défense du moi tel que A. Freud (1936) a pu les conceptualiser. Lorsqu'il abordera la métapsychologie du démantèlement, il restera aussi dans l'ébauche comme s'il se refusait à l'évoquer. Pourquoi ? Le Moi chez l'enfant autiste est-il si impossible à concevoir ? L'existence de mécanismes de défense dans l'autisme est-elle innommable comme Tustin qui préférait le terme de manœuvres autistiques plutôt que mécanisme de défense ? Il considère que les mécanismes de défense supposent un lien avec le sadisme, il ne peut donc pas nommer le démantèlement comme étant un mécanisme de défense dans l'autisme parce que les enfants autistes n'ont pas une once de sadisme en eux selon lui, « la très minime intensité des angoisses persécutrice que l'on observe. Cela doit être aussi relié à l'impression de disposition à la gentillesse que l'on peut traduire en termes de sadisme minimal... » (p. 28). Ainsi il argumente contre le fait que le démantèlement soit un mécanisme de défense de par l'absence du sadisme « en général bien sûr on a constaté que le degré de persécution consécutif à la mise en jeu d'une défense était proportionnel au degré de sadisme avec lequel cette défense était installée » (p. 44). La défense du moi dans l'autisme est à comprendre au niveau des sensations qui vont solliciter une forme de défense comme si le psychisme n'avait pas de mouvement « actif » et elles vont agir chez l'enfant autiste comme protection vis-à-vis de l'extérieur quasi automatiquement sans passage par l'inconscient ou le sado-masochisme. Sa manière de percevoir l'autisme pourrait donner l'impression qu'il n'y a ni angoisse, ni inconscient, ni sadisme, ni possibilité d'attachement affectif, ni psychisme construit dans cette pathologie comme si cet état correspondait à un état « végétatif » ? L'idée serait de comprendre les états autistiques comme déterminés par le bombardement des sensations, de la sensorialité face, à la fois à un équipement inadéquat et à l'échec de la dépendance (p. 42), et non pas comme dérivés des mécanismes de défense contre l'angoisse. Le Moi y est supposé non totalement construit. Mais il m'apparaît que l'état autistique ne serait qu'une partie du fonctionnement psychique chez les personnes autistes, et que les autres parts seraient alors la part névrosée dans l'autisme comme a pu le décrire Bion (1957) ou Tustin (1989) avec les psychotiques ? D'ailleurs les différents auteurs qui ont traité de la défense du moi dans l'autisme n'ont évoqué qu'un mécanisme de défense : l'identification projective.

1.5.1 La question de l'angoisse

En 1926 S. Freud reformule sa conception de l'angoisse. Il s'agit d'une production psychique lorsque le sujet se trouve dans un état de détresse face à une situation où l'afflux d'excitations internes est trop intense pour pouvoir être maîtrisé par le Moi. L'origine de ces excitations peut être interne ou externe. L'angoisse est à différencier de la peur dans le sens où cette dernière ne s'exprime que face à un danger réel. Face au trop plein d'excitations, il parle d'une situation traumatique où l'angoisse répondrait à une attente latente de la reviviscence de ce trauma.

Houzel (1985) suggère plutôt la présence d'angoisses de précipitation qu'il théorise dans le monde tourbillonnaire de l'autiste où il donne à ce terme psychodynamique tout son sens. L'enfant construirait un monde hors du temps et de l'espace commun. Il s'y enfermerait pour éviter de penser la séparation entre lui et le monde, d'où la recherche d'immuabilité, de solitude et l'utilisation de mécanismes comme les stéréotypies, les objets autistiques, l'écholalie ou l'absence de parole, afin de circoncire l'angoisse provenant des émotions et de la pulsion. Parallèlement à Meltzer (1986) qui avait proposé l'hypothèse du conflit esthétique où le bébé se questionne face à l'Objet (est-ce aussi beau à l'intérieur qu'à l'extérieur), il postule l'existence d'un état d'émerveillement quant à la quête d'une rencontre du bébé vers la mère, avec l'expérience d'attraction et de gradient psychique. Un bébé qui aurait des prérequis face à la rencontre. Houzel (1985) propose une attraction de l'Objet plutôt qu'un questionnement de l'Objet. Son hypothèse est intéressante à propos de l'émergence de la relation entre l'enfant autiste et le psychothérapeute clinicien ayant comme conséquence l'incidence de l'objet attracteur (psychothérapeute clinicien) dans la mise en place de l'appareil à penser pour lui.

1.5.2 L'identification projective

M. Klein (1946, 1950) développe avec l'identification projective l'idée d'un mécanisme important repris ultérieurement pour étudier l'autisme par des auteurs comme Tustin (1981) et Meltzer (1975). L'identification projective s'apparenterait à des fantasmes par lesquels « le sujet introduit sa propre personne en totalité ou en partie à l'intérieur de l'objet pour lui nuire, le posséder et le contrôler » (Laplanche et Pontalis, 1967, p. 192). L'apport théorique concerne aussi la formation du symbole chez l'enfant. Au niveau psychothérapeutique, M. Klein sera la première à adapter la cure type psychanalytique aux enfants, leur permettant ainsi de bénéficier de cette psychothérapie en faisant du jeu une forme de l'association libre. Elle analysera ainsi Dick dont il sera dit a posteriori qu'il présentait un syndrome autistique. Mais je rappelle à nouveau que le concept d'autisme n'est pas vraiment utilisé à cette époque et l'enfant analysé sera considéré comme psychotique. Kanner (1943) et Asperger (1944) avaient écrit leurs articles mais il faut du temps pour que la communauté se saisisse d'un concept. Je rappelle que la pathologie sera mise sur le devant de la scène sociétale par Wing en 1981. Klein (1952, pp. 300-304) décrit le mécanisme d'identification projective dans le cadre psychothérapeutique. Le patient projette à l'intérieur du thérapeute ses propres angoisses, fantasmes, sa propre personnalité comme pour le contrôler, le posséder ou pour se débarrasser de ce qui est insupportable en lui comme ses pulsions agressives. Elle utilisait ce terme lorsqu'elle parlait d'attaque à l'intérieur du corps de la mère. Le nourrisson ne souhaite pas consciemment détruire sa mère, c'est évident, mais il dépose inconsciemment en elle ce qu'il ne supporte pas en lui. On comprend ce mécanisme lorsqu'on prête à l'autre des sentiments ou des intentions qu'ils n'ont pas eus. Il est au cœur du travail avec les enfants autistes où ils déposent dans le thérapeute leurs angoisses insupportables. Et c'est avec son contre-transfert que ce dernier analysera la relation. Ainsi le thérapeute analysé ne pourra pas confondre son intérieur avec celui du patient. Le mécanisme de défense d'identification projective (Ionescu, Jacquet et Lhote, 1997) est donc le pivot du travail psychothérapique avec l'enfant autiste puisqu'il passe de l'identification adhésive à l'identification projective. Il projette enfin quelque chose de lui, même si cela reste dans un mouvement pathologique, nous pouvons comprendre qu'il éprouve effectivement des angoisses trop longtemps niées par les personnes intervenantes auprès de lui.

1.5.3 Les procédés auto-calmants autistiques

Il existe d'autres mécanismes dans l'autisme pour se protéger de l'angoisse comme les procédés auto-calmants. Ils s'expriment par des actes ou actions répétitives qui apaisent l'angoisse en provoquant une excitation psychique, corporelle ou encore comportementale. Ils ont été décrits dans la pathologie autistique différenciés des rituels de la névrose obsessionnelle comme participant à recentrer l'attention sur un point, un pictogramme (le moment où la tête touche le mur violemment par exemple) ou un signifiant formel (une tête est frappée). Cette action permet l'évitement de la réalité extérieure trop excitante, angoissante. L'enfant autiste détourne ainsi son attention, se défend de la souffrance interne évacuée au profit d'une souffrance externalisée. Le procédé auto-calmant a été décrit comme une mécanique à deux temps, « le temps de déliaison, laissant entrevoir l'action des pulsions désintriquées, et un temps de reliaison » (Swec, 1993, p. 27) située dans le champ physique et non pas psychique comme le sont les stéréotypies différenciées ainsi du rituel. Il semble mentionner ici le fonctionnement du démantèlement plus qu'un mécanisme de défense.

Pour Boubli (2002) les procédés auto-calmants sont une quête de rythme binaire permettant de se relier à l'Objet perdu, par les traces corporelles inscrites mais non mentalisées comme par exemple l'attrait de l'audition du rythme cardiaque *in utero* ou le balancement répétitif. La personne autiste serait à la recherche d'un calme intérieur inatteignable autrement. Elle les situe au-delà de l'auto-érotisme, du plaisir, de la loi et du lien à l'Objet. Elle ajoute « la notion de calme, comme je l'ai déjà signalé, doit être entendue dans son opposition à satisfaisant, ce calme n'apportant pas la satisfaction » (p. 61). Les procédés auto-calmants seraient une tentative de liaison avec le traumatisme de perception précoce de l'absence de l'Objet. Elle précise qu'« il ne s'agit en aucune façon de défenses de type névrotiques mais de défenses visant à neutraliser un état de détresse souvent d'origine traumatique, réactualisé par des situations externes » (p. 64). Et que, « pris dans cette défense contre la souffrance issue de la séparation, de la violence des angoisses et des affects qui en découlent, la réaction de l'enfant autiste aux êtres qui l'entourent n'est plus en fonction de la relation d'objet, mais essentiellement fonction des sensations qu'ils lui apportent » (p. 64). Le recours au procédé auto-calmant s'exprime sur un mode défensif qui engendre ces conduites d'évitement.

Les stéréotypies des autistes ont été mises en évidence par les psychothérapies d'inspiration psychanalytiques (PsyIPA) de l'école anglaise[46]. L'adaptation du cadre psychanalytique en a montré l'importance dans leur économie psychique face à l'angoisse. L'utilisation des objets concrets externes (cailloux, personnages en plastique, bouteilles en plastique, sucette pour bébé...) auxquels ils infligent des mouvements répétés à l'infini expriment ainsi un procédé auto-calmant. Restées longtemps énigmatiques et confondues avec la ritualisation, les stéréotypies ont été différenciées récemment par Golse (2006) pour lequel elles sont un procédé auto-calmant à la suite des travaux de Meltzer (1975). Golse (2006) émet l'hypothèse qu'elles permettraient d'éviter la confrontation avec l'Objet interne, « en se situant ainsi à l'interface d'un mouvement de reprise développementale ou d'un processus de dévitalisation » (p. 455). Elles auraient une fonction pare excitative visant à privilégier « une modalité sensorielle au détriment des autres – ici, le tact – pour cliver la réalité selon l'axe des différentes perceptions sensitivo-sensorielles et protéger ainsi l'enfant, via le démantèlement, d'un excès ou d'un surcroît de stimulations qui risqueraient, sinon, d'être perçues par lui comme débordantes, menaçantes et dangereuses » (p. 455). L'auteur précise que l'enfant autiste serait pris dans un double mouvement, l'envie de reconnaître l'Objet et simultanément de dénier son extériorité. Il fait alors le lien avec les organisations pseudo-obsessionnelles post-autistiques. Pour différencier la ritualisation autistique de la névrose obsessionnelle, Meltzer (1975) pensait que les angoisses sous-jacentes dans l'autisme n'étaient pas d'origine névrotique mais avaient à voir avec les processus archaïques. Laplanche et Pontalis (1967) décrivent, en citant S. Freud (1926, p. 216) à propos du mécanisme d'isolation dans la névrose obsessionnelle qu'il s'agit d'« un mode archaïque de défense contre la pulsion : l'interdiction du toucher » (Laplanche et Pontalis, 1967, p. 284). Pour S. Freud (1894, pp. 45-61) le mécanisme[47] d'isolation dans la névrose

[46] En référence à la Société Psychanalytique de Paris créée en 1926 et aux travaux de la Tavistock Clinic de Londres où Winnicott, A. Freud, Bion, Tustin, Bowlby entre autres ont exercé au même moment.

[47] Hors de l'autisme puisque le concept n'existe pas encore à son époque, il s'agit juste d'un signe sémiologique décrit par Bleuler dans la pathologie psychotique.

obsessionnelle consiste à séparer la représentation intolérable de son affect. La représentation est alors laissée libre dans le psychisme. Ces auteurs extraient du mécanisme d'isolation un intérêt pour la concentration, cette technique active motrice les amène à la rapprocher du procédé normal de concentration chez le sujet qui s'applique à ne pas laisser détourner sa pensée de son objet actuel. Selon les auteurs le mécanisme d'isolation dans l'autisme existe dans une forme embryonnaire très archaïque. Ils citent dans le procédé obsessionnel d'isolation « les pauses dans le cours de la pensée, des formules, des rituels... » (Laplanche et Pontalis, 1967, p. 284) comme un mécanisme de défense névrotique pour lutter contre l'angoisse ainsi que peuvent le faire les enfants autistes avec les stéréotypies. Ils évitent la concentration et le contact tactile, visuel ou auditif dans l'interrelationnel et donc la relation puisqu'ils déconsensualisent leurs sens.

1.5.4 Vers une conceptualisation de mécanisme de défense autistique ?

Pour finir ce premier chapitre sur la longue présentation du concept de démantèlement, je vais rapidement ouvrir sur le pourquoi avoir des mécanismes de défense et un Moi est important pour les personnes autistes. Il s'agit du développement de l'identification adhésive première ébauche de la relation à l'autre (Bick, 1967). La mise en place des enveloppes psychiques s'élabore dans la synergie mentale de l'interaction de la dyade mère/bébé dans une communication verbale/non verbale qui permet au bébé d'exister, de créer son Moi face à un monde environnant saturé de sensations non mentalisables. L'enfant autiste se colle psychiquement à l'intérieur du corps de l'adulte en le réalisant physiquement. J'ai pu constater l'absence de ce comportement vis-à-vis des autres enfants. Pourquoi seulement avec l'adulte ? Comme s'il ressentait sa capacité à le protéger psychiquement (fonction α) ? Utiliserait-il l'adulte comme un « exosquelette » physique pour son psychisme ?

Anzieu (1989), pour sa part, propose un processus actif similaire à une attaque des liens dans le démantèlement qui serait un mécanisme de défense archaïque, mais n'élargit pas plus la conceptualisation.

Quant à Ciccone et Lhopital (1991, p. 121), ils nomment le démantèlement mécanisme de défense contre l'angoisse catastrophique. Ils décrivent son effet, faire éclater le vécu d'expérience pour que l'objet interne soit « en une multitude de petites parties, chacune porteuse d'une seule qualité sensorielle (la couleur, l'odeur, etc.), [et] conduit à une perception partielle et parcellaire des objets extérieurs » (p. 50). Il s'agit de la description la plus complète que j'ai pu trouver sur le processus de démantèlement des sens. L'Objet interne est éclaté et chaque morceau est porteur d'une qualité sensorielle particulière des cinq sens.

> [Le démantèlement] réduit les objets à une multiplicité d'événements unisensoriels, dans lesquels animé et inanimé deviennent indistinguables et à partir desquelles il est impossible de former des pensées. Tout comme le clivage, le démantèlement - qui correspond à un processus en deçà du clivage - éparpille à la fois l'objet et le Self se trouve démantelé en des capacités perceptuelles séparées (le voir, l'entendre, le toucher, le sentir, etc.). (Ciccone et Lhopital, 1991, p.95)

Le mécanisme de défense de démantèlement[48] et l'identité adhésive contribuent à la déliaison des liens intrapsychiques et évitent l'avènement de la pensée.

> Ainsi, l'enfant autiste imite l'apparence et le comportement de surface, de sorte qu'il paraît souvent avoir la tête vide [...], l'enfant autiste, à travers le mimétisme qui correspond à une identification adhésive, offre une caricature non agressive mais qui a la qualité d'un modèle réduit ; c'est une imitation parfaite du comportement, mais sans intérioriser, sans penser. (Ciccone et Lhopital (1991, p. 101)

Ils proposent de définir le démantèlement en se basant sur les travaux de Mahler (1968) autour de la conduite hallucinatoire négative, du retrait massif d'investissement du sensorium de perception et du déni d'hallucination de la perception. Ils donnent l'exemple de l'enfant qui fait « la sourde oreille à la mère » (p. 96) mais qui peut entendre les autres sons. La confirmation viendra treize ans plus tard avec l'expérimentation sur l'audition des autistes conduite par l'équipe de Zilbovicius (2004) de l'Inserm-CEA Imagerie Cérébrale en Psychiatrie du service hospitalier Frédéric Joliot de Paris, réalisée sur cinq hommes adultes qui rendra compte comme unique résultat de l'inactivation d'une zone du cortex lorsque la mère parle alors que cette zone s'active pour les autres sons. Je relie ici l'observation au croisement de deux disciplines qui s'ignorent malheureusement, la psychologie clinique et la neuroscience, de psychologues cliniciens basés sur la théorie psychanalytique et de l'expérimentation médicale qui montrent pourtant leur complémentarité. L'intérêt de cette expérimentation est de mettre en évidence, à l'aide d'un protocole scientifique et d'instruments neurologiques, comment la fabuleuse et délétère capacité d'isolation des personnes autistes peut être observable sur les IRMf. En fait l'équipe Zilbovicius a simplement observé en direct la déconsensualisation des canaux sensoriels de l'autiste que je trouve être une avancée incroyable. Sauf que leurs conclusions individualistes et centrées sur la neuroscience et leur aversion pour la psychanalyse les ont amenés à donner des conclusions inappropriées : « Ces résultats étayent l'hypothèse selon laquelle les difficultés des autistes seraient liées à un déficit de la perception

---

48 Première utilisation de cette terminologie pour le démantèlement faite par Ciccone et Lhopital.

des stimuli sociaux »[49] (Zilbovicius et al., 2004, p. 1). Par ailleurs, il est regrettable que l'étude soit si peu représentative de la population d'autistes puisqu'elle est randomisée avec seulement cinq hommes adultes d'âges différents (25,8 ans en moyenne) pour conclure à la surdité à la voix maternelle chez les personnes autistes. L'article ne fait que deux pages même s'il a fait le tour du monde scientifique et profane parce que publié dans la plus grande revue scientifique internationale, *Nature*, avec un impact facteur (IF) de 42,351[50].

Pour revenir au démantèlement comme mécanisme de défense du moi, De Mijolla-Mellor (1992) évoque la violence infligée par la reconsensualisation lors du remantèlement due à l'attaque constante des liens en évoquant que « le mécanisme de démantèlement autistique ne saurait s'entendre comme une régression à des sensations "pures", mais comme une attaque permanente et continue contre les liens qui unissent les sensations entre elles » (p. 76). Je n'ai pas trouvé d'autre référence pour éclaircir le terme employé de « sensations pures » et à quoi il renvoyait, mais l'important reste l'idée d'attaque contre les liens. Elle suppose ainsi un mécanisme actif intrapsychique qui provoque la déliaison sensorielle.

Étrangement, je n'ai trouvé aucune référence au démantèlement (dismantling) dans les travaux anglo-saxons mis à part Meltzer et ses collaborateurs. Je traiterai du démantèlement comme mécanisme de défense du moi dans le dernier chapitre, résultat de la recherche et argumenterai cette hypothèse avec les travaux d'A. Freud (1936) sur le moi et les mécanismes de défense.

---

[49]http://ist.inserm.fr/CONSULT/ws/presse/fqmb/infopre...pp=0&order=native('DOC_DAT/Descend')&rpp=10&r=1&m=1 (2 sur 2)30/03/2010 12:02:11

[50] https://www.bioxbio.com/journal/NATURE

2 L'ELABORATION D'UN NOUVEAU PROTOCOLE SCIENTIFIQUE

C'est seulement quand nous n'avons plus peur que nous commençons à créer.
J. M. W. Turner (1775-1851)

La question de l'observation clinique d'un phénomène psychique en appliquant la démarche scientifique est liée à la nécessité d'élaborer un protocole comportant des critères de preuve (standard of proof) et des hypothèses à mettre à l'épreuve (Gimenez, 2000). La démarche scientifique (Bernard, 1865) aujourd'hui nommée **OPHERIC** (Host et Martinand, 1975) comprend l'**O**bservation clinique de l'objet de la recherche qu'il faut **P**roblématiser pour poser des **H**ypothèses. L'**E**xpérimentation suit avec l'obtention de **R**ésultats soumis à l'**I**nterprétation des chercheurs pour finir par une **C**onclusion. Lors de l'obtention des résultats il est primordial de différencier, ceux attendus qui correspondent aux hypothèses formulées pour les valider ou les reformuler si elles n'ont pas été validées par l'expérimentation, de ceux qui sont non attendus, les plus heuristiques puisqu'ils correspondent à la surprise dans la recherche scientifique et nombre de découvertes ont été réalisées grâce à leur prise en considération. Où en serions-nous si Fleming avait jeté sa boîte de pétri moisie ! On n'obtient pas forcément ce que l'on attend dans les résultats scientifiques. Concernant ces résultats, nombre de nouvelles hypothèses sont formulées afin de créer une nouvelle expérimentation et le cycle OPHERIC recommence. Je vais démontrer dans ce chapitre comment accorder les principes scientifiques des sciences dures de la démarche scientifique pour mettre en évidence un processus psychique humain théorisé par la psychanalyse mais non encore observé cliniquement ni quantifié : le démantèlement sensoriel dans l'autisme chez l'enfant. L'étude du psychisme humain est complexe de par l'intrication entre le caractère unique de la personne et l'universalité de son expression humaine. En psychologie clinique il n'est pas nécessaire d'avoir une cohorte de spécimens pour observer les processus psychiques humains de la psyché puisque « chaque homme porte la forme entière, de l'humaine condition » (de Montaigne, 1595). Seulement quelques sujets suffisent pour certifier qu'il est question de processus humains, par contre, lorsqu'il s'agit d'attitudes humaines ou de comportements spéciaux nous avons besoin en psychologie cognitive d'un échantillon représentatif de la population humaine étudiée (1000 personnes minimum) pour en dégager une statistique de reproduction de l'attitude ou du comportement.

Dit plus simplement, il n'est pas nécessaire d'observer un millier d'humains pour saisir l'essence de l'espèce humaine : l'Homme marche sur ses pattes postérieures, parle avec un langage philosophique, éprouve des sentiments en plus de ses émotions, est capable d'abstraction, est conscient de sa propre mort, etc. Alors qu'il faut un millier d'humains au moins pour saisir le pourcentage de ceux qui s'habillent en pantalon ou en robe, portent des lunettes, etc.

2.1 LE DEMANTELEMENT SENSORIEL DEFUSIONNE

Dans les institutions pour enfants autistes, j'ai constaté la difficulté à mettre en place des prises en charge psychologiques individuelles sur le long terme. Le soignant s'épuise envahi par les processus et les mécanismes autistiques projetés par des patients mettant en échec la psychothérapie. L'hypothèse du démantèlement sensoriel comme processus autistique d'obstruction à la création de la relation transféro-contre transférentielle a été choisie pour comprendre s'il avait un rôle prépondérant dans l'interaction patient/psychothérapeute et par conséquence dans l'interaction du patient autiste avec le social. Après avoir analysé la documentation et les revues scientifiques sur le démantèlement des sens dans l'autisme, l'objectif principal a été de faire le point et de compléter les connaissances existantes sur le sujet en utilisant le modèle conceptuel différenciant ses différentes facettes. Quatre aspects sont nécessaires : phénoménologique, processuel, fonctionnel et un traitement psychothérapeutique avec la psychothérapie d'inspiration psychanalytique (PsyIPA). Mais aussi et surtout d'imaginer la possibilité de mettre en évidence ce processus psychique en utilisant la démarche scientifique et des statistiques afin que cette recherche ne soit pas un fantasme rhétorique. La première hypothèse sur le phénomène est de visualiser ce qu'est le démantèlement à l'aide de l'observation clinique définie par des critères de preuve (standard of proof[51]) de séances de PsyIPA filmées. Puis d'analyser les vidéos avec une méthodologie croisant deux protocoles de recherche différents pour mettre en évidence de manière objective son fonctionnement psychique chez l'enfant autiste. Il s'agit des autres hypothèses. A la suite de la description princeps de Meltzer (1975) et de ses successeurs, j'en propose dans la partie conceptualisation des résultats une modélisation métapsychopathologique, incomplète à l'époque de ma recherche de septembre 2008 à novembre 2013 et les avancées que ce travail aura permises.

Les quatre hypothèses élaborées tentent de répondre aux axes forts de la problématique concernant le démantèlement sensoriel d'une part et les possibilités de mise en relation avec l'enfant autiste d'autre part. Un protocole expérimental est construit pour les mettre à l'épreuve et l'expérimentation débouche sur des résultats analysés au regard des hypothèses et de la problématique de départ. L'outil clinique organise les données d'entretien, d'observations et d'évaluations à partir de cadres théoriques scientifiques.

---

[51] Terme utilisé dans les sciences pour indiquer l'élément physique observable représentatif de la chose à observer.

L'objectif est donc pragmatique s'appuyant sur des données objectivées par le matériel recueilli et les références théoriques venant confirmer ou infirmer les hypothèses théorico-cliniques. L'outil clinique permet subséquemment l'accordage des principes scientifiques et la compréhension du caractère unique de la personne en psychothérapie. Pour définir des critères de preuve il est nécessaire de réaliser des observations cliniques fines qui n'ont jamais été décrites totalement jusqu'à présent par des vignettes précises de patients, de l'expression phénoménologique du démantèlement sensoriel en amont pour poser des hypothèses. Le repérage de certains signes cliniques (critères de preuve) est fondé sur les comparaisons de Meltzer (1975) et non de métaphores comme il a souvent été écrit. La métaphore est une figure de style littéraire qui renvoie à un rapport d'analogie sous-entendu, alors que dans la comparaison la relation d'analogie est explicitement formulée à travers un terme comparatif présent dans l'énoncé (comme si, tel que). Ces deux figures de style établissent une ressemblance entre un premier élément (appelé "comparé" ou "thème") et un second ("comparant" ou "phore") fondée sur une ou plusieurs qualités communes d'où la confusion entre les deux. J'insiste sur le terme de comparaison parce qu'il nous donne une ébauche de signes concrets sur lesquels je me suis appuyée pour décrire des signes cliniques sémiologiques et non pas d'imaginaire comme peut le faire la métaphore.

2.1.1 Le phénomène observable définit par des critères de preuve

L'articulation du matériel clinique recueilli aux hypothèses de recherche nous amène à poser les garanties de fidélité dans l'investigation clinique. Le critère de preuve est le signe sémiologique de l'expression d'un élément d'une pathologie. La sémiologie, terme créé par Hippocrate aux environs des 300 ans av. J. C. concerne la médecine où il s'agit de relever et de rassembler les signes observables d'une maladie puis de les présenter sous forme de symptômes afin de poser un diagnostic. Cette pratique a été adoptée par la psychiatrie puis la psychologie clinique pour poser des diagnostics de pathologies mentales. Ainsi en psychologie clinique nous regroupons les signes sémiologiques observés pour leur associer une psychopathologie (basée sur certains concepts psychanalytiques) et faire ensuite le diagnostic différentiel pour aboutir au diagnostic définitif. On comprend ici l'importance de faire une observation fine et de connaître suffisamment les signes sémiologiques et la psychopathologie pour ne pas se tromper de diagnostic. De la même manière dans les pays anglo-saxons le « standard of proof » est un niveau certain d'évidence nécessaire pour établir la preuve que la chose existe (la preuve juridique, l'élément observé...). En français le critère de preuve est nommé le niveau de preuve scientifique. Il permet d'appréhender selon Thaon (1981, pp. 61-62) et Gimenez (1993) la mise à l'épreuve des hypothèses comme l'élément essentiel dans la démarche clinique.

[...] administration de la preuve en sciences humaines et sociales :
- La rigueur et le degré de mise en forme de l'observation.
- La cohérence de l'interprétation des faits qui repose sur la convergence des indices (cohérence interne).
- La non-contradiction des interprétations qui doivent rendre compte de tous les faits pertinents observés (cohérence interfactorielle).
- La valeur prédictive des hypothèses à vérifier. (Gimenez, 1993, p. 139)

Déterminer des critères de preuve, pour mener à bien l'observation clinique du démantèlement sensoriel, est primordial lorsqu'il s'agit de le mettre en évidence. J'ai donc repéré la redondance de certains éléments avec l'observation clinique des enfants autistes soumis au démantèlement sensoriel en intégrant ceux déjà observés par Meltzer (1972, 1975 et 1986) pour vérifier leur validité en tant que critères d'observation. La description de Meltzer (1975) est basée sur les trois comparaisons littéraires : le mur, le jouet/chien et l'armée. Il ne propose pas de sémiologie. Il constate simplement l'existence de ce processus et le décrit ainsi. Les signes retenus pour procéder à l'observation clinique du phénomène de démantèlement sensoriel sont de reprendre l'idée d'effondrement évoquée et de trouver des éléments sémiologiques signifiants complémentaires. J'ai tenté d'être au plus près en prenant comme signes : l'absence d'attention à l'environnement immédiat, l'instantanéité[52] d'entrée et de sortie de ce que j'appelle l'état démantelé, la modification du tonus musculaire, puis d'ajouter la transformation de la qualité du regard non citée chez Meltzer.

Le premier critère de preuve l'absence d'attention (Meltzer, 1975, p. 30) est relevé comme amenant le démantèlement à être un processus passif qui consiste à déconsensualiser les sens de l'enfant autiste qui n'a plus d'attention au monde extérieur. Dans la relation soignant/soigné les éléments visibles du démantèlement résident dans la tonalité désaffectivée, d'absentéisme de l'enfant autiste envers son thérapeute. Dans les vidéos on voit qu'il décroche de la situation et dans son contre-transfert le soignant se sent lâché, seul, envahi de mouvements mortifères. Le démantèlement sensoriel s'observe par une attitude de l'enfant autiste qui le conduit à ne rien montrer de son ressenti ou à ne rien ressentir comme le visage devenant lisse, inexpressif et d'être comme un objet dans les mains de l'autre. Il ne s'intéresse plus à ce qu'il faisait ou à la situation qui se déroulait comme s'il n'était plus partie prenante des événements : expression phénoménologique de cette capacité à suspendre l'attention.

L'instantanéité d'entrée et de sortie du processus, avec une durée me semble-t-il entre l'une et l'autre, comprend un certain laps de temps où

[52] « ...ce démantèlement doit être accompli en un instant il doit être réversible presque sans effort » (Meltzer, 1975, p. 29).

l'enfant autiste est comme suspendu hors du temps. En réfléchissant à ce critère il m'est apparu évident que ce phénomène avait une durée que j'avais déjà observée dans mes psychothérapies mais sans en prendre vraiment conscience. Le phénomène de démantèlement possède donc une durée variable et une expression similaire à chaque fois qu'il s'exprime selon les situations répétitives. J'aborde ici la fréquence d'apparition du phénomène qui peut aller jusqu'à 20 fois dans une séance de trois quart d'heure. L'idée de l'existence d'une durée du phénomène mesurable s'est imposée à moi « et comme nous l'avons dit, la clef de la situation réside dans la suspension temporaire de la reconnaissance de l'écoulement du temps... » (Meltzer, 1975, p. 29). L'enfant autiste prend des jouets, les manipule, va et vient dans le bureau, dessine ou autre ; puis soudainement, ce critère surgit. Son activité stoppe. Un certain temps, variable à chaque fois, puis l'activité suspendue reprend à l'endroit exact où il l'avait laissée. L'espace d'un instant, il est au-delà de la relation humaine, se détourne du monde externe, sans curiosité, sans intérêt et distord le monde pour le faire entrer dans le sien. Par le démantèlement il autistise le monde qui l'environne.

Le troisième critère de preuve est la modification du tonus musculaire mise en évidence par Meltzer (1975) dans sa comparaison d'avec le jouet chien en perles. J'ai aussi observé ces variations du tonus corporel lorsque l'enfant autiste est soumis au processus de démantèlement sensoriel. Il devient hypotonique comme s'il s'effondrait sur lui-même. L'hypotonicité est alors la conséquence de l'absence d'attention, le fil de mise en tension de l'attention est détendu, il s'abîme comme s'il mourait d'un coup. Le critère de preuve est alors le corps qui s'affaisse, les muscles deviennent mous et si on lui prend le bras, par exemple, on en fait ce que l'on veut comme s'il était mort. La comparaison d'avec la mort est forte parce que le soignant à ce moment-là va être envahi par une forme de torpeur, quelque chose de mortifère insoutenable qui va l'obliger à intervenir comme pour le ramener à la vie.

La modification du regard va être le quatrième critère de mise en évidence du phénomène. Soumis au processus de démantèlement, le regard de l'enfant autiste se vide, ses globes oculaires se fixent, son regard s'accroche à un élément inerte et fixe. Il ne cille plus ou presque plus, le regard s'efface au profit de la vue. Il semble ne s'accrocher qu'à ce point fixé, mais le voit-il ? Il paraît perdu dans le néant. Il donne l'impression d'être loin, très loin au-delà même de ce point de fixation.

Lorsque l'enfant autiste est soumis au démantèlement, état que j'appelle l'état démantelé, il est déconsensualisé et autocentré vers cinq éléments sensoriels indépendants les uns des autres sens concernant les cinq sens à la suite de l'effondrement musculaire, sans bouger (par terre ou sur un canapé par exemple). Les cinq sens sont autonomes. Il montre instantanément dans le phénomène de démantèlement, une modification du tonus musculaire, pendant que la vue s'accroche à un élément fixe de l'environnement (une lézarde au plafond par exemple). Les points sensoriels issus du phénomène de démantèlement ne sont pas fixés sur un objet concret externe en mouvement mais sur des éléments de l'environnement immédiat fixes et immobiles. Pour les trois autres sens, l'ouïe, le goût et l'odorat, l'observation est plus discrète et leur manifestation difficilement observable si ce n'est par un comportement non-verbal comme tendre l'oreille, faire des mouvements de langue ou renifler. La complexité d'observation vient de leur expression intra corporelle. Leur analyse demanderait une méthodologie plus précise avec des moyens techniques plus perfectionnés. Il n'y en a pas pour ces trois sens de projection vers l'extérieur comme pour les sens de la vue et du toucher. Comment observer la focalisation du système olfactif sur un élément différent de celui de la vue, de l'ouïe, du toucher et du goût ? Et comment observer que le goût est focalisé sur un élément différent de celui de la vue, l'ouïe, le toucher et l'olfactif ? Il n'est plus attentif un certain temps et d'un coup le tonus, le regard, l'attention reviennent lorsqu'il en sort, il se reconsensualise.

La première hypothèse est formulée ainsi : « Les états autistiques peuvent être caractérisés et observés par un état que je propose d'appeler état de démantèlement sensoriel ou « démantelé » qui peut être repéré par les quatre critères de preuves cliniques suivants :

- Le regard focalisé sur un point unique : élément fixe de la pièce, éloigné du psyT et/ou scintillant (rayon de soleil, lumière artificielle, reflet de la lumière sur un objet, etc.), avec un ralentissement ou l'arrêt du réflexe occulo-palpébral signifiant un pictogramme visuel,
- Le tonus corporel général modifié, hypertonique (tous les muscles sont tendus, durs, crispés) signifiant un pictogramme tactile,
- L'absence d'attention (Bion, 1970) à l'environnement immédiat : visage lisse, inexpressif, regard vide, arrêt des interactions d'avec l'autre ou rupture d'avec l'environnement,
- L'instantanéité d'entrée et de sortie du phénomène (Meltzer, 1975) en une fraction de seconde le corps change de tonicité (les trois premiers critères apparaissent) ; en une fraction de seconde l'enfant autiste reprend son activité de là où il en était.

L'idée est maintenant d'observer ces quatre critères de preuve sur les vidéos, de voir si leur présence est simultanée et si elle indique une correspondance ou pas à l'expression phénoménologique du démantèlement sensoriel. Cet état, tel que je le décris, a une durée plus ou moins longue et une fréquence aléatoire par séance qui sera mesurée par un chronomètre avec la méthode quantitative. La fréquence d'apparition au clic de ce phénomène ne sera pas prise en compte dans cette recherche. Mais l'encodage des vidéos va donner lieu à une durée, celle du phénomène de démantèlement qui sera la colonne C du tableau des données codées des séances (Tableau 2).

2.1.2 Le processus intrapsychique

Après avoir décrit la potentielle[53] observation du phénomène de démantèlement sensoriel chez l'enfant autiste avec mes critères de preuve, il est légitime de se poser la question du fonctionnement de ce processus psychique. Meltzer (1975, p. 29) évoque l'absence de pensée et de mémorisation lorsque l'enfant autiste est déconnecté, inatteignable et sans angoisse (p. 31). Williams (2006) dans le titre de son livre « Si on me touche je n'existe plus », décrit bien cette absence appelée la déconsensualisation. Dans cet état démantelé l'enfant autiste semble avoir une capacité à se couper de ses affects vécus douloureusement (Meltzer, 1975). Le processus en lui-même est la suspension momentanée des liens contenant la pensée, les réduisant à leur plus simple expression, le pictogramme.

Mon hypothèse est que le processus psychique est un mécanisme et non une technique (Meltzer, 1975) utilisé activement par l'enfant autiste devant la possible mise en relation avec un autre, même si je suis en accord avec Meltzer (1975) sur le caractère passif de l'expression phénoménologique démantelée. Le processus délie les sens d'avec la situation externe consensualisée, conséquence, il la déconsensualise intrapsychiquement. Ensuite les sens s'accrochent à différents éléments extérieurs et forment des pictogrammes (Aulagnier, 1975) de la situation. Ainsi il n'y a plus d'expérience vécue, ressentie donc il n'y a plus ni pensée, ni mémorisation, ni souvenirs. J'émets l'hypothèse que ce processus est utilisé activement pour accéder à l'état démantelé passif qui procure une baisse des tensions internes, du pulsionnel. Cela permet à l'enfant autiste de s'absenter lorsque les excitations externes sont trop captivantes, vivantes ou porteuses d'un risque de création relationnelle. La pulsion de mort semble sous-tendre le processus de l'état démantelé où le pictogramme, représentation de chose, ne peut être transformé, lié, en représentation de mot. La situation perturbante devient un amas de pictogrammes.

Dans cette deuxième hypothèse, il s'agit de comprendre ce processus comme un mécanisme actif spécifique au fonctionnement autistique qui consiste à délier (attaquer le lien) les perceptions provenant de différents sens mettant à mal la fonction de consensualité (Anzieu, 1985), chaque canal sensoriel s'agrippant alors à une expérience concentrée sur un point étranger les uns par rapport aux autres. La centration sur ce point perceptif isole le sujet des autres perceptions provenant des autres canaux ce qui participe à un état du moi que je propose d'appeler « démantelé » dans lequel l'ensemble des traces pictogrammiques sont maintenues non liées (déliées) de l'ensemble des autres traces pictogrammiques se référant à des expériences similaires. Un autre effet du processus du démantèlement est l'annihilation de la pensée par

---

[53] Potentielle parce que l'hypothèse sera confirmée que dans les résultats après la mise à l'épreuve des quatre hypothèses.

triple coupure de lien : entre les représentations originaires pictogrammiques se référant à une même expérience, entre ces représentations pictogrammiques et les possibles représentations qui peuvent à un certain moment la contenir et lui donner sens, et, entre cette trace pictogrammique et l'investissement qui en a été fait. Le psychisme ne peut donc pas créer de représentation consciente de l'expérience perceptive sensori-affective. La représentation de chose reste non transformée du fait de la triple coupure de lien, l'investissement psychique ne peut avoir lieu. Le schéma suivant tente de rendre compte du processus de démantèlement sensoriel à partir de celui des étapes de la construction de la pensée de Gimenez (2000, p. 56 ; 2010, p.71) présenté figure 1.

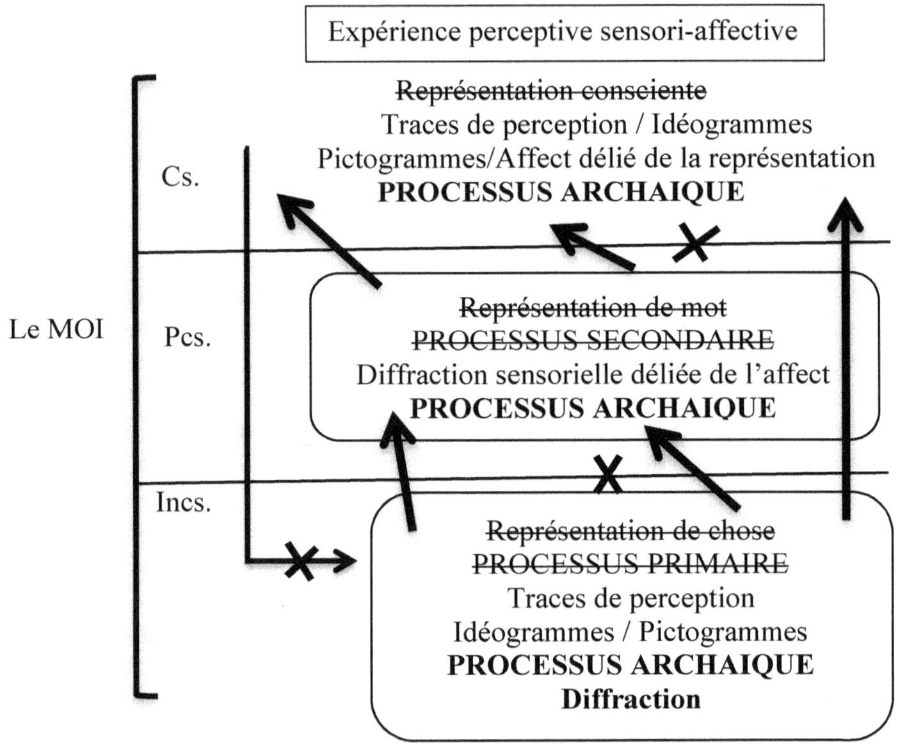

→ Processus de démantèlement

✕ Attaque contre les liens/triple coupure de lien/Action du démantèlement

Figure 3 Étapes du processus de démantèlement sensoriel dans l'autisme

L'expérience perceptive sensori-motrice est engrammée dans l'inconscient par les représentations originaires pictogrammiques qui y subissent une première coupure de lien (processus archaïque). Dans l'inconscient l'expérience commence sa diffraction, il n'y a plus de liens entre l'apport des différents sens et l'expérience sensorielle vécue. Les représentations de chose, les pictogrammes et/ou traces de perceptions sont non-liées. Lorsqu'elles tendent à se reconsensualiser dans le préconscient, la diffraction continue son action (processus actif du démantèlement) pour empêcher la représentation de chose (processus primaire) de devenir une représentation de mot (processus secondaire). Elles gardent l'affect délié de la représentation et présentent dans le conscient des représentations de chose, des traces de perceptions, des pictogrammes perceptibles dans l'attitude prise par l'enfant autiste à ce moment précis. L'affect reste ainsi délié de la représentation dans le conscient et comme le disait S. Freud : « est-il légitime de parler d'affect inconscient ? » (Laplanche et Pontalis, 1967). Pour ce processus psychique de démantèlement je me pose la question du quantum d'affect telle que S. Freud se la posait en 1915 (p. 12). Le processus de démantèlement s'origine dans l'inconscient mais prend toute sa dimension de déliaison dans le conscient comme si les représentations de chose restaient actives dans le conscient. S'agit-il de quantum d'affect et non d'affect ? La reformulation serait : est-il légitime de parler de quantum d'affect inconscient surgissant dans le conscient ?

L'objectif de cette deuxième hypothèse sur le processus psychique est de repérer la déliaison des cinq sens chez l'enfant autiste. A l'aide de l'analyse de micro-séquences de vidéos, je vais compulser les éléments correspondant à des moments où les sens sont agrippés sur une sensation :

- La vue : accrochée à un point fixe
- Le toucher : corps collé à une surface
- L'ouïe : réaction ou non réaction à un son produit
- Le goût : mouvement de langue, de lèvres
- L'olfaction : renifler, expulser de l'air, froncer le nez.

Et pour la deuxième partie de l'hypothèse, l'objectif est d'observer un canal sensoriel hermétique aux autres canaux sensoriels avec les items suivants :

- Le regard se fixe à un endroit pendant que le corps s'avachit
- Le nez bouge pendant que le regard est fixé sur un point
- L'ouïe se fixe à un son provenant de l'extérieur pendant que le regard est fixé sur un point à l'intérieur du bureau.

La démonstration de cette hypothèse est audacieuse parce qu'il est presque impossible de dire où les sens de l'enfant autiste ont pu se fixer pour l'olfactif, l'ouïe ou le goût. D'autant plus que dans l'hypothèse sur le phénomène de démantèlement je suppose que ce moment est sous-tendu par une absence de mouvement... Mais, la recherche par micro-séquence a pu donner quelques maigres résultats exposés dans le dernier chapitre. Je n'ai pas tenté de calculer une durée pour cette hypothèse avec la méthode quantitative. La mise à l'épreuve de l'hypothèse est effectuée avec la méthode qualitative.

2.1.3 La fonction du processus : un mécanisme de défense du Moi

Le rapport entre le démantèlement sensoriel et les mécanismes de défense n'est pas clairement explicité dans la littérature psychanalytique. Le terme apparaît chez Ciccone (1991) comme s'il était une évidence, sans argumentation. La difficulté de le positionner en tant que mécanisme de défense semble aussi provenir de l'opposition entre le démantèlement dit passif et les mécanismes de défense du moi dits actifs. L'équation est délicate à résoudre. Comment le modéliser ? Dans la littérature aucun lien n'est fait entre le pictogramme (Aulagnier, 1975) et le processus de démantèlement annoncé pourtant comme chacun des sens qui s'accroche à un élément sensoriel (Meltzer, 1975). Sa fonction psychique est peu abordée. Meltzer (1986) émet l'hypothèse qu'il fait suite à une « douleur dépressive » (p. 148). Il insiste sur l'absence de violence induite par l'action du démantèlement chez l'enfant autiste pour l'écarter du monde environnant et suggère la fermeture autistique par le démantèlement des organes des sens, le recours à la bidimentionnalité qui le mettra « à l'écart de la beauté du monde » (p. 243). Sa fonction est-elle alors une lutte contre la dépression et/ou contre l'attraction du monde environnant ? Pourquoi l'enfant autiste y recourt-il ?

J'envisage donc l'hypothèse de la fonction du processus de démantèlement sensoriel comme un mécanisme de défense du moi. Elle sera mise à l'épreuve avec la démarche scientifique et l'analyse des vidéos de séance pour argumenter sur son fonctionnement. Le mécanisme de défense serait activé par l'inhibition de la capacité d'attention (Meltzer, 1975) pour accéder à un état passif qui procure à l'enfant autiste l'apaisement de la tension interne afin de ne pas se confronter à l'Objet. Il utilisera ce mécanisme de défense de démantèlement sensoriel lorsque le psychothérapeute tentera d'entrer en relation. En écho à un vécu de trop plein, la mise en relation ressentie comme violente sera à l'origine de son expression.

La formulation de la troisième hypothèse sur la fonction du processus de démantèlement sensoriel comme mécanisme de défense du moi est que la fonction a pour effet d'attaquer une partie de la réalité perceptive de la présence de l'autre perçue comme objet attracteur, au sens de Bick (1967), c'est-à-dire un objet qui attire dans l'expérience consensuelle qui est alors transformé en un "flux sensoriel" (appréhension de l'objet comme produit par nos sens), ce qui protège le Moi de l'attraction dangereuse de l'objet.

Lorsqu'une situation nouvelle se présente, l'attraction consensuelle qu'elle devrait produire ne se manifeste pas chez l'enfant autiste. La consensualisation de ses sens ne s'exerce pas toujours, au contraire sa propension est de se déconsensualiser face à une réalité perceptive nouvelle. Au lieu d'être totalement attiré, attentif, focalisé, il diffracte ses sens si celle-ci est trop captivante et se retrouve dans un état démantelé. Il semble avoir conservé la capacité du bébé à être dans un état déconsensualisé et donne l'impression de pouvoir alterner à volonté consensualisation et déconsensualisation. Il tourne en boucle dans son monde autistique et la situation nouvelle est vécue comme une menace de transformation de son monde interne. Le Moi de l'enfant autiste maintient ensemble les sens dans une expérience sensorielle s'il est suffisamment attiré, mais il s'agit d'une consensualisation partielle. La fonction du démantèlement est une tentative de réponse au conflit entre le Moi fragmenté et le monde extérieur en protégeant, enfermant le sujet sur lui-même, en l'encapsulant (Tustin, 1990) pour faire l'économie d'aborder le conflit entre le Moi et le monde extérieur, le Moi et le changement. Le mécanisme de défense de démantèlement attaque, neutralise et dévitalise l'Objet pour protéger son Moi et son monde interne du lien à l'autre vécu comme potentiellement destructeur pouvant être à l'origine d'un effondrement du Moi si fragile. L'angoisse d'effondrement peut être la conséquence de ce Moi peu construit et il semble probable que le lien à l'autre, par déplacement, soit vécu comme source de danger de par son potentiel attracteur et consensualisateur. L'autre est alors transformé en un prolongement pictogrammique de soi tel un "flux sensoriel" non séparé pour lutter contre le changement.

L'hypothèse sera testée avec les méthodologies, qualitative et quantitative. L'idée est de mettre en évidence l'interaction entre l'enfant autiste et son psychothérapeute. Les critères de preuve seront interactifs :

1. Le psychothérapeute engage une interaction vers l'enfant autiste
2. L'enfant autiste manifeste un retrait instantané dans le démantèlement sensoriel => apparition des 4 critères de preuve de l'hypothèse 1 sur le phénomène
3. Le psychothérapeute dans son contre-transfert a la sensation de ne pas être vu, d'être seul, sensation de lourdeur et l'enfant autiste ne réagit pas aux sollicitations du psychothérapeute : l'appeler par son prénom, faire du bruit pour attirer son attention
4. Sortie du démantèlement de l'enfant autiste qui reprend son activité là où il l'avait laissée sans prendre en compte le thérapeute.

Les durées comptabilisées concerneront « l'absence de relation envers le psychothérapeute » et non pas l'expression du démantèlement sensoriel. L'enfant autiste agit comme s'il était seul pouvant même aller jusqu'à se cogner au psychothérapeute comme s'il n'existait pas.

2.1.4 La reconsensualisation : le processus de remantèlement

Nous avons constaté l'expression fréquente du démantèlement chez les enfants autistes lorsque le psychothérapeute tente de communiquer avec eux en séance de psychothérapie d'inspiration psychanalytique (PsyIPA). Dans le milieu hospitalier les temps informels permettent d'ébaucher d'ordinaire la relation entre psychothérapeute et patients, maillage qui se fait pas à pas. Les psychologues cliniciens appellent cette technique *travailler la demande du patient*. L'enfant autiste à l'inverse fuit ces temps libres et le contact dès qu'on l'approche allant jusqu'à déclencher de violentes crises hétéro-agressives ou auto-agressives appelées crises de tantrum ou temper tantrum. Stern (2005) a montré que la relation intersubjective ne s'élabore pas sans contact. Néanmoins avec certains soignants, l'enfant autiste développe une forme de relation qui semble s'apparenter à une relation duelle où l'identification adhésive et produit des points d'agrippement nécessaires à l'élaboration d'une relation d'objet (Ciccone, 2001). Il se démantèle massivement lorsqu'il se trouve dans un espace où il peut, potentiellement, rencontrer un autre. Ce processus lui permet d'éviter la rencontre (G. Haag, 2004, p. 11). Démantelé, il donne l'impression de cesser d'exister durant un certain temps, envahi par le néant et la pulsion de mort ; puis il se remantèle comme s'il pouvait alterner sa vie pulsionnelle dans sa forme active/passive.

Dans les observations cliniques, on constate que le phénomène de démantèlement s'inverse instantanément (Meltzer, 1975) et j'ai émis l'hypothèse qu'il se produit soit quand l'enfant autiste est moins effrayé (lorsque le psychothérapeute clinicien s'éloigne), soit quand le psychothérapeute agit (claquer des doigts, taper dans les mains) pour attirer son attention. Pour être trouvé/créé le psychothérapeute élabore des associations verbales en partant de la sensorialité observée dans le comportement non-verbal de l'enfant autiste (postures, regards, battements de cils, mouvements de la bouche avec la salive, mimiques quand elles existent, odeurs émises par le patient, borborygmes). L'intérêt de ces pictogrammes (Aulagnier, 1975) est l'expression d'une première projection, contact corporel avec l'extérieur qui, au travers de la relation au psychothérapeute les transformera et élaborera des signifiants formels (Anzieu, 1987). Le psychologue clinicien tolère (Gimenez, 2000) les processus archaïques à l'œuvre qu'il reçoit et utilise son contre-transfert pour comprendre le niveau de développement psycho-affectif de l'enfant autiste. Il l'attire ainsi dans la relation par le dynamisme et l'expression de la pulsion de vie pour être trouvé (Meltzer, 1975) et ainsi co-créé.

Au fur et à mesure des séances et de l'avancée du travail analytique, l'hypothèse que l'enfant a de moins en moins recours à ce mécanisme de défense de démantèlement sensoriel pour laisser place à une relation intersubjective s'est imposée. Pour les psychanalystes, le bébé « crée la mère » (Winnicott, 1971) dans une forme hallucinatoire et a besoin de la trouver dans la réalité lorsqu'il l'a créée. Ce temps d'illusion partagée ré-initié dans la séance ouvre l'investissement de la réalité et d'une potentielle relation d'objet. Dans le temps psychothérapeutique saturé par la pulsion de mort à l'œuvre dans l'autisme, l'enfant autiste fait l'économie de la création intersubjective relationnelle dans la réalité. Il ne s'agit pas pour lui de « trouver-créer » l'autre dans le temps psychothérapeutique. Par l'utilisation du mécanisme de défense de démantèlement sensoriel il n'entre pas en relation, vide ressenti par le psychothérapeute dans son contre-transfert qui reçoit à l'inverse l'expression pictogrammique projetée par l'enfant autiste pour la transformer en processus moins archaïques. L'hypothèse est que l'enfant autiste peut investir l'intersubjectivité dans la rencontre avec une personne privilégiée, le psychothérapeute substitution à l'Objet primaire, dans l'espace psychothérapeutique individuel. Ainsi, l'Objet attractif (Bick, 1968) psychothérapeute va solliciter l'enfant autiste depuis son monde autistique et, si tant est qu'il puisque se connecter lui-même à sa propre part autistique saturée en processus archaïques (le corporel), il pourra par ses interprétations verbales psychanalytiques concernant le fonctionnement pictogrammique de l'enfant autiste, aller des sens au Sens. Ainsi le psychothérapeute l'incite à focaliser ses sens l'engageant dans un processus de remantèlement. A l'origine de ce rassemblement sensoriel, j'émets l'hypothèse que la présence et l'activité du psychothérapeute sur les pictogrammes est prépondérante. Il tolère l'expression de la pulsion de mort vécue en contre-transfert pour la mettre au service de la pulsion de vie et de la travailler dans l'espace psychothérapeutique. Dans la relation transféro-contre transférentielle, il sollicite alors beaucoup l'enfant autiste pour l'attirer dans une relation vivante non saturée par la pulsion de mort. Ainsi l'enfant autiste aura peut-être moins recours au mécanisme de défense de démantèlement.

La quatrième hypothèse s'applique au traitement du démantèlement sensoriel par le remantèlement dans une démarche psychothérapeutique. Le mécanisme de remantèlement consiste à réorganiser et relier les expériences sensorielles captées par les différents sens en une expérience intégrative consensuelle permettant, d'une part la relance du travail de liaison entre les traces originaires pictogrammiques qui correspondent à un même type d'expérience à travers le lien à l'autre, et d'autre part, d'investir l'expérience sans être trop confronté à des angoisses de néantisation.

L'expression de l'attention de l'enfant autiste envers son psychothérapeute va être prise en compte lorsqu'il le regardera, reprendra ses vocalisations, sortira du démantèlement sensoriel et sera en interaction en face à face. L'action du psychothérapeute devra être visible sur les vidéos avec des tentatives d'entrer en relation avec lui au niveau visuel : l'appeler par son prénom, émettre des onomatopées, hausser la voix ou la rendre aiguë, et, au niveau corporel, claquer des doigts, le toucher corporellement.

Ainsi en croisant la méthode qualitative avec la quantitative il sera possible d'avoir la quantité d'interaction dans la dyade EA/psyT (Enfant Autiste/psychoThérapeute) ainsi que la qualité dans la tonalité des échanges[54].

2.2 LE GROUPE DE PARTICIPANTS D'ENFANTS AVEC TSA

J'ai pris soin d'écarter toute problématique autistique répertoriée comme organique connue à ce jour[55]. Les IRM, scanners, tests de surdité, tests génétiques ont été effectués auparavant dans les institutions auxquelles les enfants ont été confiés depuis leur plus jeune âge. Ainsi trois enfants autistes sans co-morbidité ont été sélectionnés pour la recherche.

2.2.1 Les critères de sélection

Les enfants présentaient un autisme psychogénétique (Tustin, 1986) c'est-à-dire sans co-morbidité. Les examens ne mettaient pas de malformation génétique en évidence. Cette mesure a permis d'éviter, si tant est que cela soit possible, la co-morbidité chez les enfants dont l'autisme aurait pu s'expliquer par une origine organique avérée comme le syndrome de RETT, l'X fragile et autres. Ils affichaient une absence de relation intersubjective à l'inverse des autistes Asperger qui développent des relations intersubjectives *a minima*, d'où la mise à l'écart de cette pathologie pour notre recherche. Je recherchais des enfants dans la tranche basse du Trouble du Spectre Autistique c'est-à-dire plutôt ceux dits de Kanner. Ce choix correspondait aux hypothèses sur la problématique intersubjective liées au processus de démantèlement sensoriel où ils ne devaient avoir développé ni langage verbal ou seulement quelques mots, ni relation à l'autre ou presque, pour obtenir des processus psychiques archaïques non secondarisés comme ils le deviennent en évoluant vers les processus primaires et secondaires.

Le diagnostic a été posé par des institutions extérieures à la recherche. Le premier cas Teddy a été diagnostiqué autisme profond par un Hôpital De Jour (HDJ) à 6 ans ; le second César a été réalisé dans un Centre Ressources Autisme (CRA) et dit autisme modéré ; et enfin le troisième cas Lora comme autisme de Kanner a été dépisté très tôt par les services de l'Aide Sociale à l'Enfance (ASE) dont elle dépendait. Il m'importait de ne pas pratiquer l'étape du diagnostic moi-même afin d'éviter toute ambiguïté ou influence sur lui. L'accord des personnes détentrices de l'autorité parentale a été nécessaire pour l'utilisation de séquences filmées qui constituent notre échantillon d'observation, matériel de la recherche proprement dite soit 127 vidéos de

---

[54] Ce protocole de Méthode Mixte de Recherche (MMR) longitudinal de 25 mois est appelé « exploratoire, niché ». Il généralise les résultats et renforce l'expérimentation : [QUAL -> quan] + [QUAN (qual)]. Je n'ai pas pu le mettre dans la thèse de 2008/2013 car trop récent. Les MMR ont commencé à être élaborés en 2006.

[55] 2013

séances de PsyIPA. En revanche l'accord éclairé de l'enfant autiste comme le préconise le code de déontologie du psychologue n'a pas pu être obtenu (Art. 9 du Code de Déontologie des Psychologues) n'ayant accès ni à la parole ni à quelque forme d'expression pictogrammes que ce soit (Teach, Makaton, etc), je n'ai pas pu avoir leur accord explicite si ce n'est qu'ils venaient très volontiers aux séances mais est-ce un gage de leur consentement éclairé ?

Les enregistrements vidéo de ces séances ont été effectués en amont de ma décision de les utiliser pour la recherche suite à une attaque de virus sur mes ordinateurs et clef USB, ce qui m'a permis d'éviter le biais du chercheur qui a en tête l'objet de sa recherche en réalisant les séances et qui trouve ce qu'il cherche. Mes entretiens avec les enfants autistes sont systématiquement filmés pour avoir une prise de note plus détaillée et une confirmation de ce que je peux observer de leur évolution. J'avais donc une cohorte de séances filmées suffisantes suite à l'attaque virale réduisant à néant mon premier objet de recherche qui concernait le psychodrame psychanalytique de groupe que je réalisais avec des enfants autistes en institution[56].

2.2.2 Présentation des enfants autistes

Une évaluation du niveau de leur autisme est réalisée au moyen d'une échelle cognitive (ECAR-T de C. Barthélémy et Lelord, EAP, 2006) dans laquelle les scores les plus élevés s'apparentent à une présence accrue de processus et mécanismes autistiques.

	Score total (116)	Déficience relationnelle (52)	Insuffisance modulatrice (12)
Cas 1 : Teddy	52	26	2
Cas 2 : César	53	22	7
Cas 3 : Lora	62	32	11

Tableau 2 Scores obtenus à l'ECAR-T

Anamnèse de Teddy/Cas 1

Teddy (9 ans) est l'enfant unique du couple parental jusqu'à ses 8 ans où leur divorce est prononcé. Aux dires de la mère la grossesse a été difficile avec un décollement du placenta dont elle n'a pas eu conscience. Elle était très angoissée par l'attitude du père durant les 6 premiers mois qui refusait de voir les échographies et les tests de grossesse étant persuadé qu'elle n'était pas enceinte malgré son envie à lui aussi d'avoir un enfant comme un « déni de grossesse » paternel, si on peut dire. Elle s'est sentie très seule. L'accouchement est précipité par césarienne à sept mois et demi pour causes

56 J'ai nommé cette nouvelle forme le « psychodrame psychanalytique de groupe à médiation ou PPDGM » et j'ai pu publier plusieurs articles sur la méthode imaginée puis travaillée pendant huit ans en HDJ.

physiologiques maternelles. Les grands-parents maternels, vécus comme très bizarres et intrusifs par la mère, habitent au-dessus d'eux dans la maison familiale. Lorsque la grand-mère garde Teddy, elle le met dans le garage à l'heure du goûter ou dans la baignoire par souci de garder sa maison propre et d'éviter les miettes.

Lorsqu'il entre en crèche vers un an, la mère s'alerte de son manque d'interactions avec les enfants et le personnel. Il est orienté au Centre Médico-Psycho-Pédagogique (CMPP) à un an et demi puis au Centre d'Action Médico-Sociale Précoce (CAMPS) jusqu'à ses cinq ans. Il va en Hôpital De Jour (HDJ) jusqu'à huit ans où il alterne avec l'école maternelle par demi-journée sans être en classe spécialisée. Il ira ensuite à plein temps en Institut Médico-Éducatif (IME).

Dans sa petite enfance il y a eu plusieurs évènements autour de sa santé physique. A trois ans, il est opéré des amygdales et selon la mère qui refusait l'intervention, il en sort « traumatisé » se retirant des investissements sociaux qu'il avait pourtant commencé à acquérir. Elle le nourrit avec une alimentation liquide qu'il conservera jusqu'à son entrée en HDJ à huit ans où il apprendra à accepter la nourriture solide. Il mangera seul et apprendra à diversifier son alimentation, passant des aliments blancs aux viandes, pizzas, gâteaux, etc. Il se remplit continuellement de liquides et de nourriture, mécanisme psychique de vidage/remplissage et présente un surpoids.

A cinq ans une macrocrânie est supposée. Une IRM montre une « macrocrânie associée à un retard de langage avec antécédent d'infection à streptocoque associée à une perte de volume cérébral aux dépens de la substance blanche » selon l'interprétation faite par le médecin. Mais celle-ci se résorba spontanément sans intervention chirurgicale ainsi que l'hydrocéphalie et la hernie testiculaire avant que Teddy soit intégré à l'HDJ. Je n'ai donc pas considéré de co-morbidité pour lui même s'il présente toujours une syndactylie du deuxième et troisième orteil simple sans conséquence.

Teddy présente un apragmatisme important. Inexpressif il ne montre ni émotion ni sentiments, n'émet pratiquement aucun son hormis quelques syllabes qui semblent déconnectées de la situation présente. Il rejette des selles consciemment sur lui et le montre par un comportement non-verbal et paradoxalement les mictions se font debout et seul dans les toilettes. Aboulique, il n'arrive pas à plier les jambes pour se relever quand il tombe, comme le ferait un enfant d'un an, mais avec une psychomotricité fine au niveau des mains où il peut dévisser, couper avec les ciseaux et peut s'habiller et se déshabiller lentement. Il présente un clivage psychique dans l'hémicorps (G. Haag, 1998). Il est collé physiquement à sa mère ou au père, comme s'ils étaient un prolongement de son corps dans un contact très sensuel qui peut mettre mal-à-l'aise l'observateur, où il réclame continuellement par des comportements non-verbaux des caresses sur les bras, le dos, la tête, même aux personnes qu'il ne connaît pas dans la rue. Il ne regarde jamais ses interlocuteurs dans les yeux et donne même l'impression de ne pas entendre leurs propos à son égard. Sa relation interindividuelle se borne à prendre la main de l'adulte pour le faire agir à sa place sans jamais le regarder. Il utilise l'autre comme un objet et ne montre aucun désir d'entrer en relation. Il n'a aucun comportement d'attention vers l'autre comme le pousser, lui donner un objet ou le prendre. Il est envahi de stéréotypies qui plombent les séances et refuse toute initiative de jeu en ignorant profondément l'autre. Il reste collé dans un coin de la pièce pour s'isoler de l'interaction dès que la psychothérapeute s'approche de lui. Il recule ou lui tourne le dos sans la regarder malgré une prise en charge commencée deux années avant son intégration dans la recherche. Teddy arrive en séance avec la capuche de son blouson d'hiver sur la tête qu'il n'enlève pas comme s'il cherchait à se protéger.

Les parents sont reçus tous les deux mois environ pour faire un suivi éducatif. L'alliance thérapeutique avec ceux-ci est excellente. L'alliance thérapeutique avec eux est excellente. Le père, qui n'acceptait pas la psychothérapie commence à s'impliquer et vient aux rendez-vous avec son ex-femme. Les séances de PsyIPA de Teddy sont de trois quarts d'heure et ont lieu deux fois par semaine en privé.

Anamnèse de César/Cas 2

César (10 ans) a été diagnostiqué autiste à cinq ans et quatre mois. Au bilan psychométrique échelle Brunet-Lézine, il obtient un Quotient de Développement de 25 soit dix-huit mois de développement. Au bilan éducatif CARS-T le score de 38 montre un autisme moyen et au Vineland l'Age de Développement est de neuf mois à un an et cinq mois. Dans la Grille d'observation de A.M. Wetherby (1984), il y est inscrit : « Instabilité du comportement, pas d'intérêt pour les jeux, les animaux et est en opposition ». Les interactions nombreuses peuvent être maintenues mais sans demande d'objet, une seule demande d'action sans précision, peu d'émissions vocales et très peu d'émissions verbales. A l'Électro-Encéphalogramme (EEG) aucune anomalie n'est constatée.

Ses mimiques faciales sont pauvres mais il présente néanmoins des gestes à visée communicative : il serre la main et imite des jeux de mains (taper les mains comme le salut entre jeunes). Il répond à l'attention conjointe, peut l'initier, mais témoigne d'un défaut d'attention visuelle. Il accuse une hyper activité au niveau du déplacement du crayon lorsqu'il dessine, s'excite et troue la feuille en cassant le crayon. Il n'a pas de problème auditif particulier. La grossesse a été ardue selon la mère. En effet, l'œuf s'est décollé du placenta à deux mois et elle a eu des contractions à six mois. Sur les deux premières échographies un nanisme est suspecté, mais il n'y aura pas de suite, César n'a pas de nanisme. L'accouchement prématuré à huit mois s'est passé sans complications. Durant la grossesse, un cancer osseux est diagnostiqué chez le grand-père paternel qui vit au-dessus de la famille. Les soins palliatifs faits par la mère ont lieu à domicile durant deux ans. La mère devient très déprimée et pleure beaucoup durant cette période, le grand-père crie souvent de douleur puis il décède peu après la naissance de César. Pour les grandes acquisitions, César marche à quinze mois et commence à verbaliser quelques mots à deux ans, puis il présente à trois ans une régression accompagnée de troubles du sommeil (réveils fréquents) et alimentaires. L'autonomie est très réduite, il ne s'habille pas seul. Lors d'une varicelle à quatre ans il manifeste des convulsions hyperthermiques. Puis un torticolis congénital (tête rentrée dans les épaules) qui se résorbera à la suite d'une visite chez l'ostéopathe. Les parents redoutent et refusent le scanner demandé par le médecin car il doit être endormi, ils ont peur qu'il ne se réveille pas. L'angoisse mortifère reste présente dans la famille. Pour troubles autistiques, la première consultation pédopsychiatrique a lieu à deux ans et il sera dirigé vers un CAMPS. Puis il ira en HDJ de six à huit ans où il s'exerce au PECS (Système de Communication par Échange d'Images, méthode issue de l'approche éducative pour communiquer avec les autistes). Il y pratique aussi des séances de psychomotricité mais pas de prise en charge psychothérapeutique. Il entre ensuite en IME à huit ans à plein temps. A cette période, il manifeste des accès hétéro-agressifs récurrents envers les membres de sa famille. Il ne tolère pas la frustration. Concernant les sorties familiales, les parents se soumettent à sa décision afin d'éviter ses accès de crises clastiques, violentes et interminables. L'auto-agressivité est également quotidienne, ses plaies faites par grattage ou cognement volontaires ne se referment pas. Les seules activités que César accepte d'effectuer à l'extérieur avec grand plaisir à l'initiative des parents, sont : le trampoline, aller à la ferme pédagogique, le vélo et le roller. La prise en charge psychothérapeutique commence à huit ans. A neuf ans, il apprend à nager seul en dix jours et la propreté est acquise. Il arrête les agrippements physiques à sa mère et accepte d'être seul dans l'eau. Il montre aussi à ses parents qu'il sait faire pipi debout comme son père, ils décident alors de lui ôter la couche durant cette même période.

Le tableau clinique de César à dix ans est très autistique malgré le diagnostic d'autisme modéré. Il est très ritualisé avec des comportements stéréotypés et intolérant à la frustration notamment lors du départ de la mère où il peut devenir auto ou hétéro agressif. Les coups qu'il porte sont sans limite pouvant aller jusqu'à faire passer son pied au travers de la porte d'entrée du cabinet en bois ordinaire. La mère ne parle plus de troubles du sommeil. La psychothérapie a commencé avant l'entrée dans le protocole de recherche deux ans auparavant. Il use d'un langage formé à partir de sons dont certains ne sont ni intelligibles, ni accessibles à la compréhension générale (CACA pour papa, EIA pour le nom de sa sœur, KANG pour tomber). Il utilise deux mots qui ont du sens comme papi, maman, mais le lexique s'arrête là. Il exprime quelques proto-phrases comme CACA KANG (papa tombe), CACA BOBO (papa a mal). Il associe une tonalité à un mot (maman est toujours prononcé d'une manière langoureuse, papi de manière forte et cassante). César témoigne d'une indifférenciation entre humains et animaux à qui il dit bonjour. Mais il manifeste une crainte quand les personnes s'adressent à lui, il peut alors réagir par des attaques violentes envers eux. En psychothérapie d'inspiration psychanalytique (PsyIPA), nous parvenons à échanger à minima avec « hum » pour oui et « nan » pour non. Il est réceptif pour participer à des jeux mais les transforme rapidement en stéréotypie ou en les ritualisant et ils se terminent toujours par une explosion de violence physique. L'alliance thérapeutique avec les parents est excellente, ils mettent en pratique ce dont nous débattons pendant les séances familiales qui ont lieu tous les deux mois. La sœur aînée est aussi conviée. Les séances de César ont lieu toutes les semaines trois quarts d'heure.

Anamnèse de Lora/Cas 3

Lora (11 ans) a été diagnostiquée autisme de Kanner par les services sociaux. Elle ne présente aucun trouble neurologique. Elle a été placée en famille d'accueil par l'ASE (Aide Sociale à l'Enfance) dès ses cinq mois comme ses cinq frères et sœurs. Auparavant elle était dans un CDE (Centre Départemental de l'Enfance) dans lequel elle se laissait mourir. Elle a été retirée de sa famille pour des raisons sociales, sa mère, psychotique, ne peut s'en occuper à cause de divers allers-retours en psychiatrie ; son père, alcoolique et SDF, n'est pas présent. A cinq ans, Lora intègre un HDJ. Elle n'a toujours pas la maîtrise de ses sphincters, boit l'eau des toilettes, se nourrit au biberon, aucun aliment solide n'est absorbable. Elle est totalement indifférente aux autres, adulte ou enfant, et agit comme s'ils n'existaient pas. Elle ne participe pas aux activités de l'hôpital même si elle est sollicitée par un adulte bienveillant, ne montre aucun intérêt et reste à la marge. Il n'y a ni échanges avec l'autre, ni tentatives de jeu avec des objets. Elle est totalement repliée sur elle-même dans sa bulle autistique qu'aucun ne peut pénétrer. Elle ne montre aucune manifestation émotionnelle ou a soudain recours à des réactions immotivées de fuite ou d'attaque. Au niveau verbal, elle n'émet à cette période qu'un seul son monocorde « A », des heures durant, tout en tapant sur une bouteille de plastique vide. Elle déambule toute la journée dans l'HDJ rasant les murs en agitant devant ses yeux un objet plutôt léger et transparent (ficelles, cintre, bouteille d'eau en plastique, petite cuillère, etc.) et se déshabille rapidement pour courir sous la pluie. Elle est très ritualisée et ses stéréotypies sont envahissantes c'est-à-dire qu'elle enchaîne toujours les mêmes éléments d'une action dans le même ordre et ce tous les jours que rien ne peut changer. L'automutilation dont elle fait preuve en se tapant la tête sur les murs est très inquiétante.

Au début de la recherche, le tableau clinique est sensiblement différent. De nouveaux sons émergent moins monocordes, elle manifeste une volonté de scander les phrases, mais sans phonèmes ni monèmes simplement à l'aide d'une « musique » gutturale. La logorrhée stridente « A » seul phonème prononcé a désormais quasiment disparu. On peut parler d'un début de dégel émotionnel par l'expression de nouvelles émotions comme la colère ou la tristesse qui se manifeste par des pleurs. Elle montre aussi des sentiments comme lorsqu'elle entoure la psychothérapeute de ses bras et qu'elle la serre. Elle montre très clairement ce qu'elle veut ou pas comme par exemple ranger le pot de feutres dans son tiroir alors qu'on l'incite à écrire. Elle tient les objets dans sa main et ne les laisse plus tomber comme auparavant où elle semblait ne pas pouvoir fermer ses mains. Elle ne déchire plus les livres mais tourne maintenant les pages avec un apparent intérêt pour la pliure qui relie les pages entre elles. Lora manifeste un grand intérêt pour tout ce qui a trait aux orifices du corps qu'elle semble découvrir avec appétence. Elle rit même en percevant avec stupéfaction qu'elle pouvait se boucher les oreilles avec ses doigts (appris en psychothérapie). Elle peut aussi manifester une certaine affection en prenant quelqu'un dans ses bras et prononce « zem » à plusieurs reprises qui exprime un sentiment et figurant parmi les premiers monèmes qu'elle prononce. A onze ans, elle peut faire aussi quelque chose qui ressemble à une bise alors qu'elle n'en avait jamais fait. Elle fait ces formes de « bises » en différenciant sa psychothérapeute et ses deux familles d'accueil, celle des vacances et la permanente. Nous avons effectivement imaginé par cette attitude qu'elle tentait de dire « j'aime ». Elle commence à s'intéresser aux autres personnes et accepte le contact physique en utilisant la main d'un adulte. Dorénavant elle se laisse guider sans rigidifier sa main et son bras tout en restant en alerte vis-à-vis de ce qui se passe autour d'elle. Elle peut interagir avec les autres enfants par exemple en volant leur ballon ou en courant après eux. Il lui arrive de les toucher également malgré la violence de son contact parfois parce qu'elle les griffe. Elle ne déambule plus autant comme un fantôme sans vie, mais explore au contraire les limites et semble même les provoquer. Lorsqu'on lui dit « non », elle va alors reproduire l'action interdite jusqu'à obtenir une sanction comme pour attirer l'attention de l'autre dans un rapport de confrontation comme pour être punie, comme si la relation à l'autre ne pouvait être que dans et par la souffrance. A propos de la sphère buccale, Lora explore continuellement sa bouche de manière agressive en s'écorchant les gencives et la langue avec les ongles. Elle forme alors des sortes de « pp » et « bb » de façon non stéréotypée avec sa salive mêlée de sang qui se répand à l'extérieur de sa bouche, ce qui témoigne de sa ferveur déconcertante envers la sphère buccale mutilée violemment. Ce comportement est extrêmement insupportable pour l'entourage. De plus, l'expression « faire l'escargot »[57]

[57] G. Haag. Communication privée. Réunion INSERM 2012.

prend tout son sens chez Lora qui commence à assouplir sa carapace autistique. L'alliance thérapeutique avec la famille d'accueil est difficile. Elle attendait une « magie » thérapeutique sans avoir à remettre en question son mode éducatif et sa manière de penser l'enfant. La « magie » n'ayant pas opéré, elle se met à distance, dénigre le travail psychothérapeutique et les maigres évolutions de Lora. La famille d'accueil ne viendra plus aux rendez-vous fixés. Pourtant l'alliance avec le service de l'ASE est excellente jusqu'à ce qu'une nouvelle inspectrice référente décide d'arrêter soudainement la prise en charge psychothérapeutique sans me prévenir[58]. Du jour au lendemain je ne reçois plus Lora. Je la recevais à raison de deux séances de PsyIPA par semaine d'une durée chacune de trois quarts d'heure.

2.3 LE RECUEIL DES ENREGISTREMENTS VIDEO DE SEANCES

Les 127 enregistrements des séances de PsyIPA ont eu lieu pendant deux ans à l'aide d'un caméscope puis d'une webcam lorsque le premier a été cassé par Lora. L'enregistrement vidéo permet l'observation longitudinale et l'évolution de la dynamique relationnelle de manière plus objective. Au préalable la décision d'adopter l'enregistrement vidéo a été basée sur la crainte de faire des comptes rendus de séances *in extenso* incomplètes avec ces enfants autistes non-verbaux étant donné qu'une majorité des interactions se déroulent dans le non-verbal, où soit l'inconscient du psychothérapeute, soit le foisonnement les éléments sont à l'oeuvre et échappent[59] à l'observation clinique. Dans la dynamique de la séance il est aussi important que les éléments échappent afin de pouvoir laisser une liberté d'être mais lorsqu'il s'agit de mettre en évidence des processus dans une recherche cela peut être problématique. Effectivement, les vidéos ont révélé que des éléments essentiels pouvaient échapper au psychothérapeute pourtant en alerte comme la séquence où Teddy se balance d'un pied sur l'autre avant l'entrée du psychothérapeute dans le bureau qu'il stoppe dès qu'il le voit. Ni les parents, ni le psychothérapeute n'avaient vu chez lui ce comportement avant cet épisode. La relation thérapeutique (ou son absence) s'étaye sur des éléments qui interpellent subjectivement le patient et/ou le psychothérapeute par une sélection dans la co-construction mutuelle du lien intersubjectif.

Les trois enfants autistes avaient accès à l'ordinateur situé dans le bureau provoquant des arrêts d'enregistrement des vidéos s'ils y touchaient. Je me suis ainsi retrouvée avec les durées de séances variables à la place des 45 minutes attendues. Il a donc fallu les ramener au prorata de séance pour mettre à l'épreuve les hypothèses. Les fichiers vidéo ont été gravés sur CD afin de conserver les données brutes pour une recherche ultérieure. L'utilisation d'un

---

[58] Nous étions en 2008 dans la période d'éradication de la psychanalyse pour les enfants autistes et la nouvelle inspectrice prônait le tout rééducatif et la méthode ABA.

[59] Même s'il est important que certaines choses échappent pour la liberté, l'évolution ou autre, lorsqu'il est question d'autisme, la « transparence » est aujourd'hui demandée.

logiciel de montage spécialisé dans le traitement de l'image (Sony Vegas pro.11®) a permis de faire des allers et retours et des découpages dans le matériel clinique pour la présentation et l'analyse de celui-ci. La qualité de l'image est moyenne, le sujet est quelquefois hors champs du fait de l'angle d'ouverture restreint de la webcam, mais majoritairement les interactions sont claires et visibles sauf sur quelques vidéos où seul le son a été enregistré à cause d'une sortie de champ du patient.

2.4 LES METHODES MIXTES DE TRAITEMENT DES DONNEES

La méthodologie est d'appliquer la méthode scientifique (Bernard, 1865) et de croiser deux protocoles, qualitatif et quantitatif, pour traiter les données d'enregistrements vidéo[60]. Ce choix résulte d'une complémentarité qu'exprime ces protocoles en ne prenant pas en compte les mêmes phénomènes observables. La méthode qualitative avec le codage des corpus d'entretien de séances *in extenso* et une méthode statistique quantitative d'encodage au chronomètre des durées font apparaître des éléments différents mais complémentaires pour comprendre la co-création de la relation intersubjective pour ces enfants autistes.

2.4.1 La sélection des enregistrements vidéo

J'ai opté pour le traitement d'une séance mensuelle par Cas représentative de l'état de la relation transféro-contre transférentielle et des processus et mécanismes autistiques à l'œuvre à cet instant T. L'évolution des processus autistiques est très lente et les séances sont très redondantes durant le même mois avec une variabilité minime et chaotique, d'où le choix d'en encoder qu'une par mois sur les quatre (Cas 2 et 3) ou sur les huit (Cas 1). J'obtiens ainsi respectivement 19 vidéos pour Teddy sur une période de 25 mois, 12 pour César sur 20 mois et 13 pour Lora sur 10 mois. Les 11 occurrences nécessaires par Cas pour pouvoir disposer de la légitimité requise au traitement des données quantifiées et l'obtention du quota des corrélations simples avec la méthode statistique « r de Bravais Pearson » sont présentes ici, et ce, afin de concourir à la fiabilité de la recherche avec la méthode statistique choisie.

2.4.2 L'Analyse Phénoménologique Interprétative des interactions : la méthode qualitative

La méthode d'analyse phénoménologique est une recherche qualitative permettant d'appréhender la manière dont un sujet ressent un phénomène où le chercheur recueille les données en utilisant les entretiens cliniques, individuels ou de groupes afin de saisir le fonctionnement de processus et de

---

[60] Barrer, L. (2020). Le concept de démantèlement sensoriel dans l'autisme et la démarche scientifique. *Perspectives psy*, 59,2, 175-183.

mécanismes humains. Cette méthode de recueil de données est entremêlée de dimensions subjectives, mais elle permet de prendre en compte l'ensemble subjectif du patient. L'IPA met l'accent sur le caractère unique d'une personne, ses pensées, ses perceptions prises en compte dans l'ensemble de sa subjectivité. Elle met en avant la capacité du chercheur à s'immerger dans le monde de chaque patient à la différence des descriptions purement objectives effectuées par les méthodes quantitatives. De ce fait, l'IPA encourage la composition illimitée du jeu en séance entre le chercheur et les participants, laissant ainsi place à l'inattendu des rencontres, aux réponses imprévues pouvant aller jusqu'à la mise en perspective d'une nouvelle question de recherche. C'est une méthode ajustée pour la rencontre Humaine qui reprend les différents travaux antérieurs faits sur l'observation et l'entretien clinique mais qui manquaient de formalisation.

L'Analyse Phénoménologique Interprétative (IPA) a été formalisée en 2003 par Smith et Osborn. Le courant phénoménologique (courant philosophique du siècle dernier) sous-tend leur méthodologie parce qu'il considère les actes de conscience chez l'Homme et va à l'essence même des structures psychiques communes à tous les êtres humains. L'IPA consiste à prendre en compte, non seulement l'individu dans sa totalité, mais aussi le chercheur : « IPA also emphasizes that the research exercise is a dynamic process with an active role for the researcher in that process »[61] (p. 1). Il ne peut exister d'objectivité absolue chez un chercheur qui est influencé par l'interprétation de ses sens concernant le domaine de sa recherche. Plutôt que la centration sur la quantité des signes sémiologiques et leurs expressions chez un grand nombre de Cas, on focalise ici l'observation davantage sur le signe et la fréquence de son apparition.

> Thus, a two-stage interpretation process, or a double hermeneutic, is involved. The participants are trying to make sense of their world; the researcher is trying to make sense of the participants trying to make sense of their world[62]. (Smith et Osborn, 2003, p. 1)

Les auteurs proposent des entretiens structurés ou semi-structurés à questions ouvertes et l'enregistrement ou pas des dires des participants puis d'analyser les corpus recueillis sous une forme thématique. Les thèmes sont listés, quantifiés et pour finir discutés. La population étudiée ici n'a pas accès au langage, il est donc impossible d'accéder au discours verbal du patient par

---

[61] L'IPA souligne également que l'exercice de la recherche est un processus dynamique avec un rôle actif pour le chercheur dans ce processus.

[62] Ainsi, un processus d'interprétation en deux étapes, ou une double herméneutique, est impliqué. Les participants essaient de donner un sens à leur monde, le chercheur essaie de donner un sens aux participants qui essaient de donner un sens à leur monde.

l'intermédiaire d'entretiens classiques. J'ai donc listé les thèmes à partir des signes non-verbaux, les critères de preuve, exprimés ainsi que les critères de preuve contre-transférentiels manifestés par le psychothérapeute. Dans la mise à l'épreuve de la première hypothèse où je recherche l'expression du phénomène de démantèlement sensoriel, je regroupe tous les passages des séances où la thématique corporelle du phénomène de démantèlement apparaît.

Ainsi, je tente de cerner pour l'ensemble des hypothèses la dynamique transférentielle et de m'approcher au plus près de la réalité des séances si particulières et singulières pour lesquelles il est parfois difficile de trouver les mots pour les décrire tellement les dimensions inter et intra subjectives sont intriquées. C'est seulement à partir de l'expression non-verbale et de la projection dans le transfert d'éléments spécifiques que l'accès au monde interne de l'enfant autiste nous est rendu possible. Le contre-transfert devient donc porteur de l'information provenant de la projection de l'enfant autiste à partir duquel le psychothérapeute tentera de donner sens au non-sens. La thématique se fera donc sur une reproduction de comportements non-verbaux, les critères de preuve. Leur quantification diffèrera de celle proposée par l'IPA parce qu'elle s'appuie sur le discours verbal. Puis il y aura la discussion de l'observé à l'image de la proposition de Smith et Osborn (2003). La méthodologie d'analyse des données recueillies se fait par la cotation des interventions non-verbales afin de concevoir si des attitudes sont similaires. Je n'utilise donc ni l'analyse du discours, ni l'analyse de contenus de discours verbaux et linguistiques, ni de logiciel approprié à cette catégorie d'analyse.

2.4.3 L'encodage des vidéos et la statistique : la méthode quantitative

Le « r de Bravais Pearson » est la méthode statistique choisie parce qu'elle permet d'étudier la corrélation entre deux ou plusieurs variables aléatoires ou statistiques numériques et l'intensité de leur liaison. Dans le cas de deux variables numériques, il s'agit de la régression linéaire. Une mesure de cette corrélation est obtenue par le calcul du coefficient[63] de corrélation linéaire. Celui-ci est égal au rapport de leur covariance et du produit non nul de leurs écart-types. Le coefficient de corrélation est compris entre -1 et 1 selon la définition de Pearson. Plus le coefficient est proche des valeurs extrêmes -1 et 1, plus la corrélation entre les variables est forte ; on emploie simplement l'expression « fortement corrélées » pour qualifier les deux variables. Une corrélation égale à 0 signifie que les variables ne sont pas corrélées.

---

[63] Je garde ici l'orthographe sans le tréma malgré que : « Le ‹ ë › est d'usage assez rare en français et ne se rencontre que dans deux catégories de mots. Il se retrouve dans certains mots où le tréma indique que la voyelle qui précède est prononcée séparément comme ambiguë ou aiguë. Cette règle a cependant été rectifiée selon les rectifications orthographiques du français en 1990 pour que le tréma indique que la voyelle à laquelle il s'attache est prononcée séparément comme dans ambigüe ou aigüe ». https://fr.wikipedia.org/wiki/%C3%8B

Corrélation	Négative	Positive
Faible	De −0.5 à 0.0	De 0.0 à 0.5
Forte	De −1.0 à −0.5	De 0.5 à 1.0

Tableau 3 Corrélation r Bravais Pearson

Les enregistrements vidéo ont été encodés à l'aide d'un chronomètre afin d'additionner les différentes durées du phénomène de démantèlement recherché, déterminé par les hypothèses, puis qui seront classées dans un tableau à double entrée. Cette procédure de traitement permet la quantification des phénomènes produits en séance de PsyIPA, mais aussi son utilisation est motivée par le nombre minimum de données vidéo sélectionnées.

La durée obtenue avec le chronomètre à chaque fois que le phénomène surgit est ajoutée à la précédente pour additionner une somme globale dans une même séance. Il en résultera que les durées du phénomène de démantèlement sensoriel produites seront mises en tableau pour chaque séance. Il en sera fait de même pour les hypothèses recourant aux critères de preuve observables. Je déclenche le chronomètre lorsque l'enfant autiste présente les critères de preuve définis dans la première hypothèse, et je le stoppe quand il reprend spontanément contact avec la réalité ou suite à une intervention physique du psychothérapeute. Concernant le repérage des interactions visuelles, le chronomètre est actionné lorsque l'enfant autiste regarde le psychothérapeute de face. Les regards de biais ou non focalisés n'ont ainsi pas été comptabilisés pour avoir une durée d'un regard face à face sincère, confiant et non anxieux. Le chronomètre est arrêté quand l'échange se termine. Ce comptage est réalisé à chaque fois que les critères se produisent en séance d'où la sélection nécessaire des vidéos pour bien observer l'interaction de face.

2.5 PRESENTATION QUALITATIVE ET QUANTITATIVE DES DONNEES OBTENUES

J'ai privilégié deux formes de présentation écrite des données cliniques recueillies pour les deux méthodes différentes :

- Pour la méthode qualitative (clinique) la transcription des observations en trois colonnes, méthode clinique établie par Gimenez (2000) qui présente les critères de mise à l'épreuve des hypothèses. Les données cliniques (première colonne), le contre-transfert (deuxième colonne) et les interprétations du psychothérapeute (troisième colonne) permettent de détailler la ligne associative intra et inter séances. L'évolution du processus sur le long terme du démantèlement sensoriel, des interactions patient/psychothérapeute, de la relation transféro-contre transférentielle est mieux visualisée et permet de saisir au plus juste le langage non-verbal de l'enfant autiste.

- Pour la méthode quantitative, la seconde forme de présentation s'affiche sous forme de tableau à double entrée Excel® des données quantifiées (les durées chronométrées). Ensuite, la mise en graphismes des données chiffrées montre la variation sur le long terme du phénomène de démantèlement de l'enfant autiste, des regards adressés au psychothérapeute ou de la durée de son absence de la relation à l'autre en séance de psychothérapie d'inspiration psychanalytique (PsyIPA).

2.5.1 La retranscription in extenso des séances : méthode qualitative

Gimenez (1993) établit une nouvelle méthode de transcription des données cliniques qui permet de trier le matériel sensoriel de la séance, le contre-transfert et de mettre celui-ci en relief en notant les hypothèses émises intrapsychiquement. En effet, il explique : « Nous avons cherché à élaborer une méthode de notation (prise de note, compte rendu du corpus clinique qui nous permette de rendre compte de l'expérience clinique dans sa dynamique » (p. 133). La méthode permet de prendre en compte l'ensemble dynamique de nos rencontres transférentielles et d'être ainsi au plus près de notre matériel clinique ainsi repéré afin d'éviter les éventuelles confusions entre les mouvements internes du patient et les mouvements du psychothérapeute pris dans cette aventure transférentielle. Meltzer s'y était déjà essayé en créant une retranscription en deux colonnes mais je n'ai pas trouvé d'écrits à ce propos[64]. Bion (1965) avec la grille a lui aussi élaboré une découpe très précise de séance de psychanalyse. La question de la prise de note en clinique est prégnante car elle a « une fonction de mémoire et d'inscription des faits de la séance [...] de support d'élaboration dans la visée de présentation à des tiers » (Barthélémy et Gimenez, 2011, p. 172). La prise de note écrite serait la projection sur papier de notre premier filtre interne réalisé pendant la séance. Nous ne pouvons noter que ce que nous avons retenu de la séance d'où l'importance pour le psychothérapeute d'élaborer dans l'après-coup sur ce sujet. L'observation clinique telle que l'a décrite Bick (1964) et la prise de note permettent d'être formé à retenir ce qui est pertinent, à être attentif, à repérer « des indices cliniques qui, sinon, seraient passés inaperçus » (p. 173).

[64] Il s'agit de communications privées de G. Haag (groupe 3 de recherche à Paris) et de G. Gimenez (AMU).

Matériel clinique sensoriel « les faits de la séance »	**Mouvements internes du clinicien (affects, associations internes)**	**Hypothèses du clinicien sur le processus repéré**
Matériel verbal (cris, syllabes, mots du patient, interventions verbales du clinicien). Matériel non-verbal (bruits corporels, bruits externes au cabinet, mouvements du patient, objets concrets externes touchés ou manipulés, expression faciale, mouvements du clinicien).	Ressentis personnels contre-transférentiels : émotions, intuitions, ressentis corporels. Associations internes sur relatives à des faits ne semblant rien à voir avec le contenu de la séance.	Association du clinicien en fonction de ses ressources théoriques.

Tableau 4 Présentation des données qualitatives en 3 colonnes (Gimenez, 1993)

La transcription des observations dans la première colonne s'établit au plus près des faits de la séance, les verbalisations du patient et du clinicien, leurs expressions faciales et corporelles, leurs actions, actes, gestes, leurs déplacements dans l'espace ainsi que les mouvements et perturbations extérieurs pénétrant la séance. Pour préciser le fonctionnement avec un enfant autiste, un rayon de soleil surgissant soudainement dans le bureau peut le conduire à se démanteler et donc à s'absenter de la relation. Le rayon de soleil sera noté dans la colonne 1, la sensation d'absence dans la colonne 2 et l'hypothèse formulée par le psychothérapeute de mécanisme de démantèlement dans la colonne 3. Barthélémy et Gimenez (2011) y inscrivent les données sensorielles constituées d'éléments auditifs et visuels, même si les autres canaux sensoriels (olfactif, cénesthésique, gustatif) peuvent être utilisés. J'ai été ainsi confrontée au problème de la notation du langage non-verbal puisqu'il s'agit d'un langage infraliminal, inconscient, du clinicien comme du patient. Les auteurs évoquent cette difficulté de tout noter de la tonalité affective, de la prosodie, du rythme et des silences d'une phrase. Comment noter dans un verbatim le silence plein et le silence vide ?

Les mouvements internes du clinicien sont notés dans la deuxième colonne (la troisième dans la méthode de notation revisitée par S. Barthélémy et Gimenez en 2011), « pensée, émotion, contre-transfert » (S. Barthélémy et Gimenez, 2011) avec l'objectif de distinguer les faits de séance, des manifestations, productions internes du clinicien et permettre ainsi le repérage du contre-transfert. Je connais l'importance de cette mise en exergue du contre-transfert dans ma clinique quotidienne, mais elle l'est encore davantage au contact des enfants autistes privés de parole, donnant une indication sur la dynamique de la séance. Les mouvements internes du clinicien permettent alors la mise en lumière des mouvements du patient projetés sur le psychothérapeute. Ce repérage limite les risques avec les enfants hors langage, plus que tout autre, de projeter nos propres spéculations, conceptions sur l'autre d'où l'importance de bien distinguer les faits de séances des mouvements internes appartenant au clinicien. La deuxième colonne permet d'aborder la question du transfert dans sa dimension archaïque. A quel point il fait régresser le psychothérapeute (processus secondaire) lorsqu'il s'agit de pathologies telles que l'autisme (processus archaïque) et la psychose (processus primaire). Il est nécessaire de se laisser aller à supporter les angoisses terrifiantes pour s'immerger dans le monde de l'enfant autiste et de se tenir au plus près de ses éprouvés archaïques par le contre-transfert. La deuxième colonne est alors comme « écho de la relation au patient, et comme matériel pouvant enrichir et compléter l'observation » (p. 178). Ils insistent sur le fait qu'elle puisse être vide.

> Ces blancs révèlent ici les incertitudes du sens manifesté dans les « ratés » de la prise de notes (oublis, brouillage, lapsus d'écriture, le refoulé, le négatif, etc.). Ces « ratés », résultats du négatif, peuvent alors être traités comme du matériel clinique à prendre en compte dans le travail d'analyse ». (S. Barthélémy et Gimenez, 2011, p. 178)

La troisième colonne (la quatrième dans l'article de Barthélémy et Gimenez, 2011) est consacrée aux hypothèses théorico-cliniques du clinicien relatives au processus psychique à l'œuvre chez le patient en s'appuyant sur les deux premières colonnes. Les hypothèses résultent d'une « transformation élaborative rendue possible par le système de représentation théorique opérationnel [du clinicien] » (Gimenez, 1993, p. 134) et pour aller plus loin « le travail de l'hypothèse est une transformation du matériel qui implique une méthode "d'interprétation" ou de traduction de celui-ci » (S. Barthélémy et Gimenez, 2011) c'est ici l'espace tiercéisé entre le clinicien et le patient. Cette colonne correspond ainsi à un travail de transformation, de liaison et d'élaboration de ce qui a été reçu et gardé par le clinicien dans la séance c'est la fonction alpha du clinicien, la fonction de métabolisation et de détoxication (Bion, 1962a), de mentalisation, de perlaboration, fonction contenante et conteneur (Kaës, 1993). Le clinicien est ici « appelé » à être un « appareil de transformation » (Bion, 1962a ; Kaës, 1976, 1993), mettant en œuvre la fonction de symbolisation (S. Barthélémy et Gimenez, 2011, p. 182). Les séances sont donc découpées en indices cliniques regroupés en hypothèses et non en interprétations qui vont être le cœur de la méthodologie de la recherche, différence fondamentale entre un entretien clinique et une discussion. La méthode de traitement des données en trois colonnes permet la prise en compte approfondie de l'intersubjectivité à l'œuvre au cours des séances ainsi que la subjectivité du clinicien.

La méthode qualitative consiste à découper les verbatim des séances de cette recherche en micro-séquences encodées avec des codes en début de vignettes qui indiquent :

- La séance : séance 1 notée S1
- Le cas : C1 Teddy, C2 César et C3 Lora
- Le chiffre après le S : l'emplacement de la séance dans la chronologie, plus les séances se multiplient, plus le chiffre est élevé (ex : 19 est situé vers la fin de la recherche soit deux ans et demi)
- Le deuxième chiffre après le slash et le C indique la séquence de la séance (ex : 199 est situé vers la fin de la recherche).

On obtient ainsi un encodage très précis du matériel clinique : S1/ C1.13 correspond à la Séance 1/Cas1 Teddy. 13ème séquence de la séance 1.

2.5.2 L'organisation des données filmées avec la méthode quantitative

Les durées de chaque séance, comptabilisées avec un chronomètre, sont additionnées et compulsées sur une feuille de calcul Excel® dans un tableau à double entrée de 10 colonnes. Elles sont transformées en pourcentage au prorata du temps de séance qui a pu être raccourci par l'action des enfants autistes sur l'ordinateur. Il a donc fallu introduire le pourcentage pour les homogénéiser afin de les mettre en graphique.

Cas x	Durée séances	H1 Tps de démantèlement	H1 % tps de dém. prorata durée de séance Cx100/B	H3 absence de la relation E = (C+G) -B	H3 % absence de la relation Ex100/B	H4 Durée tps partagé G = (C+E) -B	H4 % tps partagé Gx100/B	H4 regards + attention vers psyT	H4 % regards + attention vers psyT Ix100/B
	B	C	D	E	F	G	I	H	J
Vidéo 1									
Vidéo n+1									
Vidéo N+x									

Tableau 5 Tableau des données codées des séances

La première colonne concerne le numéro du Cas et de la vidéo par cas. Les colonnes B, C, E, G et H sont les durées réelles en secondes respectivement des séances, du démantèlement, de l'absence d'interaction de l'Enfant Autiste (EA) avec le psychoThérapeute (psyT), du temps partagé entre EA/psyT et des regards et de l'attention de EA vers psyT. Les colonnes D, F, I et J sont les pourcentages des durées comptabilisées ramenées à la durée de la séance.

3 EXPERIMENTATION SCIENTIFIQUE ET METHODOLOGIE MIXTE DU MECANISME DE DEFENSE DE DEMANTELEMENT / REMANTELEMENT SENSORIEL

Par bonheur, ce qu'on appelle les « perturbations » dues à l'existence de l'observateur, lorsqu'elles sont correctement exploitées, sont les pierres angulaires d'une science du comportement authentiquement scientifique et non – comme on le croit couramment – un fâcheux contretemps dont la meilleure façon de se débarrasser est de l'escamoter.
(Devereux, 1980, p.30)

Dans ce chapitre, je vais exposer la méthodologie mixte de l'expérimentation des quatre hypothèses. Je ne donnerai que quelques vignettes cliniques pour la méthode qualitative trop fastidieuse à développer *in extenso* et cela pour des raisons de fluidité de lecture et de compréhension pour le lecteur. A l'origine le manuscrit de cette recherche doctorale faisait 543 pages. Si je joignais dans ce livre toutes les vignettes de l'expérimentation la lecture serait trop redondante. Elle le sera inévitablement un peu dans ce chapitre. Si je joignais aux annexes l'analyse des 44 séances, leur volume aurait pu faire un livre à lui seul. Les analyses ont été réalisées dans la recherche doctorale originelle de 2013. L'idée est de montrer simplement comment il est possible d'utiliser la clinique avec des critères de preuve et la codification des vignettes de séance. Les vignettes provenant des corpus cliniques et les statistiques réalisées dans ce chapitre vont mettre en exergue les passages intersubjectifs et leur durée pendant les séances de psychothérapie où les trois enfants autistes ont recours au démantèlement sensoriel. L'intérêt de la démonstration concerne surtout la mise en évidence de ce nouveau protocole de recherche alliant la démarche scientifique, les méthodes qualitative et quantitative pour valider l'existence d'un processus psychique basé sur la théorie psychanalytique.

La méthodologie quantitative ne correspond pas à une quantification mathématique, les notions de logique mathématique reliant les variables à une quantité n'apparaissent pas et nous n'avons pas encore les moyens de numériser une information analogique afin de la traiter par ordinateur. Le travail réalisé en collaboration avec un statisticien sert, pour l'instant, à concevoir la durée chiffrée du phénomène psychique et d'en tirer des graphiques. La conception de deux méthodes complémentaires au sens de Devereux (1967) a été élaborée dans l'idée de minimiser la subjectivité lors des observations des signes cliniques et leur interprétation. La méthode quantitative vient en complément de la méthode clinique qualitative d'analyse des corpus pour saisir dans la réalité objective de la séance, la durée du phénomène à l'origine de la formulation des hypothèses.

Pour une lecture fluide, j'expose ici les trois tableaux des trois cas d'enfant autiste concernant les durées des critères nécessaires à la mise en évidence des hypothèses.

Cas 1 Vidéo 19 séances /24 mois	**Durée en Sec.**	**H1**	**H1%**	**H3**	**H3 %**	**H4**	**H4 %**	**H4**	**H4 %**
	B	C	D	E	F	G	I	H	J
15/09/2009 V4 (1)	2234	159	7,11	1923	87	420	18,91	1	0,05
17/11/2009 V14 (2)	2640	125	4,73	1382	53	1084	41,06	0,15	0,01
08/12/2009 V19 (3)	2102	126	5,99	1920	91	1	0,05	0,13	0,01
16/03/2010 V37 (4)	2222	123	5,54	2103	95	2	0,09	0,07	0,00
27/04/2010 V51 (5)	2282	124	5,43	1381	60	480	21,03	0,35	0,02
11/05/2010 V55/56 (6)	961	6	0,62	844	90	3	0,31	0,21	0,02
22/06/2010 V75 (7)	1800	121	6,72	723	41	901	50,06	1	0,06
28/09/2010 V87 (8)	2220	244	10,99	1563	71	243	10,95	121	5,45
14/10/2010 V89 (9)	2404	4	0,17	962	40	1383	57,53	360	14,98
02/12/2010 V92 (10)	663	185	27,90	1983	82	181	27,30	0,31	0,05
26/01/2011 V99 (11)	664	60	9,04	486	75	64	9,64	0,1	0,02
02/02/2011 V101 (12)	2820	484	17,16	1922	69	304	10,78	300	10,64
09/02/2011 V102 (13)	2285	480	21,01	304	14	1386	60,66	181	7,92
17/03/2011 V103 (14)	4980	723	14,52	724	28	1144	22,97	300	6,02
07/04/2011 V109 (15)	2640	360	13,64	361	14	1864	70,61	660	25,00
11/05/2011 V110 (16)	2580	303	11,74	1202	47	963	37,33	600	23,26
01/06/2011 V114 (17)	2642	603	22,82	1141	43	842	31,87	780	29,52
27/07/2011 V118 (18)	1741	1	0,06	5	2	1620	93,05	156 0	89,60
19/10/2011 V123(19)	2403	5	0,21	63	3	2344	97,54	210 0	87,39

Tableau 6 Résultats statistiques des durées de démantèlement sensoriel Cas 1

Cas 2 Vidéo 12séances /24mois	**Durée en Sec.**	**H1**	**H1 %**	**H3**	**H3 %**	**H4**	**H4 %**	**H4**	**H4 %**
	B	C	D	E	F	G	I	H	J
15/09/2009 V5 (1)	2522	242	9,60	301	12	1921	76,17	480	0,19
20/10/2009 V11 (2)	2580	4	0,16	125	6	2400	93,02	180	0,07
24/11/2009 V16 (3)	1144	2	0,17	426	39	61	5,33	121	0,11
02/02/2010 V30 (4)	1144	0	0,00	184	18	960	83,92	61	0,05
09/03/2010 V36 (5)	1803	1	0,06	1	1	1680	93,18	0	-
24/04/2010 V49 (6)	1684	3	0,18	0	-	1681	99,82	0	-
18/05/2010 V60 (7)	2161	0	0,00	0	-	2160	99,95	0	-
14/06/2010 V73 (8)	2340	0	0,00	0	-	2340	100,00	0	-
06/07/2010 V84 (9)	1626	0	0,00	0	-	1621	99,69	0	-
22/03/2011 V104 (10)	2821	0	0,00	0	-	2820	99,96	0	-
13/05/2011 V110 (11)	2640	6	0,23	305	13	2280	86,36	301	0,11
19/09/2011 V121 (12)	2342	6	0,26	61	3	2280	97,20	0	-

Tableau 7 Résultats statistiques des durées de démantèlement sensoriel Cas 2

Cas 3 Vidéo 13 séances /10 mois	**Durée en Sec.**	**H1**	**H1 %**	**H3**	**H3 %**	**H4**	**H4 %**	**H4**	**H4 %**
	B	C	D	E	F	G	I	H	J
21/09/2009 V7 (1)	904	62	6,86	364	40,27	420	50,72	2	0,22
14/10/2009 V10 (2)	1862	65	3,49	602	32,33	1141	63,32	1	0,05
04/11/2009 V12 (3)	2586	63	2,44	1803	69,72	661	27,39	2	0,08
09/12/2009 V22 (4)	2043	123	6,02	664	32,50	1201	59,99	1	0,05
06/01/2010 V26/28 (5)	2585	184	7,12	1022	39,54	1321	52,50	1	0,04

03/02/2010 V31 (6)	2041	180	8,82	543	26,60	1261	63,72	300	14,70
03/03/2010 V35 (7)	2760	61	2,21	482	17,46	2160	78,73	180	6,52
31/03/2010 V43 (8)	1683	4	0,24	661	39,28	1020	60,74	300	17,83
19/04/2010 V46 (9)	2521	4	0,16	426	16,90	2040	81,03	2	0,08
09/06/2010 V70 (10)	2400	64	2,67	68	2,83	2161	92,13	2	0,08
16/06/2010 V74 (11)	2343	244	10,41	246	10,50	1800	77,18	181	7,73
07/07/2010 V85 (12)	2641	64	2,42	184	6,97	2340	89,22	241	9,13
12/07/2010 V86 (13)	2221	60	2,70	362	16,30	1741	80,57	3	0,14

Tableau 8 Résultats statistiques des durées de démantèlement sensoriel Cas 3

Les tableaux compulsent les durées du démantèlement sensoriel en fonction des quatre hypothèses.

3.1 LE DEMANTELEMENT SENSORIEL EST-IL UN PHENOMENE OBSERVABLE ET QUANTIFIABLE ?

Je rappelle que la première hypothèse consiste à observer qualitativement le phénomène de démantèlement sensoriel à partir de l'expression concomitante des quatre critères de preuve et de le repérer ensuite dans les verbatim de séances. En complément, la méthode quantitative l'enrichit par son potentiel objectif de ne pas prendre en compte la tonalité et la dynamique des séances. Je rappelle ici les quatre critères définis, le regard focalisé sur un point unique, la modification du tonus corporel général hypertonique, l'absence d'attention (Bion, 1970) à l'environnement immédiat et l'instantanéité d'entrée et de sortie du démantèlement sensoriel.

3.1.1 L'apragmatisme de Teddy

La méthode qualitative psyIPA et le système de notation en trois colonnes vont permettre de relever les séquences où Teddy exprime les critères de preuve simultanément.

La séance 1 (S1/C1.13) a commencé depuis quelques minutes, mais Teddy n'enlève ni son manteau, ni sa capuche. Il regarde par intermittence le ventilateur éteint sous le bureau et se place même à côté de la porte d'entrée de manière à ne pas le voir. Il prend les éléments d'un parcours routier, un circuit train/voiture qu'il manipule mollement en tentant d'accrocher les morceaux de plastique entre eux et pousse des grognements que j'imagine être une demande d'aide. Je m'exécute et réalise un semblant de route où les véhicules pourront rouler. A aucun moment Teddy ne me regarde ou n'entre en contact non-verbal avec moi. Il regarde longuement dans le vide et s'assoit en tailleur par terre à côté du circuit, coudes sur les genoux. Il ne bouge plus. Son regard va du circuit, à moi, au ventilateur et son regard se vide. Il pose lentement les éléments sans les regarder, la bouche ouverte. Son regard va du ventilateur aux éléments du circuit et il semble inquiet. Il met un élément à l'envers sur le pont. Je commente : « Regarde il est à l'envers ! Oh ! Il est en l'air ! Vas-y, tournes-le. Il est à l'envers ». D'un coup son corps s'immobilise totalement inerte, son regard se fixe par terre comme s'il se transformait en statue de pierre. Il n'émet plus de grognements, plus de sons et remue mollement le morceau de circuit qu'il a dans la main. Il me donne l'impression d'être ailleurs, je me sens seule. Le temps semble s'être figé. Je n'ose même pas bouger sans savoir pourquoi. Afin de lutter contre la sensation de torpeur et de vide intérieur, j'ai l'impression qu'il faut que je développe des activités de jeu. Je redis les mêmes choses comme si je fonctionnais en boucle, ritualisée comme lui... Cette séquence se répète ainsi plusieurs fois identique à celles des séances précédentes... d'un coup il mime un sanglot étouffé, une sorte de hoquet. « Quoi, on dirait que tu pleures ? ». Je me demande s'il est triste, si je traduis bien son émotion. Il fixe le ventilateur de biais tout en manipulant les morceaux de circuit sans paraître les voir. Puis il fait aller son regard longuement sur le circuit tout en émettant les sons « bbbrrr ». Il ne me regarde pas, mais m'effleure furtivement de temps en temps la main comme pour m'inciter à jouer ou pour que je fasse quelque chose au ventilateur qu'il regarde simultanément. Son regard se fixe à nouveau par terre. Je le sens s'échapper de la situation... Des éléments du circuit sont accrochés les uns aux autres mais ils ne sont pas correctement emboîtés, les rails du circuit ne peuvent servir de route. C'est chaotique. J'émets l'hypothèse d'une dévitalisation du jeu, là où il devrait y avoir de la vie, du rire, du mouvement, du plaisir, il n'y a rien, ou plutôt si, il y a de l'inertie, le gel de ma pensée, l'absence de mouvement... Il pose les éléments du circuit les uns à côté des autres, les accroche par les ergots. La scène se répète à l'identique pendant un long moment.

Dans cette séquence j'ai repéré son regard qui se focalise sur le sol et sur le ventilateur, simultanément son tonus corporel se modifie, il se tasse sur lui-même comme s'il devenait mou. Il ne bouge plus sauf un petit élément du circuit qu'il a gardé dans sa main et qu'il remue mollement. L'absence d'attention à l'environnement est aussi présente. Il pose les éléments sans les regarder, les sons ont disparu, il est figé dans sa posture et ne montre plus d'intérêt, ni pour le circuit, ni pour le ventilateur. Son changement d'attitude entre le moment où il semblait inquiet de voir le ventilateur et le pseudo jeu de construction de la route, se transforme en un instant. La tonalité relationnelle n'existe plus. Je ressens une forme d'atmosphère lourde qui m'envahit comme si le monde venait de s'effondrer et qui me fige. S1/C1.14, à la suite de cette phrase : « Tu vois il y a des choses ici qui paraissent effrayantes ? Il y a des choses qui inquiètent ici ? », il me tend un morceau de circuit pour que je le mette avec les autres. Ainsi il sort de cet état figé d'un coup et recommence le « jeu » de construction. Dans les autres séquences S1/C1.15, 16, 17, 19, 21, 22, 24, 25, 29 et 35, on retrouve la convergence des mêmes critères d'observation qui se reproduisent de manière exactement analogue à celle-ci évoquant le *sameness* (Kanner, 1943) mais la répétition est de 12 fois identique dans S1 qui n'aura duré que 37,01 minutes quand j'aborderai la méthode quantitative.

Autre vignette de démantèlement sensoriel (S1/C1.22), quelques minutes après les séquences ci-dessus, Teddy se lève et va s'asseoir sur le canapé, le regard dans le vague, les pieds mollement croisés, tassé sur lui-même, il mime le sanglot à nouveau. Je ne lui parle pas des pleurs comme précédemment, je tente un autre registre, plus centré sur l'enveloppe protectrice offerte par la capuche toujours sur sa tête sur laquelle il jette des petits coups d'œil sans tourner la tête, juste les yeux de côté, en biais. Je lui dis : « il y a du noir dans la tête ? ... Hein ? Des choses qui font pleurer ? ... C'est la capuche que tu regardes ? La capuche qui te protège ? ». D'un coup, il s'affaisse doucement, allongé sur le côté droit comme s'il n'avait plus d'os. Son regard s'accroche à un point loin derrière moi dans le vague. Il roule sur le dos et fixe le plafond un long moment sans ciller. A nouveau je ressens cette forme d'atmosphère lourde qui m'envahit et me plombe. Je me sens vraiment seule et me questionne à propos de ce qu'il peut projeter en moi de cette solitude, peut-être l'expression de l'identification projective sur ce ressenti de néantisation qui me submerge de manière récurrente avec lui. Teddy est avachi sur le canapé, son corps est inerte comme un corps endormi ou mort. Les bras pendent sur le côté tels qu'ils sont tombés, son regard lointain fixe toujours un point derrière moi. En écho je me sens vidée. Pour lutter contre cet état, je me raccroche au verbal. Je m'exclame vivement et fort : « Et voilà Teddy est fatigué ! ». J'ai l'impression de lutter contre l'idée de voir ce corps mort. Je dis fatigue alors que j'émets l'hypothèse du démantèlement sensoriel, il s'absente. Malgré mes paroles dites d'un fort niveau sonore, il ne bouge pas, n'a aucune réaction. Je me sens envahie par une torpeur et j'arrête de parler et de bouger comme statufiée par ce mouvement mortifère. Grâce à l'analyse des séances enregistrées j'ai pu prendre conscience de cet instant qui m'avait complètement échappé d'une durée de moins d'une minute alors que dans mon ressenti contre-transférentiel j'ai eu l'impression qu'il avait duré bien plus longtemps.

Dans cette séquence comme pour la précédente, son regard est focalisé sur un point unique situé dans le bureau sur un élément immobile du cadre (le plafond) derrière moi peut-être un élément attractif éphémère (rayon de lumière, ombre, etc.). La modification du tonus musculaire est plus visuelle parce qu'il s'effondre sur le canapé. Je n'observe pas de mouvement rythmique auto-sensoriel d'une partie du corps non lié à la situation vécue comme avec l'élément du circuit. L'inattention à l'environnement est plus flagrante par son absence de réaction à mes paroles assez fortes et à la déconnection qu'il fait soudain en passant du regard à sa capuche, à rien. Sa chute subite sur le canapé immédiatement après mes paroles est instantanée. Teddy est plus inerte que dans la séquence précédente, mais les critères de preuve d'observation du phénomène de démantèlement sensoriel sont présents même s'il est plus aisé effectivement de le visualiser sur la vidéo qu'à la lecture d'un compte rendu.

La séquence S5/C1.69 est intéressante de par la modification du tonus musculaire, les critères de preuve sont toujours présents, mais de l'hypotonie il passe à l'hypertonie. Au début de la séance Teddy se met brusquement debout et secoue ses mains devant lui puis les met entre ses jambes tout en faisant « rrrrrr » (R roulé) avec la langue et a une sorte de rire immotivé, le regard dans le vide. L'instant d'avant j'avais fait rouler une petite voiture sur les rails construits en faisant le bruit d'un moteur « brbrbr ». Il avait pris une voiture pour suivre la mienne en faisant lui aussi « rrrrr ». J'ai l'impression que le mouvement d'imitation était trop fort émotionnellement. Il ne prend plus en compte ce qu'il se passe dans le jeu. De la position assise, il se lève, fixe le sol, agite ses mains devant lui et sur lui, il refait le bruit de voiture « rrrr ». Son tonus musculaire change, de mou il s'agite devient très tonique. Je n'ai pas l'impression qu'il est ailleurs même s'il fixe le sol, j'ai le sentiment contre-transférentiel qu'il se protège de moi. Je me questionne par rapport à son mouvement. Est-ce une stéréotypie apparue un peu auparavant ou l'expression du phénomène de démantèlement puisque les quatre critères sont présents ?

Ses mouvements de mains tournés vers lui entre ses jambes et non pas vers l'extérieur, le ventilateur ou un élément du circuit comme dans les séquences précédentes, montrent une rythmicité auto-sensorielle d'une partie du corps non lié à la situation vécue. Teddy fixe le sol du regard. Il se lève alors qu'il était en train de faire rouler la voiture et se tourne comme s'il n'était plus intéressé par ce qu'il faisait la seconde précédente, devenant hermétique à ce qu'il se passe autour de lui. Il sortira de cet état en se mettant à chercher quelque chose autour de lui comme s'il revenait à la réalité d'un coup. Dans les séquences S5/C1.65, 67, 70, 71, 73, 75 et 80, les quatre critères sont présents et identiques à cette description.

A la fin de la recherche (S12/C1.220) soit seize mois après, il se laisse tomber sur le côté contre le dossier du canapé comme si l'énergie s'en était soudain allée de son corps. Il fixe le mur, le visage inexpressif. Nous étions en train de jouer, je lui faisais des « chatouillis »[65]. Je ne le laisse pas dans cet état démantelé et j'interviens immédiatement en le relevant ; il retombe ; je le relève et dis d'une voix toujours très joyeuse mais sans crier, « Hop ! Hop ! Hop ! Relevé, et tombé ! ». Il est comme une poupée de chiffon. Cela dure quelques minutes puis il babille, la voix et le regard reviennent. Je fais mine de le caler contre le canapé ; le regard se vide à nouveau. Je n'arrive pas à le faire reconnecter. Il a un visage lisse sans expression pendant deux minutes (en référence aux durées compulsées avec le quantitatif). Je suis effarée, il ne tient même plus droit, assis. C'est la catastrophe, en voulant le ramener dans la relation en le touchant, j'ai créé l'inverse, il reste démantelé. J'insiste. Le passage par le corps ne marche pas. Puis d'un coup il rit et me regarde à nouveau.

Cette séquence nous montre que lorsque les quatre critères apparaissent simultanément il faut un certain temps à Teddy pour les faire disparaître et ce temps peut être long. L'inattention à l'environnement est ici visible. Elle surgit d'une fraction de seconde à l'autre et persiste plus longtemps que ce que j'avais observé jusqu'à présent.

Dans un autre exemple, la séance vient juste de commencer (S12/C1.199), le visage de Teddy se ferme et devient lisse lorsqu'il se redresse sur le canapé. Il ne montre plus aucune expression. Une seconde auparavant, il était en train de rire et avait roulé sur le côté du canapé. Je lui dis en continuant d'un ton joyeux, « Oh qu'est-ce qu'il y a ? ». Nous étions dans un temps de partage où je lui faisais des chatouillis sur le flanc où il riait à gorge déployée. Cette excitation semble trop forte pour lui, il se ferme. Il tombe sur le côté, le corps inerte, le regard dans le vague. « Oh ! Teddy, tu as envie de faire un petit dodo ? ». Je vois bien qu'il s'agit du même mouvement habituel que je nomme le démantèlement sensoriel, mais au lieu de lui dire comme chaque fois qu'il est ailleurs, qu'il s'échappe de la relation, je fais comme si je ne comprenais pas ce moment et lui renvoie une phrase du côté de la norme sociale : quand on se couche c'est qu'on est fatigué. Dans mon contre-transfert, son attitude me donne une sensation d'être lâchée d'un coup. On passe du rire au rien, c'est très déstabilisant. D'où peut-être aussi, mon idée de me raccrocher au social avec cette phrase. D'un coup il se reconnecte, son regard est animé, ses yeux bougent dans leurs orbites et les mouvements de cils reprennent. Il se relève et vient mettre sa tête contre ma poitrine en mettant mes mains sur sa tête. J'ai l'impression qu'il me met dans la position d'être une maman. Dans l'après-

---

[65] Je précise le style de chatouillis que je pratique après en avoir discuté avec G. Haag dans son groupe de recherche CIPPA. Il ne s'agit pas de caresses sensuelles, bien au contraire, nous sommes assis en face à face sur le canapé, il se lève et s'approche de moi. J'envoie mes mains sur ses flancs très vite et je le gratte très fort en faisant des mouvements très rapides des mains en disant « guili, guili, guili », il rit très fort et souvent s'échappe en s'éloignant de moi tout en me regardant en riant.

coup je me demande s'il a agi par réaction en interprétant de ma part une demande comme si je voulais qu'il me fasse un câlin en identification projective ou comme si ma phrase « faire un petit dodo » avait appelé une simulation de câlin du soir.

Il est intéressant de voir la rapidité avec laquelle l'état démantelé apparaît et disparaît comme si Teddy faisait des allers et retours entre se démanteler et se remanteler plusieurs fois par séance. Je suis étonnée de cette oscillation dans le démantèlement sensoriel et la question de sa fonction sous la forme d'une protection envers l'action de l'autre s'impose à moi. Cette séquence sera utilisée pour l'hypothèse sur la fonction d'un mécanisme de défense du moi. Je me prends à imaginer qu'il balance entre deux positions : être en relation ou ne pas y être et, bien évidemment une phrase s'impose à moi pour Teddy : « être ou ne pas être, telle est la question » (Shakespeare, 1601) comme s'il jouait sa vie psychique avec moi. J'imagine aussi que cette pensée s'est imposée à moi à ce moment-là pour lutter contre la pression mortifère présente dans les séances. Teddy peut modifier son regard, son tonus corporel, son expression faciale et son attention à l'environnement en une fraction de seconde comme à volonté et passer de la vie à la mort. Ici le jeu de chatouillis qui le fait rire à gorge déployée peut se muer en un état d'effondrement total. Par ailleurs je fais le lien avec le chien de perle de Meltzer (1975) où lorsque les fils se détendent, le chien s'effondre sur lui-même. Je m'étonne de la rapidité de l'oscillation entre être présent / être absent qui m'amène à faire le lien avec un autre phénomène aussi rapide que constitue la narcolepsie où le sujet s'endort brutalement à la suite d'une vive émotion. Mais Teddy ne s'endort pas pendant le démantèlement, il est conscient mais absent. Il est extrêmement compliqué de décrire cet état et je comprends la difficulté qu'on eut les auteurs cités dans la première partie, mais j'observe bien le phénomène de démantèlement sensoriel apparaître et disparaître. Plus tard dans la séance (S12/C1.204) il fixe d'un coup une petite poussière par terre sur le tapis qu'il bouscule du pied. Il ne bouge plus sauf le pied, son visage est inexpressif, son regard fixé sur le tapis. Je me sens un peu perdue entre jouer ensemble (les guilis) et disparaître en une seconde (inertie). Je pense aussi à la modulation relationnelle qui apparaît avec la reconsensualisation immédiate (S12/C1.205) avec son « toc, toc, toc » qui est un code me signifiant de reprendre les guilis en tapant trois coup sur le mur. L'apparition d'un mouvement résiduel dans l'état de démantèlement se confirme avec le pied qui bouscule la poussière. Ce mouvement corporel persistant dans le phénomène de démantèlement sensoriel se modifie. Teddy remue son pied à la place de la main. Que vient signifier psychiquement l'apparition de ce nouveau rythme auto-sensoriel où la partie du corps doit être aussi en mouvement ? L'accrochage du sens du toucher semble se fixer sur un mouvement corporel et la question reste quelle est la signification, la fonction de ce changement de la partie de son corps ?

A la fin de la séance (S12/C1.207 et 209) Teddy se balance d'avant en arrière. Je suis très étonnée car il ne fait jamais cela en entretien (sauf lorsque j'ai visionné les vidéos, il le fait quand il est seul dans le bureau et que je dis au revoir à sa mère). Me fait-il assez confiance pour le faire devant moi ou parce qu'il se sent seul à ce moment-là ? Puis il se met de trois-quarts et trace des lettres dans l'espace avec l'index droit. Il regarde un point sous le bureau, son corps ne bouge plus : « Tu fais de l'écriture.... Tu me dis quoi ? » J'associe ses mouvements de doigts à l'écriture. Il reprend la relation se tourne vers moi face à face, me regarde droit dans les yeux et prend mes mains dans les siennes qu'il pose sur sa tête. Je reprends les chatouillis de la séquence précédente, mais au lieu de laisser mes mains sur sa tête, je les fais descendre dans son cou. Il est surpris ce n'est pas habituel que je fasse cela. Il se recule, rit et il dit quelque chose de nouveau qui ressemble à « Willy GE ». Dans cette saynète Teddy montre à nouveau un état démantelé, mais le mouvement rythmique auto-sensoriel d'une partie du corps est non lié à la situation vécue, un doigt qui bouge sans objectif apparent est un mouvement nouveau pour Teddy.

Dans les deux dernières séances (S18 et S19), soit 25 mois après le début de la recherche et sur trois mois, les critères de preuve n'apparaîtront presque plus du tout. Teddy ne montre plus le phénomène de démantèlement sensoriel en séance.

En résumé dans l'analyse des corpus des séances cliniques, l'instant où les quatre critères de preuve s'expriment simultanément est repérable et inversement. Il y a une variation du tonus qui est apparue aux vidéos chez Teddy comme faire aller sa main, son pied ou son doigt alors qu'il est dans un état démantelé et l'hypertonicité remplace son hypotonicité des premières séances. Dans une séquence l'expression des critères était proche de la stéréotypie. Il est donc possible de confondre phénomène de démantèlement sensoriel et stéréotypie. La divergence semble être de deux ordres : les mouvements résiduels d'une partie du corps sont tournés vers ce qui semble être l'extérieur alors que la stéréotypie semble être tournée vers l'intérieur en protection. Et par ailleurs, le critère « inattentif à l'environnement » semble correspondre à la diffraction sensorielle dans l'expression du phénomène de démantèlement.

Le résultat de l'analyse du discours non-verbal avec la méthode qualitative IPA montre que le phénomène de démantèlement sensoriel est bien observable avec les critères de preuve déterminés en amont. Pour ce premier cas, les critères de mise à l'épreuve tels qu'ils ont été définis ont bien permis de procéder à une observation du phénomène de démantèlement sensoriel tel que l'a décrit Meltzer (1975) dans ses comparaisons. On observe une convergence des indices de preuve qui se manifestent chez Teddy avec une focalisation du regard sur un point unique (sur le mur en un endroit et une tache ou une saleté sur le tapis). Son tonus corporel se modifie, d'absence de mouvements (hypotonique du début) il s'avachit sur le canapé (sensation qu'il n'a plus d'os, que son corps épouse les formes du canapé). Il peut se laisser glisser en position allongée. Seule une partie du corps reste en mouvement rythmique : une main continue de caresser le velours du canapé, se touchent ou touchent celles du psychothérapeute dans un mouvement très ralenti et auto-sensoriel, ou le doigt maintenu en l'air comme s'il écrivait, ou le pied par terre qui bouge. Mais tellement imperceptibles que je n'ai découvert ces micromouvements qu'au visionnage des vidéos. L'absence d'attention à l'environnement immédiat s'exprime par l'absence de réflexe occulo-palpébral. Il est immobile, le visage devient lisse et il arrête son activité. Il n'a plus l'attention à l'environnement. L'entrée et la sortie du phénomène de démantèlement sensoriel sont instantanées comme le disait Meltzer (1975). Il en résulte que le phénomène de démantèlement sensoriel peut-être observé chez Teddy.

Vers une quantification de la présence

La méthode quantitative pour mettre en évidence l'hypothèse 1 est la statistique « r Bravais Pearson ». La mise en tableau des données de séances de Teddy met en évidence deux fluctuations. De la séance 1 à 7 où le phénomène de démantèlement sensoriel par séance est de durée similaire et de 8 à 19 où il est très hétérogène d'une séance à l'autre.

La durée des vidéos est indiquée dans la colonne B du Tableau, sachant que les enfants autistes ont souvent stoppé l'enregistrement, celui-ci ne correspond pas à la réalité des séances qui étaient de trois quarts d'heure. La durée totale du phénomène de démantèlement par séance (colonne C) a été chronométrée et insérée dans la colonne D en pourcentage. Les corrélations que permet la méthode statistique choisie n'ont pas été calculées car le choix ne s'est pas porté sur une Variable Indépendante, mais sur une ou des Variables Dépendantes pour cette recherche, seule la mise en pourcentage m'importait.

Les résultats quantifiés permettent d'obtenir le graphique suivant lorsque les durées du temps de démantèlement sensoriel par séance sont mises en perspective.

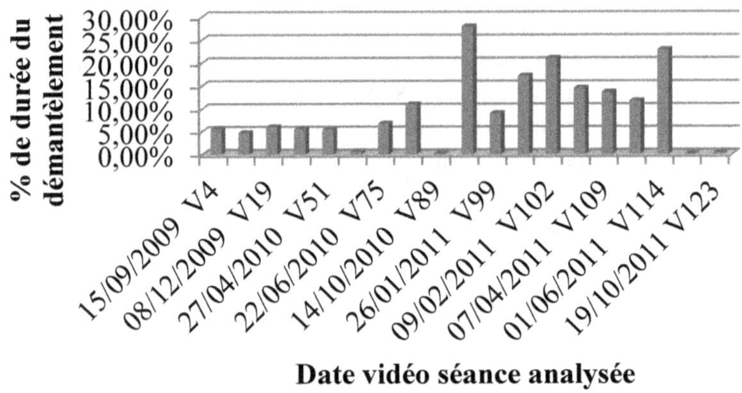

Figure 4 Cas 1 H1 pourcentage de démantèlement par séance

L'apparition du phénomène de démantèlement chez Teddy n'est globalement que de 30% de la durée des vidéos. Pendant neuf mois de prise en charge PsyIPA à raison de deux séances par semaine, Teddy exprime le phénomène de démantèlement sensoriel sur environ 5% du temps de séance de 1 à 7. Le 12e mois de la prise en charge (V87, 8e séance analysée), cette durée augmente jusqu'à 11,87% suivie le mois suivant (V89, 9e séance analysée) d'une chute du pourcentage à 0,97%. Teddy se démantèle très peu dans cette séance de 40 minutes. De la séance 10e à la 14e, soit de décembre 2010 à mars 2011, on observe une augmentation significative du phénomène de démantèlement passant de 8,70% à 27,29%, soit un accroissement de 18,59% de ce phénomène observable. Puis il s'ensuit une deuxième chute régulière d'avril (V109, 15e séance) à mai 2011 (V110, 16e séance) de 13,57%. Puis de mai à juin 2011, on observe une hausse de 11,12% avant une chute drastique du phénomène de démantèlement et ce, jusqu'à la fin de la période d'observation pour la recherche, soit sur les quatre mois restants les pourcentages passent de 23,24% à respectivement 0,27% et 1,19%. Des niveaux qu'il n'y avait jamais eu depuis le début de l'observation soit 24 mois auparavant. Je rappelle que chaque séance représentée sur le graphique est significative de toutes les autres ayant eu lieu dans l'intervalle des deux séances analysées, c'est-à-dire qu'entre la 9e et la 10e séance quinze séances non analysées ont eu lieu.

Avec l'analyse du graphisme on constate une augmentation importante de l'expression du phénomène de démantèlement sensoriel sur cinq mois au fur et à mesure que les séances psyIPA se pérennisent pour pratiquement disparaître dans les dernières séances. Ce premier résultat m'a particulièrement étonnée. Avant de faire cette quantification, j'imaginais que la psychothérapie faisait baisser le démantèlement puisque je le voyais dans mes interactions avec les enfants autistes. Mais ce graphisme montre au contraire qu'il croît pendant une période pour disparaître pratiquement sur les derniers mois de prise en charge. Il s'agit d'un résultat non attendu surprenant qui sera analysé en lien avec la quatrième hypothèse sur le traitement du démantèlement par le remantèlement.

En croisant ces résultats avec les corpus cliniques, on découvre la tonalité relationnelle de la psychothérapie. De la 1ère à la 7e séance soit pendant 9 mois, Teddy reste « à couvert » en gardant son blouson avec sa capuche enfoncée jusqu'aux yeux. Au cours de certaines séances il a même des lunettes de soleil qu'il ne quitte pas. Il est systématiquement assis par terre en tailleur puis allongé sur le sol ou mes jambes. Il est accaparé par le mouvement rotatif du ventilateur ou il en a peur et se cache derrière le mur pour ne pas le voir. Ainsi il disparaît. Toujours assis il prend des éléments d'un circuit de voitures/train/avion et tente de créer les routes en accrochant les éléments entre eux ou/et il fait rouler un véhicule (voiture, train, avion ou camion) devant lui en faisant un mouvement perpétuel d'aller et retour. Les séances sont pesantes, je n'arrive pas à mettre un peu de vie en prenant moi aussi une voiture qui va tenter d'entrer en relation avec la sienne ou en lui parlant de ses angoisses face au ventilateur. La seule petite évolution, à mon sens bien sûr, est la « réconciliation » avec le ventilateur grâce à la compréhension de la maîtrise qu'il peut exercer sur lui avec l'interrupteur qu'il actionnera de manière répétitive pendant presque toute la durée des séances durant une longue période. J'ai quelquefois l'impression qu'il est comme le ventilateur actionné par les autres. J'ai souvent le sentiment d'être seule dans ce bureau et nos échanges sont minimes malgré l'acceptation de ma présence et de mon corps (se coucher sur mes jambes, utiliser ma main pour prendre quelquefois un objet). Avec le chronométrage des durées de démantèlement sensoriel, on voit que le pourcentage est identique dans cette période.

A partir de la 8e séance, la tonalité émotionnelle est plus participative. Teddy enlève le blouson et ne mettra ses lunettes que de temps en temps. Il ne s'intéresse plus au ventilateur et nous pouvons commencer à construire les routes pour les véhicules de la manière suivante : il me tend un élément et c'est moi qui l'accroche aux autres, puis nos véhicules peuvent rouler, le sien en premier, le mien derrière le suit pour lui donner l'initiative du jeu. Le mien fait souvent des choses étranges : il klaxonne, prend les chemins de traverses et revient sur la route, s'envole, etc. Mon idée est de mettre de la surprise et de l'originalité dans ces allers et venues qui sont très répétitives. Et mon hypothèse interne (3e colonne) est d'éviter que cela ne devienne des stéréotypies. Il commence à accepter de me regarder dans les yeux et à rire en gloussant. Je remarque qu'il se démantèle beaucoup et quelquefois au milieu du jeu. D'assis, il s'effondre par terre et fixe un point. Je tente de le récupérer en l'incitant verbalement à revenir dans le jeu et je commence à le toucher pour qu'il se relève. Puis un jour, plombée par une séance extrêmement répétitive je me suis mise à le chatouiller pour créer un mouvement de rassemblement sensoriel et le ramener à la vie. Il a ri. Alors j'ai continué cette action les séances suivantes énergiquement à chaque fois qu'il se démantelait. La tonalité des séances s'est transformée durant les derniers mois de prise en charge. Il s'est assis sur le canapé, moi en face et j'ai repris le jeu des tout-petits enfants « la petite bête qui monte ». Je ne me levais pas du canapé, c'est lui qui s'approchait de moi pour avoir les guilis et s'échappait quand cela le faisait rire à gorge déployée. L'intérêt de cet échange a été de jouer une opposition non violente avec un autre et ainsi il a commencé à dire « non avec son corps » hors de la psychothérapie en se levant au lieu de se démanteler (discussion avec les parents lors de nos séances éducatives).

Durant ces dernières séances il y a eu le jeu du « coucou-caché » pendant une période comme s'il travaillait intrapsychiquement la présence/absence. Je lui ai appris à mettre son blouson comme le font les écoles maternelles en le plaçant au sol. Puis nous avons aussi eu des échanges particulièrement drôles autour de l'ordinateur qu'il voulait éteindre contre ma volonté. Je ne voulais pas qu'il l'éteigne, mais lui, oui, donc certaines vidéos ont des durées en-deçà de 45 minutes. Puis il a commencé à émettre des sons pour la première fois de sa vie (il a dix ans à ce moment-là) ainsi qu'une sorte de babillage musical. Il entre et sort de cet état démantelé en un instant et grâce au chronométrage, j'ai constaté une variabilité importante des durées et des fréquences d'apparition par séance du phénomène. Je n'ai pas calculé les fréquences dans cette étude. La durée va de quelques secondes à plusieurs minutes et la fréquence peut aller jusqu'à se démanteler 10 ou 15 fois par séance.

La tonalité relationnelle ne s'observe que dans les corpus et non pas dans le dépouillement statistique, et inversement, la durée du phénomène de démantèlement s'observe grâce à la quantification des durées et non dans les corpus cliniques. La mise en graphique de ces moments de démantèlement m'a fourni des données inattendues concernant la variation du phénomène. En effet, je le vois augmenter fortement sur le graphique après avoir pourtant décru pour ensuite croître jusqu'à disparaître alors que mon fantasme de clinicienne était de croire qu'il diminuait petit à petit dans l'interaction. On observe aussi que la tonicité musculaire a changé entre le début de la recherche et sa dernière séance. D'hypotonique, il montre une attitude corporelle hypertonique tout en présentant simultanément les 4 critères de preuve déterminés pour l'hypothèse 1 sur l'observation du phénomène de démantèlement sensoriel.

3.1.2 César ou l'action perpétuelle

Je vais présenter quatre séquences réalisées avec la méthode qualitative IPA de la 1ère séance représentative de l'expression du démantèlement sensoriel chez César. Il ne s'agit pas du premier entretien de sa psychothérapie d'inspiration psychanalytique (PsyIPA), débutée deux ans auparavant, mais de la 1ère séance de la recherche située au retour de deux mois de vacances d'été.

César (S1/C2.10) ouvre la fenêtre par laquelle il voit passer sa mère quand elle sort du bureau. Il était entendu entre nous qu'elle ne resterait plus dans la salle d'attente parce qu'il ne pouvait se décoller d'elle s'il la savait à côté. Il passait son temps à sortir du bureau pour se précipiter dans la salle d'attente tout le temps de la séance. Après quelques mois passés ainsi d'un commun accord nous avions décidé qu'elle avait 45 minutes à faire ce qu'elle voulait à l'extérieur. Nous avions tenté l'option de le laisser faire pendant ces mois mais sa violence physique contre nous se décuplait si nous étions ensemble dans la même pièce que je tente (ou elle-même) de le ramener dans le bureau. L'importance du bureau et de la salle d'attente symbolisait pour moi la séparation des espaces physiques porteurs d'une potentielle intégration de la séparation des espaces psychiques à un moment donné, c'était mon hypothèse en insistant sur cette distinction. Dans cette séquence il n'a pas vu passer sa mère dehors. Il pose son ventre sur le large rebord de la fenêtre et est à moitié dehors du corps jusqu'aux hanches avec les jambes ballantes à l'intérieur, les mains sous le menton, sans bouger le regard fixé sur le toit de la maison d'en face. Je lui dis : « Tu écoutes ? », on entend les voitures qui passent sur le boulevard du bas et les mouettes. Il répond « hum ». Deux secondes s'écoulent. « Tu écoutes maman qui s'en va ? », « hum ». Je fais semblant de ne pas avoir entendu sa réponse pour le solliciter à recommencer. Je suis de côté et vois son profil : « Quoi ? ». Il ne me répond pas, m'ignore totalement. Je me sens envahie comme si ma pensée était gelée et je ne parle plus. Ci-dessous je mets la vignette telle qu'elle est présentée avec la notation des trois colonnes.

Matériel clinique sensoriel « les faits de la séance »	Mouvements internes du clinicien (affects, associations internes)	Hypothèses du clinicien sur le processus repéré
C2.10 "Tu écoutes ?", "hum"... "tu écoutes maman qui s'en va ?", "hum" prononcé très doucement. "Quoi ???" Il ne me répond pas et reste penché à la fenêtre, moi debout derrière lui.	J'ai l'impression que tout son corps est tendu vers la rue comme s'il y glissait. Il n'est plus avec moi. Il m'ignore.	Démantèlement

Tableau 9 Exemple de notation de la vignette clinique en trois colonnes

Les quatre critères de mise à l'épreuve sont présents, le regard fixe, le tonus modifié, l'absence à l'environnement sauf une partie du corps en mouvement. Son larynx est en mouvement avec les « hum ». L'hypothèse suppose des parties du corps en mouvement comme les mains, les pieds ou les doigts. Mais ici je note une autre partie invisible mais auditive. César met le larynx en mouvement sans que l'observation soit possible. Seul le son émis me fait comprendre que cette partie reste active, le « hum » est en fait très long comme s'il « ronronnait ». A propos du mouvement rythmique auto-sensoriel créé par le larynx, nous avons un élément complémentaire à l'hypothèse sur une partie du corps qui reste en mouvement dans le démantèlement. L'enfant autiste s'entoure souvent de litanies auditives pour créer une enveloppe sonore comme une protection contre le monde extérieur. Il pourrait s'agir ici d'un contact auto-sensoriel tactile venant de la gorge qui signerait le démantèlement sensoriel.

A la séquence suivante (S1/C2.15), il est toujours penché à la fenêtre en silence, puis, très doucement il chuchote, « maman... maman... ». Je dis « quoi maman ? » d'une voix plaintive comme pour mimer sa tristesse supposée. Lui : « heinnn » d'un ton fatidique. Et il sort de sa torpeur. La tonicité revient. D'ordinaire, César est hypertonique, les muscles de son corps sont toujours très tendus et il est capable de faire des roues, des appuis tendus renversés et des roulades, rapidement, sans se faire mal et sans rien toucher dans le bureau, un vrai gymnaste sans avoir jamais pris de cours ou autre.

Dans cette séquence, il montre à nouveau que sa voix est comme une partie du corps en mouvement. Le mot n'a pas de valeur communicative. Lors de mon intervention, il se déconnecte. Il a toujours le regard fixe sur le mur d'en face, le tonus musculaire modifié, et, il est absent à ce qui l'environne.

Plus tard dans la séance (S1/C2.55), César s'allonge sur le ventre sur le canapé, ses deux mains sous le ventre, sans bouger et semble ailleurs. Son regard se fixe sur le mur d'en face, il éructe et recommence plusieurs fois sans changer de posture. Pendant un moment il n'est plus là. J'interviens parce que je me sens encore une fois envahie par une forme de torpeur et j'applaudis pour casser ce moment de « non vie ». Il se met à bouger les fesses et rit, style rire nerveux et crispé d'une voix forte et se remet à roter en me regardant de manière intentionnelle. C'est la première fois qu'il rote comme le font les enfants de primaire. Il joue avec son intérieur à un jeu traditionnel enfantin. Je me pose ici aussi la question de l'expression du stade anal et la juxtaposition de deux orifices pour roter et péter. La voix a disparu laissant place à un autre mouvement rythmique auto-sensoriel d'une partie du corps non lié à la situation vécue. Il se reconnecte cette fois-ci avec un but de communication avec moi. J'observe bien sur la vidéo l'expression des quatre critères de preuve.

Vers la fin de la première séance (S1/C2.61), il fait le geste de pleurer ; avec ses mains il se frotte les yeux et fait « hein, hein » avec la voix. Entre nous, c'est le signe que je doive mimer quelqu'un qui pleure, alors je m'exécute. Je mime la tristesse, sa tristesse. Je suis assise en tailleur par terre, il vient se mettre sur moi, ventre contre ventre, jambes ballantes, tête contre mon épaule. Je dis : « Bouh, c'est triste un petit enfant qui n'a plus de maman, César pleure, un petit enfant qui ne sent pas sa maman, qui ne sait pas où elle est… Bouh… un petit enfant sans maman qui n'est pas là. Un petit enfant qui a perdu sa maman. Bouh... », la scène dure longtemps sur le même ton. Il est mou dans mes bras et ne bouge plus, je suis obligée de le retenir pour qu'il ne glisse pas. Je sens qu'il n'est plus là psychiquement, son corps est mou et ne bouge plus, ce moment dure très longtemps. Lorsque je visionnerai la vidéo je vais observer sa main gauche bouger rythmiquement : index contre pouce et majeur contre pouce avec un mouvement de caresse entre les deux. Contre moi, je ne sentais pas ce mouvement, sans la vidéo je n'aurai pas vu. Naturellement pour moi, un mouvement de bercement s'est imposé. Je l'ai donc bercé de droite à gauche doucement en continuant à parler, « Et il demande à Mme Barrer de pleurer à sa place ». En parlant à la 3e personne je mets une mise à distance de l'affect comme s'il s'agissait d'une interprétation psychanalytique. A ce moment-là, les mots n'avaient aucune valeur seul leur rythme et la tonalité était importants. Au bout d'un certain temps je disais n'importe quoi tout en concevant le thème de la tristesse. Il m'a demandé de jouer ce mouvement dépressif pour lui très souvent comme un écho au vécu de ce petit bébé qu'il avait été entendant les pleurs de la mère et les hurlements du grand-père ? Aujourd'hui à l'âge de 10 ans, il n'a pleuré qu'une fois en séance de tristesse avec moi, mais pas encore chez lui. Lorsqu'il se fait mal il pleure parfois et la mère me dit qu'elle a peur à ce moment-là, cela signifie que la douleur est très intense.

L'importance de cette séquence est de montrer l'expression des quatre critères de preuve chez César. Il est dans mes bras, ce qui est exceptionnel chez lui, et non pas dans un coin du bureau, sur le canapé ou sur la fenêtre. La question serait-elle : lorsqu'un enfant est bercé, est-il sous l'influence du phénomène de démantèlement ? Ou pour César ici, le bercement, est-il pour lui le moyen de se rassembler et d'avoir un appareil à penser les pensées de substitution, un objet qui le consensualise ?

Le phénomène de démantèlement chez César apparaîtra très peu durant le temps de la recherche. Lors du visionnage des vidéos, je ne le repèrerai que sur quelques vignettes cliniques et en début de séance (S2/C2.76 (3), S4/C2.82 (1), S5/C2.88, S10/C2.108). César ne se démantèle plus le reste des séances. Dans la 1ère séance, le phénomène de démantèlement est très présent à l'inverse du reste du corpus où il est relativement inexistant. Je rappelle donc que cette séance est la reprise de la thérapie après le mois de vacances d'été.

Ces observations m'ont bien sûr amenée à poser l'hypothèse sur le démantèlement sensoriel comme mécanisme de défense.

Grâce aux vidéos de César, j'ai pu observer des mouvements auto-sensoriels quand le phénomène de démantèlement surgissait comme j'avais pu les observer chez Teddy. Au milieu de la 10e séance (S10/C2.111), il accepte de quitter le rebord de la fenêtre sur lequel il était. Il avait voulu sortir par la fenêtre et je l'ai retenu par le pull. Il se laisse tomber en chien de fusil sur le canapé. « Papa, maman… » disait-il tristement à la fenêtre dans les séquences précédentes. Je lui parle de la protection des adultes envers les enfants, « hé oui ce n'est pas à toi de protéger papa/maman... Tu es un enfant, c'est aux parents de protéger les enfants… Qui te console toi ? » Je vois que mes paroles n'ont aucun impact. Je le sens soudain très calme et je sens qu'il n'est plus là. Son regard est dans le vague, perdu sur un volant de ma jupe, il est sur le dos, ne bouge plus du tout sauf sa main gauche légèrement sur la paupière qu'il caresse. Je lui parle de sa tristesse car il émet des sons ressemblant à des pleurs.

Dans le corpus clinique de César, on voit les critères de preuve se produire simultanément mais il y a peu de séquences chez lui. Dans certaines séances ils sont même inexistants. Lorsque les critères convergent, la durée du phénomène de démantèlement est courte. Nous observons aussi comme chez Teddy, de menus mouvements d'une partie du corps qui persistent lorsqu'il est soumis au phénomène de démantèlement (le larynx, non pas à visée de communication, mais comme mouvement et les doigts). Le mouvement de la main simultanément avec celui du larynx est présent. Le résultat des observations est que les quatre critères de preuve convergent pour observer le phénomène de démantèlement conformément à la première hypothèse. Mais dans l'hypothèse, nous n'avions défini aucun type de mouvement résiduel quand l'enfant autiste était soumis au phénomène de démantèlement. Je me pose ici la question de l'existence de ces mouvements résiduels, quelle(s) fonction(s) ont-ils dans le démantèlement sensoriel ?

La présence de César

Avec la méthode quantitative la durée du phénomène de démantèlement chez César suit la même procédure que pour Teddy. A partir des données quantifiées, j'ai extrait un graphique du pourcentage de démantèlement par séance chez César. Le plus haut pourcentage obtenu n'est que de 10, 07% du temps de séance. A l'aide de cette figure, on s'aperçoit qu'il ne présente pratiquement pas de démantèlement dans les séances sauf pour la première et la sixième.

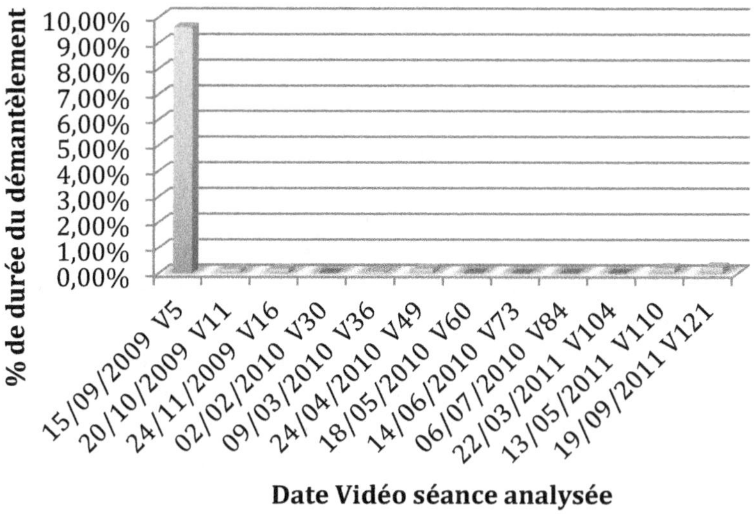

Figure 5 Cas 2 H1 pourcentage de démantèlement par séance

Nous observons une régularité du pourcentage de démantèlement chez César à partir de la 2e séance et ce jusqu'à la fin de la recherche, soit sur un an et demi. Les temps de démantèlement seront après la 1ère séance quasiment aux alentours de moins de 1,5% des temps de séance même si le phénomène reste néanmoins présent.

Dans le corpus des séances, il est possible de repérer les moments où les critères de mise à l'épreuve de l'hypothèse apparaissent et de quelle manière. Ils sont toujours concomitants et se manifestent avec une focalisation du regard sur un point unique ralentissant le réflexe occulo-palpébral sur un endroit sur le mur, un pan de ma robe ; une modification du tonus corporel (passage de l'hypertonicité continuelle au relâchement musculaire hypotonique donnant une impression de calme) ; un hermétisme ou une absence d'attention à l'environnement immédiat (ne scille presque plus, reste immobile, son visage devient inexpressif et il arrête toute activité). Mais on observe malgré tout, des mouvements rythmiques résiduels dans le phénomène de démantèlement : des mains (ses doigts se caressent entre eux), un mouvement du larynx (il continue d'émettre des sons ou dit des mots hors sens) ou son pied caresse le mur. Et l'entrée et la sortie du phénomène de démantèlement est instantané en une fraction de seconde qui pourrait être à l'avenir calculée. L'analyse des corpus cliniques complète la quantification des durées. On peut dire que la mise à l'épreuve de l'hypothèse montre que le phénomène de démantèlement correspond aux critères de preuves chez César qui ont été définis précédemment.

3.1.3 Lora perdue dans les limbes

Je présente ici trois séquences significatives de l'expression du phénomène de démantèlement chez Lora de la 1ère séance. Il ne s'agit pas du premier entretien de la psychothérapie (PsyIPA) qui a débuté six ans avant son introduction dans la recherche.

La séquence (S1/C3.23) se situe au début de la séance. Dans les séquences précédentes, nous sommes sur le sol, elle allongée et moi en tailleur. Elle fait mine de me taper, j'intercepte sa main et la tape dans mon autre main comme si nous applaudissions ensemble et je me mets à chanter une comptine que j'invente en fonction de ce qu'il se passe entre nous. Pendant la chanson Lora se jette à plat ventre sur le canapé ne bouge plus un moment, sa tête est tournée vers le dossier, je ne vois pas son regard et je reprends la chanson mais cette fois-ci c'est elle qui, spontanément tape sa main gauche contre la mienne pendant que je chante. Pendant un moment j'ai l'impression qu'elle est ailleurs puis soudain elle me tape dans la main comme si elle se rappelait le jeu de se taper dans les mains. Elle s'assoie. Son regard est fixé sur un point de mon bureau en face d'elle. Son corps est flasque, dégingandé. Brutalement, elle se ressaisit, me regarde puis la scène se répète une fois. Je me pose la question de la possible intégration d'un jeu symbolique ? Ou plutôt trace corporelle de ce que nous venons de jouer ? Elle passe très rapidement de la tension au relâchement et je me pose la question d'un aller/retour entre démantèlement et remantèlement.

Dans cette séquence j'observe sur les vidéos les quatre critères de mise à l'épreuve de l'hypothèse. Au début de la séance, Lora a la tête tournée ce qui m'empêche d'observer où va son regard, puis je constate qu'il est fixé sur un point du bureau. Son tonus corporel est modifié, elle si tonique habituellement ne bouge plus et s'amollie sur le canapé. Le mouvement de sa main correspond au mouvement rythmique auto-sensoriel d'une partie du corps non lié à la situation vécue. L'hermétisme attentionnel à l'environnement immédiat est aussi présent. Les critères apparaissent simultanément mais très rapidement et disparaissent de même, la scène est rapide. L'entrée et la sortie du phénomène sont aussi instantanées.

Vers la fin de la séance (S2/C3.47), nous sommes assises sur le canapé et je l'aide à remettre ses chaussettes et ses chaussures en réclamant sa participation à chaque fois. Elle ne sait pas mettre ses baskets à lacets, la psychomotricité fine lui fait défaut, même si elle a considérablement évolué depuis que je la suis en PsyIPA. Elle râle, c'est un son aigu qui sort de sa gorge comme énervée. Par ailleurs je lui parlais du fait qu'on ne s'était pas vues pendant les vacances et que la reprise des séances est difficile. « C'est ça que tu me dis, ça t'embête qu'on ne se voie pas pendant les vacances ? ». Soudain, j'ai l'impression qu'elle n'est plus là, son regard est dans le vague. Elle met sa main devant ses yeux tout en suçant ses chaussures. Elle s'amollie sur le canapé. Elle semble déconnectée. Son regard est fixé sur un point du bureau derrière moi, son tonus corporel est modifié d'hypertonique il est passé à l'hypotonie, elle ne bouge plus. Je suis toujours impressionnée par la faculté qu'ont ces enfants dans l'autisme profond à modifier leur tonicité comme s'ils devenaient un liquide, insaisissable même lorsqu'on les porte on dirait qu'ils nous échappent des bras, qu'ils s'écoulent.

Nous verrons dans notre quatrième hypothèse qu'il est possible que le démantèlement sensoriel soit un mécanisme de défense du moi. Dans l'état démantelé j'observe sur les vidéos un mouvement de sa main correspondant au mouvement rythmique auto-sensoriel d'une partie du corps non lié à la situation vécue. L'hermétisme attentionnel à l'environnement immédiat se présente avec une attitude différente qui est de sucer sa chaussure en même temps. Par rapport à l'hypothèse, je me pose la question de l'existence de mouvements résiduels différents de ceux perçus chez Teddy et César.

Vers le milieu de la recherche à la 11ème séance (S11/C3.91), Lora commence par ouvrir les fenêtres du bureau et regarde dehors. Elle était énervée mais ne m'a pas tapé (attaque physique). Elle se jette sur le canapé sur le ventre, son corps devient hypertendu. Elle vrille le bassin et commence à faire aller venir sa jambe gauche puis s'arrête, se met sur le dos et regarde sa main gauche au-dessus d'elle. Puis elle met sa main sur sa tête et se tète le biceps. Je m'assieds à côté d'elle. Elle se retourne sur le ventre, vrille son corps à nouveau et fait aller sa jambe. Je lui frotte le dos, le long de la colonne vertébrale pour tenter de la rassembler par le toucher. Je perçois qu'elle est ailleurs et je dis : « Ho, c'est dur ? ». Elle recommence la même scène une troisième fois. Elle ne fait plus de sons. Son attitude est nouvelle, elle est totalement déconnectée de la situation. Elle ne prête aucune attention à ce qu'il y a autour d'elle. J'ai la sensation qu'elle est lointaine. Le fait de la toucher physiquement ne lui fait pas arrêter son mouvement ou sortir de cet état. Sa tête est penchée entre ses bras et son regard fixe le sol. Je vois que tous les muscles de son corps sont hypertoniques, saillants. Elle est très menue et en la touchant je sens qu'elle est très tendue beaucoup plus que d'habitude. Son corps a toujours été sous tension quand on lui prend la main on sent que sa musculature lui sert de carapace.

Dans cette séquence, les critères de preuve sont présents, mais, ils sont radicalement différents au niveau du tonus musculaire qui s'est durcit. Son corps d'hypertonique devient « ultratonique » au lieu d'être hypotonique comme je m'y attendais à l'image de César qui passe de l'hypertonique à l'hypotonique ou de Teddy qui passe de l'hypotonique à l'hypertonique. Le résultat est qu'il y a une modification musculaire chez les trois enfants autistes. Il y a aussi un mouvement résiduel auto-sensoriel chez tous. Pour Lora il s'agit de celui de la jambe. Les séquences S11/C3.92 et S11/C3.94 sont identiques à celle-ci. Dans la séquence suivante (S11/C3.95), la scène se répète à l'identique sauf pour un élément important : elle arrête d'actionner sa jambe, se relève et me prend par la main, sans me regarder, me tire pour que je me mette sur elle comme si j'étais une couverture. Je lui dis, « tu veux que je me mette sur toi ? Comme si je devais protéger ton corps avec mon corps ? ». Mais elle est de nouveau sur le ventre sans me regarder et reprend son mouvement hypertonique avec sa jambe. Je suis assise à côté d'elle très collée à son corps, mais pas sur elle tout en lui frottant le dos. Je n'ai pas voulu m'allonger sur elle comme elle me l'intimait pour me décentrer de la position d'objet dans laquelle elle m'assigne. Cette impression s'impose qu'elle m'utilise comme un objet couverture ou comme une enveloppe protectrice, un pare excitation métonymique pris de l'extérieur dans une réalité concrète... Dans cette séquence je n'arrive pas à voir quelle fonction elle me donne clairement même s'il est évident qu'il s'agit d'enveloppement en écho à son manque de structuration psychique. Il me vient à l'esprit aussi, la possible utilisation de mon corps comme si elle tentait de se remanteler dans une concrétisation de la réalité. Dans la séquence suivante (S11/C3.96) très proche de la précédente, la scène se reproduit bien sûr à l'identique sauf qu'elle tire à elle le plaid qui se trouve sur le canapé au lieu de mon corps et se recouvre entièrement. Je l'aide à se cacher complètement en dessous. Elle met un bout de plaid dans sa bouche et le suce, rampe par terre à côté de moi. Je l'installe plus confortablement et lui met un coussin sous la tête même si nous sommes sur le tapis comme pour lui signifier par mes gestes d'« être bien pour son corps ». Elle recommence cette scène en se cachant/dé-cachant plusieurs fois. A chaque fois qu'elle se découvre, elle me regarde intensément en se suçant le bras. Je me suis bien sûr questionnée sur cette scène pouvant mettre en acte des processus comme la permanence de l'objet, l'identification primaire (quand elle me regarde dans les yeux), le jeu de « coucou/caché » du tout petit et bien évidemment le processus de démantèlement/remantèlement.

L'expression des critères de mise à l'épreuve de l'hypothèse surgit de manière rapide et répétée. Pour le tonus corporel, la modification est radicale. Elle n'amollie plus son corps comme au début de la recherche, au contraire, il devient hypertonique alors qu'elle n'avait jamais présenté cette attitude. Pourquoi cette modification inverse du tonus ? Elle entre toujours dans le protocole des quatre critères définis pour la mise à l'épreuve de notre hypothèse, j'observe bien une convergence des indices, et je peux dire que l'expression du phénomène de démantèlement chez Lora est présente, mais avec cette question sur la transformation de l'expression tonique du phénomène de démantèlement. A la fin de cette séance 11, plusieurs séquences émergent identiques aux précédentes (S11/C3.103, S11/C3.104, S11/C3.107 et S11/C3.109).

Dans la séance 13, les critères de preuve réapparaissent comme dans la 1ère séance (S13/C3.114 et S13/C3.128). C'est ce que j'appelle l'hétérogénéité chez elle. Il y a bien l'observation clinique possible mais la tonalité est fluctuante. Pour exemple, au milieu de la séance (S13/C3.132) où nous sommes assises sur le canapé, elle veut enlever sa chaussure et met son pied sur moi comme pour m'obliger à le faire à sa place. Je dis : « Tu veux enlever ta chaussure ? D'accord on le fait ensemble ». Frustrée (mon hypothèse de la 3e colonne), elle se jette en arrière, râle d'énervement, puis d'un coup, son regard se fixe sur la fenêtre, son corps ne bouge plus, elle met sa main sur la mienne qui est sur son ventre et frotte doucement. Je me mets à penser qu'elle n'est pas bien dans ses baskets et je l'aide à les enlever. Étrangement elle s'évade en se fixant à l'extérieur, mais cette séquence permet de faire la 3e hypothèse sur le mécanisme de défense du moi. Dans la séquence suivante (S13/C3.133), on observe le même phénomène de démantèlement sensoriel avec les quatre critères de preuves définis avec la présence de deux mouvements résiduels, celui de la main sur mon bras et celui de sa langue sur ses lèvres. Je pense qu'il s'agit non seulement de l'expression du phénomène de démantèlement mais aussi de la diffraction des sens que nous verrons dans la deuxième hypothèse.

En résumé, dans la première séquence, son tonus corporel passe de l'hypertonique à l'hypotonique et le mouvement de jambe est remplacé par le mouvement de main. La question se pose sur ce qui justifie l'utilisation de l'un ou l'autre mouvement ? Dans la seconde séquence, je suis interpellée par sa forte résistance à sortir du phénomène de démantèlement. Je me demande si l'expression hypotonique ne serait pas une expression plus « démantelée », plus ancrée dans le néant que l'expression hypertonique d'où Lora sort spontanément comme si l'hypertonicité était plutôt une lutte contre le phénomène de démantèlement hypotonique ?

Le comportement erratique de Lora

Avec la méthode quantitative on obtient aussi une hétérogénéité des résultats pour l'expression du phénomène de démantèlement chez Lora.

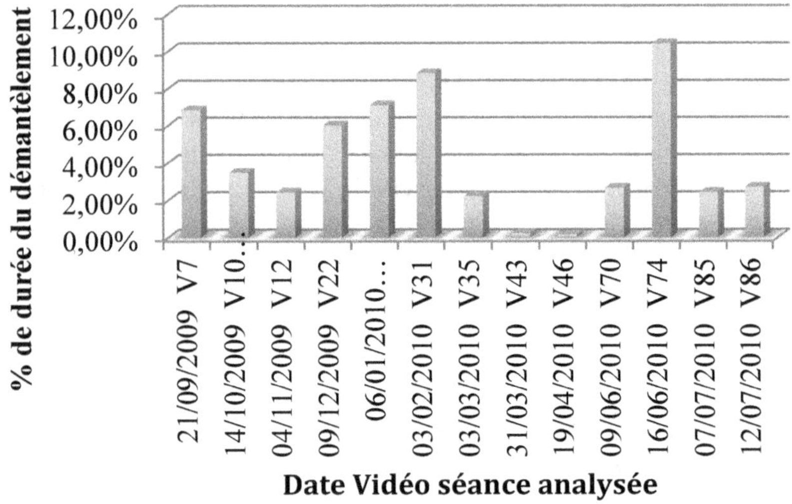

Figure 6 Cas 3 H1 pourcentage de démantèlement par séance

On observe une hétérogénéité du pourcentage de démantèlement sur la durée de la recherche pour Lora qui peut aller de 11,18% du temps de la 11e séance à 0% pour la 8e séance. Il apparaît néanmoins que le pourcentage d'apparition du phénomène de démantèlement sensoriel se situe en moyenne entre 2% et 6% du temps de la séance avec une visible baisse, aléatoire vers la fin de la prise en charge.

Le phénomène de démantèlement se manifeste chez Lora par la focalisation sur un point unique (un endroit du mur, par terre, une partie du tapis, un coin de la bibliothèque ou le sol sous elle quand elle est allongée par terre). Il y a bien une modification du tonus corporel où son corps ses muscles sont détendus ou ils deviennent hypertendus avec la transformation observée vers les dernières séances ou elle se jette à terre, vrille son corps, mains au sol en avant devant elle, tête baissée, regard fixé sur le sol et jambes repliées en « chien de fusil ». L'absence d'attention à son environnement immédiat est présente : elle ne cille presque plus, ne bouge plus, le visage devient lisse et elle arrête l'activité en cours. L'entrée et la sortie du phénomène sont aussi instantanées. On observe sur les vidéos des mouvements résiduels rythmiques auto-sensoriels avec, soit sa main qui continue de bouger en touchant un endroit de son corps ou du mien, soit la jambe gauche qui monte et descend lorsqu'elle est soumise au phénomène de démantèlement.

Les résultats obtenus avec la méthodologie mixte de recherche (MMR) montrent plusieurs choses. Les corpus cliniques indiquent les séquences où les quatre critères de preuve apparaissent de manière très hétérogène. Lora montre deux tonicités corporelles différentes. Le tonus corporel hypotonique se présente dans les premières séances de la recherche, l'autre dans les dernières séances, en alternance restreinte avec le premier phénomène hypotonique. L'analyse des corpus cliniques nous donne une succession rapide entre l'un et l'autre. La méthode statistique montre aussi l'hétérogénéité du recours au phénomène de démantèlement puisque sa durée peut aller de 11,28% à 0% dans une courte temporalité. Je ne peux donner aucune conclusion quant à l'utilisation qu'elle en fait, si ce n'est une oscillation sur la durée totale de la recherche.

3.1.4 Résultats, synthèse et intérêts MMR : observation du phénomène de démantèlement

Le premier résultat important est la mise en évidence effective du phénomène de démantèlement sensoriel dans l'autisme chez l'enfant en utilisant l'observation clinique basée sur une recherche simultanée de critères de preuve solides significatives. On constate l'existence des signes cliniques sémiologiques correspondant à l'expression des critères de preuve tels que je les avais définis pour mettre à l'épreuve l'hypothèse d'observation du phénomène de démantèlement. Les critères choisis sont suffisamment larges pour permettre des fluctuations dans leur expression par rapport à la différence interindividuelle des enfants autistes, mais aussi suffisamment précis pour ne pas inclure d'éléments concernant d'autres processus psychiques. Ces quatre signes cliniques représentent la sémiologie du démantèlement. Ils sont repérables et identiques pour tous les autistes concernant le tonus corporel, les deux canaux sensoriels observés la vue et le toucher, et, l'instantanéité d'entrée et de sortie du phénomène. La quantification indique que le phénomène de démantèlement sensoriel a effectivement une durée et une fréquence, variables par séance. La mise en graphique permet de compléter, à un autre niveau, les observations cliniques et fournit des résultats importants. Pour César, les durées de recours au phénomène de démantèlement sensoriel sont extrêmement courtes et ce pendant toute la durée de la recherche. Pour Teddy, la variation de la durée montre une cohérence quant à l'évolution du phénomène vers sa disparition à la fin de la recherche. La figure 9 montre une régularité d'apparition moyenne de 8% durant un an et quatre mois, puis un fort taux de 27,29% durant deux mois pour ensuite chuter à 0,99% le reste de la recherche, soit trois mois. Nous avons un pic important de recours au phénomène de démantèlement pendant une courte période pour quasiment disparaître ensuite des observations dans les corpus cliniques et de la quantification. Pour finir, durant toute la recherche Lora montre une variabilité importante des durées de phénomène de démantèlement au cours des séances, allant de 0% à 11,18% avec une grande hétérogénéité des résultats. Mais on observe malgré cela 2 périodes : sur les 17 premiers mois elle se démantèle en moyenne 6,07% du temps de séance et sur les 4 derniers seulement 3,59% du temps.

Le deuxième résultat concerne la transformation du tonus corporel chez les trois enfants autistes à laquelle je ne m'attendais pas qui passe d'hypotonique à hypertonique et inversement. Ce changement tonique signe néanmoins le phénomène de démantèlement car nos critères de preuve sont présents. J'ai compris qu'il n'y avait pas une expression passive du phénomène comme le supposait Meltzer (1975) et ses héritiers, mais des phénomènes en fonction de la personnalité de l'enfant. Le tonus corporel se modifie en fonction de l'avancée des séances psyIPA et de la construction de la relation.

Le troisième résultat est lui aussi non attendu donc très heuristique. Il s'agit du mouvement résiduel auto-sensoriel[66] lorsque le phénomène est activé sur son versant passif. L'enfant autiste n'a plus aucun mouvement s'il montre un démantèlement hypotonique, sauf une légère activité dans le toucher comme pour rester en contact dans sa déconnection. J'ai pu voir ces mouvements grâce aux vidéos parce qu'ils n'étaient pas repérables dans les corpus cliniques dans la situation vécue où le thérapeute comme le patient est attaqué par la néantisation du démantèlement, envahi par le gel de la pensée et la pulsion de mort.

Le quatrième résultat est le taux très bas du pourcentage de démantèlement sensoriel par séance.

Les pourcentages maximums de phénomène de démantèlement sensoriel observés sont de 25% du temps de séance chez Teddy, de 12% chez César et de 11,18% chez Lora. A mon grand étonnement, je m'attendais à des taux environnant 50-60%. J'ai été surprise de l'homogénéité de ces taux comme s'il y avait une régularité. J'attendais de forts taux parce que j'avais l'impression en séance de ne rien pouvoir faire avec eux, ils me semblaient être fréquemment dans le démantèlement. De ce résultat j'en ai déduit que l'attaque constante de la pulsion de mort intervenant d'un coup et souvent alors qu'une activité était en cours, était tellement brutale et étrangère aux personnes non-autistes que cela perturbait la représentation et le vécu de séance. Ce recours au démantèlement stoppe la consensualisation de la situation et fait des à-coups en empêchant sa continuité consensuelle.

Il résulte que pour la première hypothèse, cinq constantes plus précises se dégagent pour le phénomène de démantèlement :

- La fixité du regard sur un point immobile d'un objet inanimé de la pièce marquant une rupture (de couleur, de lumière, de contraste, de texture),

[66] Ce résultat sera interprété trois ans plus tard en 2016 par la neuroscientifique Katia Dauchot lors d'un travail commun présenté à la CIPPA comme expression d'un travail neuronal d'apprentissage (Loi de Hebb) et de resynchronisation.

- Une modification du tonus corporel qui peut passer d'hypertonique à hypotonique ou d'hypotonique à hypertonique avec un mouvement résiduel auto-sensoriel,
- Ce que nous pensions initialement être une absence d'attention s'est avérée être une attention diffractée à l'environnement, c'est-à-dire, une attention à des points précis mais non reliés entre eux,
- L'instantanéité d'entrée et de sortie,
- Une durée variable et quantifiable entre entrée et sortie.

3.2 LE PROCESSUS INTRAPSYCHIQUE COMME MECANISME ACTIF

La question du fonctionnement du processus de démantèlement sensoriel intrapsychique est posée en considérant les processus autistiques de déliaison de la pensée. Ce processus psychique est un mécanisme actif spécifique au fonctionnement autistique qui consiste à : délier (attaque des liens) les perceptions provenant des différents sens mettant à mal la fonction de consensualité (Anzieu, 1985). Chaque canal sensoriel s'agrippe alors à une expérience centrée sur un point étranger aux autres canaux. Il est nécessaire de repérer la déliaison des cinq sens dans l'expérience déconsensualisée et noter les vignettes cliniques où ils s'agrippent à une sensation particulière externe indépendante les unes des autres.

L'hypothèse est de constater si la centration d'un sens sur ce point perceptif isole le sujet des perceptions provenant des autres canaux sensoriels, ce qui participe à un état du Moi que je propose d'appeler « démantelé », dans lequel l'ensemble des traces pictogrammiques sont maintenues non liées (déliées) de l'ensemble des autres traces pictogrammiques se référant à des expériences similaires. Un canal sensoriel est hermétique aux quatre autres lorsque le regard se fixe à un endroit pendant que le corps s'avachit ou se durcit, qu'une main se met à bouger pendant que le regard est fixé sur un point, que l'ouïe se fixe sur un son provenant de l'extérieur pendant que le regard est fixé sur un point à l'intérieur du bureau, que l'odorat se fixe sur une odeur pendant que le regard est fixé sur un point et que le goût se fixe sur une sensation interne ou sur un point physiologique interne (se mordre la langue, sucer ses joues…). Il est bien évidemment impossible d'observer tous ces cas de figures dans cette étude. Comment pourrait-on observer l'indépendance des sens de l'ouïe, de l'odorat et du goût ? Seules des hypothèses peuvent être émises à partir de maigres observations cliniques mais sans aucune certitude scientifique pour l'instant. Ainsi ce chapitre ne contient que des séquences de la méthode qualitative. La méthode quantitative ne pourra pas venir en complément. La théorie sur le fonctionnement du processus psychique reste hypothétique de par un autre effet du processus de démantèlement qui est l'annihilation de la pensée par triple coupure de liens intrapsychiques comme annoncé dans l'hypothèse. La dynamique du processus intrapsychique situé dans le cerveau m'a été inaccessible dans cette recherche n'ayant pas eu la possibilité de faire des IRMf « portatives en wifi ou lifi » pendant les séances. La technologie n'est pas encore assez avancée aujourd'hui pour observer le fonctionnement des aires cérébrales pendant que l'enfant se démantèle.

3.2.1 Teddy ou la force d'inertie

Dans la première séance (S1/C1.25), Teddy est assis mollement sur le canapé face au petit chauffage d'appoint de 30 cm de haut dont on aperçoit les pales tourner lorsqu'il fonctionne. Il est à un mètre cinquante de lui sous mon bureau dans un coin sombre et pourvu d'un thermostat il s'allume et s'éteint seul. Au cours de la psychothérapie PsyIPA, Teddy a soudainement montré lors d'une Nième séance, une peur manifeste envers cet objet qui avait toujours été dans le bureau. Il reste ainsi prostré à côté de la porte d'entrée en faisant bien attention de ne pas l'avoir dans son champ de vision. Je n'ai jamais su ce qui avait causé cette peur soudaine. Peut-être cela avait-il à voir avec le vivant/non vivant puisque l'objet se mettait en marche seul, comme si Teddy supposait qu'il avait une « vie » autonome. Mais aussi cet objet « savait » souffler alors que Teddy à cette époque n'arrivait pas à expulser l'air (créer des sons, se moucher ou souffler des bougies)[67]. Je tente donc de l'en approcher pour qu'il l'actionne avec le bouton dans l'idée de l'amener à se rendre compte que ce n'était qu'un objet agit par nous. Mais aussi qu'il puisse maîtriser intrapsychiquement la différenciation vivant/non vivant, actif/passif, si tant est que cela soit une interprétation pertinente. Il le fixe, semble absent, son corps s'avachit sur le canapé. Je me fais la réflexion que pour une fois il n'est pas à terre. Je dis : « C'est pour mettre un peu de distance avec ce ventilateur ? », et, en même temps je le chatouille pour la première fois au niveau des côtes pour le faire réagir car il fixe l'objet, démantelé, sans ciller, sans réaction. Le regard reste fixe comme s'il ne ressentait pas les chatouillis. D'un coup il glisse à terre à plat ventre, regarde la bibliothèque (sens opposé au ventilateur), sans bouger puis refait les bruits de pleurs apparus au début de cette séance. La scène dure une dizaine de minutes selon la vidéo. Il se relève, nous sommes de trois-quarts sur le sol. Je me sens comme engluée et je dis ce qui me vient sans parvenir à le penser. Je sens que je n'arrive ni à organiser mes idées, ni à bouger. Je suis comme envahie par une torpeur qui me submerge, je me sens comme accablée. Je sais que je suis envahie par la pulsion de mort. Les séances sont vraiment pénibles à cause de cette sensation de lourdeur et je m'en défends en tentant de le ranimer en le chatouillant. J'essaie ainsi de me sortir de cette torpeur envahissante par un

[67] Je lui ai appris à souffler les bougies bien plus tard dans la psychothérapie et la mère me raconta qu'il avait soufflé ses premières bougies chez lui pour son 8e anniversaire. Il n'avait jamais émis de sons : pleurs, rires ou monèmes avant cette expérience.

activisme certain, un raccrochage au concret, au corps, comme pour me sentir vivante dans cet espace anéanti. Je regrette mon geste immédiatement car il n'a pas bougé, je me dis que je n'aurais pas dû le toucher, comme si le contact physique allait transformer son état démantelé. Je trouve mon geste inapproprié comme si je m'étais plutôt rassurée. Tout se passe comme si mes tentatives d'apporter du vivant dans la relation étaient réduites à néant.

Dans cette séquence, Teddy se focalise sur deux canaux sensoriels indépendamment l'un de l'autre : d'une part la vue sur un point du ventilateur et d'autre part le toucher par le collage de son corps au sol. Il est complètement hermétique à mes sollicitations de chatouillis. Ceci va dans le sens du premier critère pour cette hypothèse : la vue figée sur un point fixe et aucune réaction au niveau du toucher. La vue semble ici l'élément sensoriel privilégié pour le démantèlement qui l'amène à déconsensualiser la situation dans son ensemble et lui permet de s'absenter de l'espace de la séance. Les pales qui tournent sont l'endroit sur lequel le regard est fixé. Le sens du toucher a pu être accroché à l'intérieur de lui-même en un pictogramme de contact puisqu'il ne ressent pas les chatouillis entre son ventre et le sol. On remarque malgré tout que ses deux sens ne vont pas dans la même direction et sont indépendants, non consensualisés.

La séquence suivante (S5/C1.72) met en évidence la diffraction sensorielle chez Teddy entre le regard, le toucher et l'odorat. Dans la séquence précédente (S5/C1.71) nous étions en train de faire rouler les voitures sur les rails du circuit construit par Teddy maintenant. La séance est commencée depuis un quart d'heure. Nous sommes assis par terre. Soudain il semble chercher quelque chose comme s'il y avait eu un objet autour de lui, mais je ne vois rien. Il tourne la tête de tous les côtés. Ce moment me paraît étrange, il est absorbé par sa recherche, mais je ne me sens pas pour autant exclue de sa quête, sans me sentir incluse non plus. Il se pince le haut du nez puis revient avec sa voiture sur les rails et se fige pendant une minute et demie, le regard fixé par terre. A-t-il senti une odeur ? Il me tourne le dos, je ne vois pas ce qu'il regarde. Son corps en mouvement un instant avant est devenu d'un seul coup inerte, seule une main manipule mollement la petite voiture. Il a l'air ailleurs. Je me sens maintenant exclue de la relation qui a disparu, lui est pourtant présent dans cet instant de rejet dans le fait qu'il m'a tourné le dos. J'ai du mal à saisir ce mouvement entre absence et présence. Je me sens démunie finalement absente à moi-même de la même manière en écho à mon inexistence dans la relation. Je pense alors à un mouvement hallucinatoire suivi d'un recours au démantèlement par son attitude figée.

Pensait-il avoir quelque chose à côté de lui, s'aperçoit-il que non puis se fige par le démantèlement ? Ou a-t-il émit un gaz sans s'apercevoir qu'il en est l'auteur ? Ses trois sens, le regard fixé par terre (sur un point du tapis), le toucher (manipule la voiture) et l'odorat (se pince le nez) ne semblent pas reliés dans une même expérience consensuelle. Chaque sens est agrippé à une sensation d'expériences différentes non reliées. Teddy oriente son regard indépendamment du toucher de la petite voiture et se pince le nez un quart de seconde avant de se démanteler sans que je perçoive une stimulation odorante particulière. La référence au canal olfactif est ici visible grâce à son geste, mais il est impossible de dire ce qu'il a pu sentir, ni si ce sens a eu un point de fixation. Les canaux sensoriels sont déliés bien hermétiques aux autres, une main qui bouge alors qu'il regarde ailleurs.

La séquence S8/C1.152 va permettre la mise en évidence de l'assouplissement du démantèlement sensoriel de Teddy. Dans la séquence précédente (S8/C1.151), je le chatouillais et il tentait de se protéger en m'en empêchant. Il tenait mes mains fortement dans les siennes et les repoussait. Cela ressemblait vaguement au pugilat, mais en position assise. Il s'agit ici des premières fois de sa vie entière où Teddy teste l'opposition à un autre par son geste ce qui le fait beaucoup rire. Il fait « Uuunnn » son qui sort par la gorge et le nez assez fort, puis « Cchhhuutt », puis « A...un ». Je réponds « La main ? », il reprend « A...un », je dis « ça craint ? ». Je tente ainsi de donner une forme langagière connue pour comprendre sa tentative de communication. Soudain son regard devient flou et se « répand dans le vague » puis il se reconsensualise et regarde la caméra un instant. A nouveau son visage se vide de toute expression, il continue doucement « A...un », « chuuuu » et culbute sur le côté sur le canapé en faisant aller son index droit comme s'il écrivait. Il regarde le carrelage ne bouge plus le reste du corps. Je prononce différentes phrases, « tu comptes ? », « oui ? », « tu comptes les carreaux par terre ? », « avec les doigts ». Je le sollicite à nouveau tactilement par les chatouillis pour alterner l'attraction sensorielle par le canal auditif et du toucher. J'ai la sensation d'être seule. Je le cherche du regard mais ne parviens pas à le ranimer de cette « mort psychique » si déconcertante. Je l'interpelle par le corporel (chatouillis) comme si je voulais le rendre vivant, apporter le plaisir du jeu, de la vie. Je comprends à nouveau que mon accrochage au concret est pour me sortir de la torpeur contre-transférentielle de ce gel de la pensée. Puis soudain, son visage s'anime, il rit et change son mode d'expression d'un « chuuuu » très bas, il expulse un « uuuun » très fort. S'agirait-il de la voix du haut/voix du bas du corps (G. Haag, 2007) exprimant une forme de clivage corporel ? Je sens qu'il veut dire quelque chose que je ne comprends pas. Il alterne présence/absence, rire/tristesse, action/inertie. Dans mon contre- transfert ces « à-coups » sont très violents comme un moteur qui démarre et cale la seconde d'après, en écho aussi aux multiples répétitions qu'il faisait en actionnant l'interrupteur du ventilateur dans les séances précédentes. Cela crée des ruptures dans le lien qui oscillent dans la relation émergente induisant pour moi une lourdeur psychique et une sensation d'étouffement[68].

Un peu plus tard dans la séance (S8/C1.161), Teddy se frotte les yeux comme s'il se réveillait après un épisode de démantèlement. Il essaie de m'empêcher de lui faire des chatouillis avec le jeu de « la petite bête qui monte » qu'il ne connait pas. Il se met alors en face de moi assis très droit sur le canapé et je continue le jeu. Il est davantage présent pendant quelques minutes. Puis son regard se vide et se fixe soudainement loin de moi, il n'est plus là. Je dis « Ha ! Tu résistes là aux chatouillis ? ». Il répond faiblement « uunnn ». L'espace d'un instant, j'ai la sensation d'avoir pu empêcher le recours au démantèlement et qu'il ne sait plus comment réagir : se déliter ou rire ? Je me pose la question de l'assouplissement de ses défenses autistiques (démantèlement sensoriel, carapace autistique, stéréotypies). Il semble alterner ici démantèlement/remantèlement comme précédemment présence/absence, rire/stupéfaction. J'en déduis qu'il me présente une contradiction entre l'envie d'être avec moi à rire et son retrait consécutif comme s'il ne pouvait pas l'accepter.

Dans ces deux séquences, Teddy s'agrippe au canal sensoriel visuel avant de s'échapper de la relation (il ne bouge plus, paraît absent). Lorsque le canal visuel est fixé sur un point, il semble ne plus ressentir mes chatouillis appuyés. Le terme de « hermétique » est choisi à cet effet. Soudainement il n'existe plus de lien entre ma main qui le chatouille et lui. Son corps soumis à une force d'inertie montre à quel point il a la capacité de s'isoler de la relation et de s'immerger dans la sensation pour s'échapper de l'espace relationnel. Tantôt, Teddy reprend soudainement vie, se reconsensualise en ressentant à nouveau les sollicitations corporelles pouvant même en rire fortement revenant ainsi dans le lien. Tantôt, il s'absente de l'espace de la séance, fixe ses sens sur la sensorialité indépendants les uns des autres. Tustin (1990) a décrit la carapace autistique qui semble correspondre à la déliaison des canaux sensoriels sous l'effet du processus de démantèlement, même si elle n'était pas d'accord avec l'idée du démantèlement comme mécanisme de défense du moi. La déliaison intersensorielle donne l'impression que l'enfant autiste est hermétique à ce qui l'environne (description de la carapace autistique), son attention est diffractée sur chacun des sens et il se présente alors comme « flottant », inatteignable. Dans cet état, paradoxalement, il semble entrer aussi « en harmonie », en résonance physique avec ce qui l'entoure. Il ne pense plus dans l'état démantelé et n'a donc plus de filtre pare-excitatif à ce qu'il entend, voit, sent, goûte et touche comme s'il régressait au stade du nourrisson dans des processus archaïques où les sens ne sont pas encore liés dans l'expérience

[68] En écrivant la thèse puis ce livre, j'ai toujours la sensation physique qui me fait tousser, éternuer, moucher, douze ans après ces séances comme si un éprouvé était attaché psychiquement à mon état de l'époque.

consensuelle apportée par l'objet maternant. Peut-être que ces instants particuliers de démantèlement sensoriel sont des périodes où l'enfant autiste est en attente de l'Objet.

Dans le cas de Teddy, l'apparition parcellaire des critères de preuve définis en amont mettent en évidence la déliaison sensorielle. Ils se manifestent à des moments très intenses de la relation où Teddy se démantèle régulièrement et s'isole d'une sollicitation vécue comme trop excitante et dangereuse. Le processus de démantèlement prend ici toute sa valeur défensive pour protéger son Moi contre une potentielle relation trop intrusive dont il doit s'échapper. On observe ici l'expression soudaine du démantèlement sensoriel comme défense contre une mise en lien. Il se coupe de la relation avant de pouvoir revenir dans l'espace de la séance et consensualiser à nouveau ses sens dans l'ici et maintenant. Cela correspond à notre troisième hypothèse sur le mécanisme de défense de démantèlement utilisé pour protéger le Moi de l'enfant contre une potentielle relation.

Je n'ai pas pu mettre en évidence pour chacun des cinq sens l'accrochage à un canal sensoriel particulier rendu indépendant des autres. Trois sens, l'ouïe, l'olfactif et le gustatif, ne s'expriment pas à l'extérieur du corps dans l'intersubjectivité avec un enfant autiste non-verbal ce qui ne peut rendre compte de son vécu. En revanche, nous avons pu observer que Teddy accroche son regard avant de s'absenter totalement de la relation. J'ai constaté l'hermétisme entre seulement deux différents canaux sensoriels la vue et le toucher. Teddy privilégie le sens de la vue au détriment des autres pour se couper du monde. Il prend beaucoup de plaisir et rit naturellement puis brusquement semble ne plus supporter cette joie et diffracte ses sens en éléments pictogrammiques externes ou internes. La question posée peut être sur sa difficulté à supporter l'objet consensualisateur représenté par la psychothérapeute qui symbolise l'excitation vivante, la sensation de plaisir éprouvée avec un autre comme une nouveauté intolérable ? L'oscillation présence/absence dans son comportement montre bien le caractère défensif actif du processus de démantèlement et l'accrochage pictogrammique à des sensations singulières et éparses. Concernant le processus de démantèlement, je suppose que Teddy est soumis à un processus de déliaison des sens et de diffraction sur des points perceptifs ce qui participe à l'état du Moi « démantelé ». L'hypothèse de la déliaison des sens comme fondement métapsychologique de la carapace chez l'autiste est une conception qui m'est apparue intéressante pour la reformulation ultérieure dans le dernier chapitre.

3.2.2 La violence contenue de César

Je reprends ici la séquence S1/C2.15 utilisée pour l'observation du démantèlement sensoriel du chapitre précédent sur le phénomène de démantèlement. César est penché à la fenêtre une pomme à la main qu'il croque. Je suis à côté de lui et le vois de profil. Il ouvre toujours la fenêtre pour voir sa mère sortir du cabinet même si elle est déjà partie. Il n'a pas la notion du temps qui passe. Rituel qu'il a mis en place peut-être pour s'approprier l'espace de la séance ou faire une transition entre l'intérieur et extérieur, sa mère et moi.

Dans cette vignette quatre canaux sensoriels sont accrochés à des points extérieurs différents, non reliés ; la vue sur la maison d'en face, le goût sur la pomme, le toucher par le corps sur le rebord de la fenêtre et l'ouïe sur la voix de la thérapeute. Ces quatre sens sont agrippés à une sensation différente et indépendante les unes des autres. Je constate l'hermétisme de l'ouïe lorsqu'il est à la fenêtre quand tout à coup il entend ma voix et réagit, alors que l'instant d'avant il semblait ne pas l'entendre. Quand il tape la pomme sur sa lèvre (le goût, le toucher), il ne la regarde pas, son mouvement est lent. Son corps est hypotonique posé sur le rebord de la fenêtre.

Il accepte de rentrer dans le bureau et se laisse tomber en chien de fusil sur le canapé (S10/C2.111). « Papa, mamannnnnn... » dit-il d'une voix triste comme s'il allait enfin se laisser aller à pleurer. Il a le regard dans le vague, il se met sur le dos. Son regard se fixe sur ma jupe, main gauche sur sa paupière qu'il caresse. Je lui parle de sa tristesse car il émet des sons ressemblant à des pleurs. Je le sens très calme d'un coup et je perçois qu'il n'est plus là dans la relation. Il me revient à ce moment en mémoire l'époque où quand il était bébé il ne pleurait pas mais sa mère beaucoup, je dis « hé oui ce n'est pas à toi de protéger papa maman ». Son grand-père était en soins palliatifs à la maison et ses parents étaient très déprimés. « Tu es un enfant, c'est aux parents de protéger les enfants.......qui te console toi ? ».

Dans ces deux vignettes César se sert des mêmes canaux sensoriels non liés. Il accroche son regard à un élément extérieur de l'environnement (ma jupe), et parallèlement, il en touche un autre (sa paupière) où ses doigts n'ont pas de point commun avec la scène en train de se dérouler.

Les critères de preuve proposés dans l'hypothèse apparaissent en partie. César montre peu de phénomène de démantèlement ce qui indique qu'il recourt peu à ce processus même si j'observe sporadiquement quelques vignettes. Il est difficile de mettre l'hypothèse sur le processus de démantèlement en lumière de par sa capacité à entrer en relation plus développée que ce que je pensais lors de la sélection de la population pour la recherche. L'utilisation qu'il en fait ne concerne que le début de séance où l'effet du processus émerge par la fixation pictogrammique de points lorsqu'il regarde le mur dehors ou le pan de ma jupe, ou bien encore la pomme dans la bouche. Dans ces brefs instants on peut saisir la déliaison entre ses différents sens.

3.2.3 La présence fantomatique de Lora

A la fin de la séance de rentrée de septembre après un mois de vacances d'été (S1/C3.47), nous sommes assises sur le canapé et je suis en train de lui remettre ses chaussettes et ses chaussures avec son aide que je lui réclame à chaque fois même si elle ne sait pas mettre ses baskets à lacets. Lora râle d'un son suraigu, strident comme si elle était énervée. Je viens de lui parler du fait qu'on ne s'est pas vues pendant les vacances et que la rentrée est difficile. « C'est ça que tu me dis, ça t'embête qu'on ne se voie pas pendant les vacances ? » Soudain, j'ai l'impression qu'elle n'est plus là, son regard est dans le vague quelques secondes. Elle met sa main devant ses yeux tout en suçant ses chaussures. Elle s'amollie sur le canapé alors qu'elle est toujours hypertonique et ses muscles sont toujours très durs (carapace autistique). J'ai l'impression qu'elle a du mal à réintégrer l'espace de la séance après le mois de vacances comme si elle se démantelait pour ne pas être de nouveau face à moi.

Ici trois sens ne sont pas reliés. La vue est accrochée sur un point fixe devant elle (sa main), le goût est centré sur la chaussette dans la bouche et pour le toucher son pied est dans ma main. Ils sont agrippés sur une sensation pictogrammique : la vue sur le dos de sa main, le goût sur la sensation chaussette dans la bouche et le toucher avec sa peau du pied contre la peau de ma main. Son corps est hypotonique. Elle s'agrippe à des sensations indépendantes ce qui lui permet de fuir le lien, ou le rappel de l'absence d'un mois trop angoissante. Elle s'isole de l'espace de la séance en se rendant hermétique aux autres sens qui l'entourent. Les différents canaux sensoriels sont ici hermétiques aux autres puisque non liés dans et vers la même expérience sensorielle.

Vers la fin de la onzième séance (S11/C3.91) Lora se jette sur le canapé, sur le ventre, son corps devient hypertendu le tonus se modifiant dans le démantèlement. Elle vrille le bassin et commence à faire aller et venir sa jambe gauche, puis s'arrête, se met sur le dos et regarde sa main gauche au-dessus d'elle. Puis elle met sa main sur sa tête et se tète le biceps, le regard accroché au plafond. Je m'assieds à côté d'elle. Elle se retourne sur le ventre, vrille son corps à nouveau et fait aller sa jambe. Je lui frotte le dos, le long de la colonne vertébrale et dis : « ho, c'est dur ? ». Elle recommence la même scène une troisième fois. Elle n'émet plus de sons. Son attitude est nouvelle, elle est totalement hors de la relation, hors de ce qui se passe autour d'elle. J'ai la sensation qu'elle est lointaine. Le fait de la toucher physiquement ne la fait pas arrêter son mouvement ou sortir de cet état démantelé. Sa tête est penchée entre ses bras et son regard fixe le sol. Je vois que tous les muscles de son corps sont tendus, saillants parce qu'elle est très fine. En lui touchant le dos je sens qu'elle est très tendue. Je suis surprise de cette nouvelle attitude de démantèlement. J'ai ensuite l'impression qu'elle fabrique une forme de carapace contre qui, contre quoi ? Lora n'est plus présente et je me demande si elle a peur d'entrer dans la relation ?

La séquence montre que trois sens ne sont pas reliés. La vue est accrochée une première fois au plafond puis au sol indépendamment des autres canaux sensoriels. Le toucher paraît être généralisé au travers de la tension hypertonique qu'elle donne à son corps. Il va du corps tendu, au bras tété, pour finir avec la main sur la tête. Le mouvement de sa jambe est le mouvement résiduel auto-sensuel du phénomène de démantèlement. Les sens décrits sont bien agrippés sur une sensation différente : la vue sur le plafond ou le sol, le toucher sur son corps ou les paumes sur le sol et le goût sur son bras. Un canal sensoriel est bien hermétique aux autres canaux. Lorsque j'interviens, soit par le toucher en mettant mes mains sur son dos, soit par le langage, elle n'a aucune réaction comme si elle ne me percevait pas. L'ouïe et le toucher sont hermétiques entre eux. Un élément important que je reprendrais pour la quatrième hypothèse sur le remantèlement est la concordance entre le sens du goût avec l'action de se téter le bras (elle va jusqu'au suçon) et le toucher (contact entre la bouche et le bras). Ces deux canaux semblent se lier, je pense trouver ici un début de reconsensualisation, de remantèlement.

Je présente ici deux séquences du milieu de la séance qui montrent la difficulté de reconsensualisation lorsque les sens sont déliés. Il s'agit de la dernière séance de la recherche et de la psychothérapie (S13/C3.132), mais à ce moment-là je ne suis pas au courant du fait que la famille d'accueil ne me la ramènera plus. Nous sommes assises sur le canapé. Lora veut enlever sa chaussure et met son pied sur moi. « Tu veux enlever ta chaussure ? D'accord on le fait ensemble ». Elle se jette en arrière, râle d'énervement, puis subitement son regard se fixe sur la fenêtre, son corps ne bouge plus. Elle met sa main sur la mienne qui est sur son ventre et me la frotte doucement. Je me mets à penser qu'elle n'est pas bien dans ses baskets que j'aide à enlever. Elle s'évade en fixant son regard à l'extérieur. Si je l'aide à réaliser son désir de fuite, elle se démantèle et ne le supporte pas ? Je trouve cela très incohérent.

Cela fait un long moment qu'elle est dans cet état de démantèlement (S13/C3.133**)**, je décide d'intervenir. J'utilise les sens auditif et tactile, je l'appelle « hou hou, où es-tu ? Tu es partie. Hou hou ! (Plus fort sans réponse verbale ou corporelle). « Coucou ! Coucou ! Coucou ! Coucou ! Je lui touche le nez en espérant que ce contact physique près des yeux joue son rôle de réflexe occulo-palpébral pour qu'elle raccroche à la situation. Puis elle met sa main mollement sur mon bras et passe sa langue sur ses lèvres, mais le regard reste accroché à la fenêtre sans ciller. « Tu es partie ?» Je suis très étonnée de cette très longue fixation du regard. Soudain, elle ferme les yeux, le tonus revient hypertonique, elle lève les jambes et les jette à terre, me tend la main que je saisis et me regarde. Elle se lève et m'entraîne derrière elle. J'ai le sentiment qu'on dirait qu'elle se réveille soudain. Elle a mis du temps à revenir. J'ai la sensation que la relation, ou le toucher (psychique ou physique) est trop violent pour elle. Diffracter les sens est-ce sa solution pour éviter la relation ?

Dans ces deux séquences le sens du toucher dans la première est accroché sur un point fixe, la zone de contact (pictogramme) entre la main de la psychothérapeute sur son ventre et sa main sur celle de la psychothérapeute (pictogramme) avec le léger frottement (mouvement résiduel auto-sensoriel). Dans la seconde le toucher est fixé sur le bras de la psychothérapeute qu'elle touche mollement (pictogramme et mouvement résiduel auto-sensoriel). Pour corroborer l'expression des sens non reliés, on observe aussi la langue (le goût) qui passe sur les lèvres en même temps que le mouvement de la main sur le bras et le regard fixe sur un point du mur. Ces trois sens sont bien déliés. Dans la seconde séquence, le sens de l'ouïe est déconnecté, il n'y a pas de réponse verbale ou non-verbale ce qui correspond bien au démantèlement où les sens sont agrippés à une sensation particulière avec ce canal sensoriel hermétique sûrement fixé ailleurs occultant la voix de la psychothérapeute. Les sens sont bien agrippés sur des sensations différentes, kinesthésique avec le frottement de la main, visuelle sur le bras et la main, le goût sur un point qui nous reste inconnu. Le sens du toucher est lui aussi hermétique, il n'y a aucune réaction lorsqu'elle est touchée, pas de cillement des paupières alors que le geste est proche des yeux. Le réflexe occulo-palpébral aurait dû fonctionner. Dans ces séquences nous observons une convergence des critères de mise à l'épreuve de l'hypothèse sur le processus de démantèlement avec la déliaison des sens et l'apparition de pictogrammes dans l'état démantelé.

Les indices présentés comme significatifs des séquences relatives à Lora permettent de constater partiellement l'hypothèse sur l'existence du processus de démantèlement sensoriel. Les critères de preuve convergent mais apparaissent peu souvent dans son corpus pour les cinq sens déliés d'une même expérience sensorielle. Je n'ai pu constater la déliaison que pour les sens du toucher, de la vue, de l'ouïe et du goût. Pour ce dernier, il a été impossible d'observer sur quel point fixe il s'exprimait. Seule l'enfant pourrait en parler mais elle est dans un autisme de Kanner et mutique[69].

3.2.4 Résultats et synthèse sur le processus actif de démantèlement

La manifestation physique de l'expression de la déliaison des cinq sens chez chaque enfant autiste de la recherche a été observé, mais pas systématiquement comme attendu dû aux trois sens internes difficilement observables de l'extérieur si ce n'est quand l'enfant les a manifestés (ouïe,

---

[69] Trois ans après cette recherche, en 2016, j'ai interrogé des personnes post-autistes qui ont pu rendre compte de leur vécu (travaux non encore publiés) et confirmer que leurs sens sont bien diffractés sur des éléments extérieurs et/ou intérieurs.

goût et odorat). L'observation de leur déconsensualisation n'a pas été totalement possible ici, soit le protocole n'était pas assez précis, soit par l'absence d'outils techniques pour saisir le point de fixation de ces trois sens comme je l'ai dit plus haut. Les deux autres, la vue et le toucher, sont systématiquement déliés pour tous. Une convergence d'indices des canaux sensoriels du toucher, de l'ouïe, de la vue et du goût sont rapportés montrant leur fonctionnement hermétique les uns par rapport aux autres. Pour l'olfaction, la séquence de Teddy où il se touche le nez une fraction de seconde avant d'entrer dans le phénomène de démantèlement donne une dimension heuristique de l'hypothèse dans le sens de l'observation de l'accrochage de ces sens à un objet extérieur et la manifestation processuelle intrapsychique de leur déliaison est perceptible dans l'ensemble des cas présentés.

A partir du schéma des représentations topiques des inscriptions dans la psyché de Gimenez (2000, 2010) sur l'hypothèse de la construction de la pensée élaborée par S. Freud (1911), les étapes du processus de démantèlement sensoriel vont être intégrées pour donner une idée du fonctionnement autistique lorsque l'enfant y est soumis (figure 1).

Un des effets du processus de démantèlement est l'annihilation de la pensée par triple coupure de lien qui s'exprime par un procédé de déliaison et d'attaque de la consensualité d'une situation perçue. Si nous prenons l'exemple de Teddy comme princeps en comparant les scènes suivantes : la scène où je lui fais des chatouillis et il rit, et, celle où je lui fais des chatouillis et il manifeste le phénomène de démantèlement c'est-à-dire qu'il se démantèle. Dans la première séquence, les représentations originaires pictogrammiques de l'expérience sont consensualisées avec son regard posé sur mes mains puis il me regarde dans les yeux, associé à sa main qui prend la mienne qu'il pose sur son flanc ; je le chatouille, l'excitation corporelle se produit dans tout son corps et il se met à rire en me regardant. Nous avons là trois sens, la vue, le toucher, l'ouïe qui convergent vers des points pictogrammiques d'une même expérience et la possible représentation du plaisir d'être à deux, contenus dans le lien à l'autre et la pensée. Dans la deuxième scène, les guilis créent une diffraction sensorielle et les sens vont s'accrocher à des expériences divergentes que nous avons décrites. L'expérience perceptive sensori-affective est donc normalement engamée dans l'inconscient sous forme de représentation de chose ou trace de perception ou nommée aussi pictogramme. Mais il n'y a pas à ce moment précis de lien entre ces traces pictogrammiques et d'autres traces pictogrammiques se référant à d'autres d'expériences similaires (pas d'échange ou de comparaison d'informations) et au lieu de se transformer en représentations de mots dans le préconscient, une deuxième coupure de lien a lieu entre ces représentations pictogrammiques et les possibles représentations qui peuvent à un certain moment contenir la pensée et lui donner sens, il s'en suit une diffraction des sens au lieu d'une consensualisation. Ne trouvant pas d'investissements qui auraient dû être réalisés de ces pictogrammes, la troisième coupure de liens les projette diffractés dans le conscient, l'affect de la représentation est alors délié et ces pictogrammes s'accrochent à « l'objet le plus attrayant » (Meltzer, 1975) indépendamment les uns des autres. L'expérience n'a aucune consensualité, il n'en restera ni souvenirs, ni pensée. Les processus archaïques ne sont pas transformés en processus primaires ni secondaires et surgissent dans le conscient, non liés.

Pour résumer, le démantèlement sensoriel est un processus psychique actif spécifique au fonctionnement autistique qui consiste à délier (attaque des liens intrapsychiques) les perceptions provenant de différents sens, mettant à mal la fonction de consensualité (Anzieu, 1985). Chaque canal sensoriel s'agrippe alors à une expérience centrée sur un point étranger aux autres canaux. La centration sur ce point perceptif isole le sujet des perceptions provenant des autres canaux sensoriels dans lequel l'ensemble des traces pictogrammiques est maintenu non lié (délié) de celui des autres traces du même type se référant à des expériences similaires. Et l'autre effet du processus de démantèlement est l'annihilation de la pensée par triple coupure du lien : entre les représentations originaires pictogrammiques se référant à une même expérience, entre ces représentations pictogrammiques et les possibles représentations qui peuvent à un certain moment contenir la pensée et lui donner sens, entre cette trace pictogrammique et l'investissement qui en a été fait.

A la lumière de notre corpus clinique, nous pouvons affirmer que le processus de démantèlement est bien actif. Nous avons pu grâce à l'observation clinique être témoin de la puissance passive de ce processus en référence à la difficulté à faire sortir les enfants autistes du phénomène de démantèlement. Lorsqu'il se produit, ils n'arrivent pas à se reconsensualiser dans l'expérience relationnelle en les touchant physiquement ou en les appelant par leur prénom. Nous pouvons conclure que la concentration sur ces divers points sensoriels isole effectivement l'enfant des autres perceptions (être touché par l'intervention d'un autre et ne pas entendre sa voix). Nous pouvons dès lors distinguer deux caractéristiques du démantèlement : le processus, actif, utilisé par l'enfant en tant que moyen de protection et le phénomène observable, passif, de par son caractère d'isolant de l'ensemble de la situation vécue.

3.3 LA FONCTION DE MECANISME DE DEFENSE DU MOI DU DEMANTELEMENT

L'hypothèse soutenue ici concerne la fonction psychique du démantèlement ayant pour effet d'attaquer une partie de la réalité perceptive de la présence de l'autre perçue comme objet attracteur, au sens de Bick

(1967), c'est-à-dire un objet qui attire dans l'expérience consensuelle et est alors transformé en un « flux sensoriel » (appréhension de l'objet comme produit par nos sens), ce qui protège le Moi de l'attraction dangereuse de celui-ci. La méthode d'analyse des corpus cliniques est de mettre en évidence comme premier critère de preuve les interactions entre le psyT et l'enfant autiste, et l'enchaînement dans les séquences de ces interactions où l'intervention du psyT est immédiatement suivie de la réaction de l'enfant autiste de se démanteler ainsi soumis au processus. Le deuxième critère est le contre-transfert du psyT (sensation d'être seul, d'être considéré comme un objet) qui donne des indications sur l'action de cette fonction, et, le troisième est les sollicitations du psyT sans effet sur l'enfant autiste comme l'appeler et/ou faire du bruit pour attirer son attention.

Avec la méthode quantitative, j'ai tenté une corrélation entre la courbe du phénomène de démantèlement et celle du regard que l'enfant peut adresser au psyT. La corrélation est non significative entre les deux courbes (- 0,22). Je peux en déduire que lorsque l'enfant autiste est soumis au phénomène de démantèlement sensoriel, il n'y a aucun rapport avec l'attitude de regarder et d'être attentif à psyT. J'utiliserai cependant la courbe « absence de la relation » pour vérifier si l'enfant autiste est de moins en moins absent de la relation au fur et à mesure que le travail psychothérapeutique avance.

3.3.1 Teddy et l'insoutenable relation

Au début de la première séance, la séquence (S1/C1.12) dure longtemps. Il me regarde dans les yeux, observe les pièces de circuit dans ses mains et me fixe à nouveau. Il pousse de petits sons inarticulés puis pose les pièces par terre et nous nous asseyons en tailleur tous les deux pour construire le circuit. Tout en le construisant, il continue à émettre de petits sons. Il semble mimer un dialogue avec ces sons inarticulés parce qu'il respecte le temps de parole : je parle, il émet un son. Il se sert de ma main pour prendre les objets comme s'il induisait que je doive le faire à sa place. Je décide de ne plus accepter cette position ou d'être un outil pour lui et le lui dis, « je sais que tu peux les mettre toi-même ». Cette première séance est la première de la tranche choisie pour cette recherche mais Teddy est en thérapie depuis quelques années avec moi d'où ma décision de ne plus me plier à sa volonté. Effectivement il s'exécute et assemble les morceaux du circuit seul. Je dis « Il manque encore un élément ». Je me lève et retourne vers le bac à jouets de l'autre côté du bureau, il se lève précipitamment et me rejoint en regardant le ventilateur. « Voilà ! Tiens ! Oui je sais que tu as eu très peur de ce ventilateur » en référence aux séances ayant eu lieu avant le début de la recherche. Il me colle et jette des coups d'œil inquiets et furtifs à l'appareil. Je ressens en moi une forte pression interne d'étouffement depuis le début de la séance. Au moment où je me lève, j'ai l'impression que cette pression s'amplifie car la construction du circuit me semble n'être que ma proposition. Lui, se remet en tailleur et pose des pièces qu'il accroche machinalement, il manipule les objets du circuit bizarrement en les tournant, les secouant. J'en déduis qu'il construit et le lui dis. Je ne trouve aucun écho à mes dires, verbal et non-verbal. Il est enfermé dans son monde, le regard fixe à terre et ne formule aucun son.

Dans cette séquence, nous observons que le psyT n'intéresse en aucun cas l'enfant, hormis dans le premier regard et l'utilisation de sa main prise comme un prolongement corporel. Teddy semble investir de manière distincte le psyT et sa main comme s'il n'y avait pas de lien entre les deux. La verbalisation du psyT ne semble avoir aucun impact sur les actions de l'enfant, il n'a aucune réaction à ses paroles. L'action du psyT se levant et donnant les éléments du circuit est suivie d'un retrait de l'enfant dans le phénomène de démantèlement, ce qui va dans le sens du retrait de l'interaction. L'action et la présence du psyT sont gommées comme s'il n'existait pas.

Dans les trois séquences successives (S8/C1.138, C1.140 et C1.141) qui s'enchaînent dès le début de l'entretien nous constatons le même fonctionnement. A la première Teddy arrive au début de la séance et me prend par le bras en faisant « Chhhuuuu » longuement avec sa bouche. Il m'entraîne sur le canapé et nous nous asseyons. Je dis « Quoi chut ? ». Il ne me regarde pas, son regard est droit devant puis il regarde encore ma main, et comme d'habitude j'ai l'impression d'être un objet, seules mes mains l'intéressent. Je me pose la question de la dévitalisation de la relation, si relation il y a, ou bien de la maîtrise de l'objet thérapeute. J'ai l'impression que ma tentative de création de jeu mutuel « la petite bête qui monte » utilisée dans les séances précédentes est en train de se répéter plusieurs fois comme s'il ne pouvait s'empêcher de dévitaliser l'ébauche d'espace de jeu initiée de mon côté.

A la deuxième séquence, Teddy dit : « Eueueu », « Quoi ? Tu veux ? ». Il approche ses mains de la mienne en faisant « Eueueu », je recule ma main et dis « Quoi ? Tu veux ? ». J'interprète ce son comme s'il disait je veux. Son regard dérive vers le bureau alors que nos corps sont presque face à face. Il ne me regarde plus. Il ne bouge plus à nouveau, l'espace d'un instant démantelé. Qu'est-ce qu'il évite ? Je me sens traitée comme un objet à la place qu'il me donne, ne pas créer d'espace de relation. Si je reste dans la position d'objet, envahie par la pulsion de mort et la néantisation psychique, alors ses processus autistiques auront « gagné ». En fait je me sens envahie par une torpeur et une lourdeur interne, je n'arrive plus à penser. D'un coup il se reconnecte là où il en était, c'est-à-dire obliger mes mains à être caressées et caresser les siennes. Il est très insistant et ses mains restent collées aux miennes même si les miennes sont fermées dans une expression non-verbale de refus d'être son objet.

Lors de la troisième séquence, Teddy s'absente littéralement. Son regard flotte, je sens qu'il s'échappe, je tente de le reconnecter en lui chatouillant les mains comme il le souhaite. J'appelle cette forme de « chatouille/guilis » qu'il impose à tout son entourage « les gratouillis morts » parce qu'il n'y a aucune expression faciale liée ou de sons. La puissance de sa persévération est telle que même les personnes qu'il croise dans la rue à qui il prend leur main, se sentent, par devers elles, obligées de lui faire ce genre de « gratouillis morts ». La mère me dit être désespérée, n'arrivant pas à l'obliger à laisser les passants tranquilles. Puis il se reconnecte à la réalité de la séance, mais je suis à nouveau un objet en cédant à ce mécanisme autistique puissant de répétition du même, pour le ramener dans une forme de relation. Je n'ai pas d'alternative, soit je suis l'objet prolongement de son corps, soit il s'absente de la relation. Teddy me fait penser à un « mort-vivant » qui ne peut être vivant que si l'autre est mort psychiquement et inversement. C'est le processus qu'il utilise pour supporter le lien, se démanteler pour supporter l'autre et le mettre à distance paradoxalement quand il est face à lui, confronté à des angoisses de néantisation. Il dit « chut » d'ailleurs comme si les paroles symbolisaient une séparation, l'intervention d'un tiers, insupportable, je dois me taire. J'ouvre ma main et lui chatouille la paume de sa main qui n'a pas bougé de place. « Qu'est-ce que tu veux ? », il regarde alors nos mains et fait « Eueueu ». « Tu veux quoi ? », je ferme la mienne, il fait « Uuuuuuu ! » avec une voix impatiente et il attrape ma main pour m'imposer de caresser la sienne. Je la retire pour couper d'avec ces gestes dévitalisés. La scène se reproduit deux fois puis il veut remettre ma main sur sa tête, mais je la ferme et me recule : « Quoi ! Tu veux ? », « UUUU » très impatient, il fait le geste de mettre sa main sur sa tête mais sans la mienne. La main sur la tête est un comportement qu'il a eu il y a longtemps avant que j'initie le jeu des tout petits de la « petite bête qui monte ». Quelle place ont à nouveau les mains sur la tête, que joue-t-il dans cette séquence et dans cette régression, qu'est ce qui a pu la provoquer ? Je me remets à penser à la main comme enveloppe protectrice, comme les bébés qui ont besoin de sentir quelque chose sur le sommet de leur crâne et qu'on retrouve tous les matins la tête collée contre la tête du lit ? Est-ce une résurgence corporelle pour Teddy de cette sensation qui rappelle celle *in utero* lorsque le bébé a la tête en bas pendant trois mois ? Cherche-t-il un contenant dans cette demande qu'il m'adresse pour supporter une consistance corporelle ou pour accepter l'autre comme être séparé ressenti si dangereux pour son intégrité psychique ?

Dans ces trois séquences, le psyT est investi comme un objet partiel, il est réduit à l'objet main et ses interventions n'ont par conséquent aucun impact. Dans son contre-transfert, le psyT a toujours la sensation de ne pas être vu par le patient, d'être considéré comme un objet. Mais paradoxalement, ses interventions sont suivies par le retrait important de Teddy qui signifie une attention interne de l'enfant non exprimée physiquement. Teddy s'absente par la diffraction des sens lorsque le psyT lui refuse ses mains. L'enchaînement des deux critères cités précédemment montre que la fonction du démantèlement est de dévitaliser l'autre en « flux sensoriel » et de se protéger ainsi de la relation. Teddy entre dans le phénomène de démantèlement quand le psyT impose son désir et son existence par le refus de l'objet partiel main. Il y a une « lutte » relationnelle entre les deux et un jeu de cache-cache pour être ou ne pas être en relation. Si Teddy ne peut dominer l'autre alors il s'absente. Dans la majorité du temps de la séance, Teddy agit comme si le psyT n'était pas présent, comme s'il était hermétique à sa présence.

Je me suis interrogée sur le reste du temps des séances non comptabilisées dans D et J, quand Teddy n'est ni dans le démantèlement, ni dans le regard et l'attention à psyT comme définis par mes critères de mise à l'épreuve. J'ai ainsi observé une attitude de EA qui consiste à s'occuper tout seul comme s'il n'y avait personne d'autre en séance mais en présence de l'autre. J'ai donc défini plusieurs critères concernant cette attitude : pas de regard adressé, pas de réponse aux sollicitations verbales, EA joue seul (roule de la pâte à modeler, fait rouler ses voitures, actionne l'ordinateur...). J'ai appelé ce temps « la durée d'absence de la relation » (colonne E) avec la colonne F du pourcentage, car EA est bien présent dans son activité mais pas avec psyT. J'ai utilisé la même méthode quantitative quand Teddy montre les critères d'absence de la relation, je chronomètre la durée et j'obtiens la figure suivante.

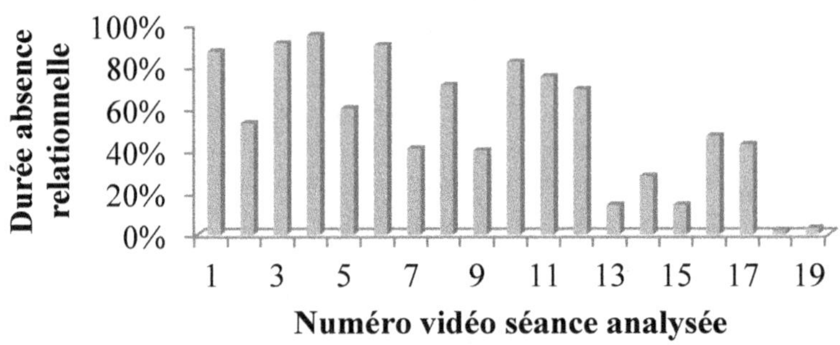

Figure7 Baisse d'absence de relation chez Teddy

La courbe F « absence de la relation » est très élevée de la séance 1 à la 12 et atteint 4, 95% à la séance 4. Deuxième période : Teddy diminue son temps d'absence de la séance 13 (14%) à la séance 19 (3%). Il en résulte que sur la durée de la recherche le temps d'absence à la relation diminue pour atteindre les 0% à la séance 18 et 19 soit sur les 5 derniers mois de PsyIPA.

Par rapport à l'hypothèse sur la fonction du démantèlement comme mécanisme de défense du moi, on observe que Teddy se démantèle lorsque la pression relationnelle du désir du psyT est trop forte. Teddy est pris dans un paradoxe, il lutte pour ne pas entrer en relation en réduisant l'autre à un objet partiel, ou en se démantelant si l'objet partiel tend vers l'objet total par le désir, mais par ailleurs il a envie de quelque chose de la relation par l'adresse à l'autre sur un mode autistique qui ne peut aboutir à une relation. La présence de l'autre est escomptée au maximum (il recherche les chatouillis) mais s'en défend par le démantèlement. Le processus de démantèlement attaque la réalité perceptive de l'autre. L'attraction de la présence du thérapeute (l'objet attracteur) amène Teddy à s'en défendre pour se protéger d'une expérience redoutée : tester la relation à l'autre induisant l'acceptation du désir de l'autre qu'il doit contrôler pour ne pas l'accepter. Il utilise ainsi le psyT comme objet sensoriel de démantèlement refusant la séparation corporelle et la consensualité inhérente à l'acceptation de l'objet total. Il le prend alors comme partie intégrante de sa défense. Le processus de démantèlement a pour effet d'attaquer une partie de la réalité perceptive de la présence de l'autre ressentie comme objet attracteur, au sens de Bick (1967), c'est-à-dire un objet qui attire dans l'expérience consensuelle qui est alors transformé en un « flux sensoriel » (appréhension de l'objet comme produit par nos sens), ce qui protège le Moi de l'attraction dangereuse de l'objet et agit comme un mécanisme de défense du moi. Parallèlement, la figure 10 montre qu'il accepte la présence de l'autre en étant de moins en moins absent de la relation durant les séances. Il ne transforme plus le psyT en flux sensoriel et créé du lien.

3.3.2 César ou l'acceptation de la relation

La première séance est différente de toutes les autres faisant suite à une rupture de la thérapie de deux mois pour les vacances d'été. Lors de la séquence S1/C2.10, César a ouvert la fenêtre de gauche d'où il peut voir passer sa mère quand elle sort du bureau. Il y a deux fenêtres dans le bureau. A un moment de la psychothérapie, il a été entendu avec les parents que la mère ne resterait plus dans la salle d'attente et reviendrait après ¾ d'heure parce que César n'arrivait pas à rester dans le bureau et passait la séance, collé à elle dans la salle d'attente. Dans cette séance, il ne l'a pas vu passer dans la rue ne s'étant pas précipité pour une fois à la fenêtre. Il saute et se penche sur le large rebord de la fenêtre la moitié du corps jusqu'aux hanches dehors et les jambes ballantes à l'intérieur du bureau, son corps est amolli alors que c'est un enfant systématiquement hyper tonique. Il est posé ainsi, les mains sous le menton, le regard fixé sur le toit de la maison d'en face. J'interprète ce que je vois « Tu écoutes ? », on entend les voitures qui passent sur le boulevard du bas et les mouettes, il dit « hum ». Deux secondes s'écoulent, « tu écoutes maman qui s'en va ? », « hum » dit-il très doucement d'une voix blanche. Je fais semblant de ne pas avoir entendu, il est inerte sur la fenêtre, je suis sur le côté, je le vois de profil : « quoi ? ». Il ne me répond pas, m'ignore totalement, silencieux. J'ai l'impression que toute son attention visuelle est tendue vers ce point fixe dans la rue. Il n'est plus avec moi, il est démantelé. J'imagine que ce temps de passage à la fenêtre est comme un moment de transition entre le départ de la mère et son adaptation au nouvel espace du bureau. Cette scène se reproduira exactement à l'identique de celle-ci huit séances d'affilées mais moins longtemps.

Dans les corpus cliniques de César il n'y a pas chez le psychothérapeute d'expression de la sensation de ne pas être vu par le patient, d'être seul, d'être considéré comme un objet. Le psychothérapeute n'a pas besoin de se manifester pour attirer son attention. César de son côté, ne se retire pas dans le démantèlement suite à ses interventions. Seule la séquence présentée ci-dessus où l'impression du psychothérapeute de ne pas exister, de ne pas être entendu, est notable ; d'emblée César exprime le phénomène de démantèlement, parfois en début de séance sans intervention du psychothérapeute puis revient dans l'expérience consensuelle avec l'autre.

Lorsque je considère la colonne F H3% « absence de la relation », la figure obtenue montre un manque d'absence de la relation même lors de la première séance où le démantèlement est le plus fort chez lui.

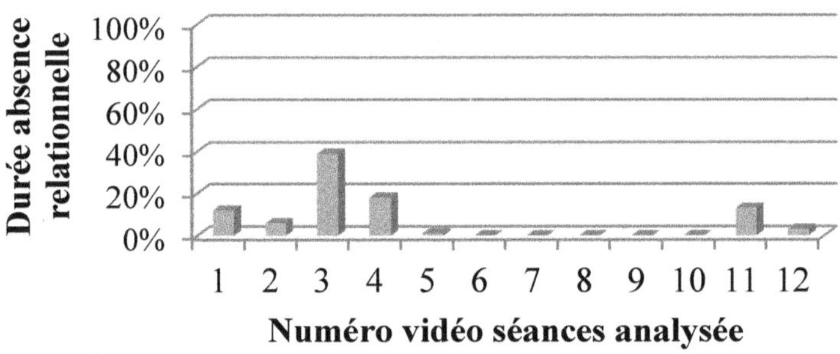

Figure 8 Absence de baisse relationnelle chez César

César n'est pas absent de la relation, il joue plutôt avec le psyT et initie lui-même des jeux. Les pourcentages d'absence de la relation à l'autre sont donc faibles. Nous observons des pics qui ne semblent pas en rapport avec le démantèlement, le pic de la séance 3 est en écho à celui de la courbe H4, plus il est attentif à psyT, plus il s'absente de la relation. On saisit ici qu'il transforme le psyT en flux sensoriel plus il est en relation pour s'en défendre mais, grâce aux corpus cliniques, il peut s'agir aussi de l'apparition de l'angoisse face à l'absence comme s'il commençait à élaborer l'espace transitionnel, comme s'il interrogeait du regard psyT en quête de réponse.

Par rapport à notre hypothèse sur la fonction du démantèlement qui a pour effet d'attaquer une partie de la réalité perceptive de la présence de l'autre, perçue comme objet attracteur, cela nous a paru cohérent puisque César est déjà dans une forme de relation. Il ne lui est pas nécessaire de transformer le psyT en un « flux sensoriel », il semble utiliser le démantèlement contre le cadre lui-même pour rester en identification adhésive à la mère qui le laisse en séance. Ce mécanisme de défense du moi chez lui agit contre l'expérience consensuelle totale et non pas contre un objet particulier, en l'occurrence le psyT. Les quelques moments de démantèlement sont souvent situés au début de la séance comme pour lâcher la situation en train d'être vécue au profit d'une autre comme une transition entre la position adhésive qu'il développe avec sa mère et l'espace de jeu du bureau avec moi. L'idée concerne l'espace transitionnel, l'utiliserait-il comme une ébauche de celui-ci ? La fonction du démantèlement serait-elle de faire la transition entre une situation avec maman dans l'adhésivité et un espace avec la thérapeute dans le jeu ? La fonction du démantèlement a pour effet d'attaquer une partie de la réalité perceptive, non pas de la présence de l'autre perçue comme objet attracteur, mais du cadre thérapeutique lui-même, au-delà de la présence du psyT, ce qui protège son Moi de l'attraction dangereuse de l'objet cadre et donc de la séparation d'avec la mère.

3.3.3 Lora et la thérapeute comme objet

Lors de la séquence S1/C3.4, elle me pousse légèrement avec son corps comme si je n'étais pas là. Elle avance comme si je n'étais pas debout à cet endroit, comme si elle allait me marcher dessus. Je me recule. Elle se tourne vers moi sans me regarder, main droite sur la hanche et entre dans le bureau. En passant, elle accroche ma main droite avec la gauche pour me traîner derrière elle. Elle ne me regarde à aucun moment. Je me sens être un objet avec elle. Systématiquement durant la quasi-totalité des séances elle me traîne derrière elle par la main, et lorsque je refuse de la suivre en prenant un jouet dès qu'elle me lâche ou que je m'assoie, elle revient me chercher par la main, m'arrache le jouet et le jette par terre sans me regarder ou même faire attention à mon corps ou à ma position. Elle peut ainsi me marcher sur le pied, me cogner avec son corps ou me tirer pour me lever même si ma position corporelle ne le permet pas comme si j'étais une poupée de chiffon qu'elle traîne. La séquence se reproduit à l'identique plusieurs fois par séance et durant toute la durée de la recherche dont sept fois pour la séance 1 (S1/C3.2/3/4/12/13/16/19), six fois dans la séance 4 (S4/C3.35/40) ; huit fois dans la séance 8 (C3.68/75), ou quatre fois dans la séance 13 (C3.115/120/138/139).

Ici le psyT est transformé en objet inanimé, dévitalisé, presque comme un objet autistique que Lora traîne derrière elle. Quelle fonction a le psyT pour elle ? Je me suis interrogée sur le statut de ratage de l'objet transitionnel comme si « l'objet transitionnel » était un être humain au profit de l'objet autistique. Le processus de démantèlement a pour effet d'attaquer une partie de la réalité perceptive de la présence de l'autre (le désir du psyT est occulté) transformé en un « flux sensoriel » qui dévitalise le Sujet en le remplaçant par du non-vivant, un objet purement et simplement. Le psyT n'est plus un objet qui peut attirer dans l'expérience consensuelle. Lora protège ainsi son Moi de l'attraction dangereuse de l'Objet en utilisant le mécanisme de défense de démantèlement sensoriel. Le psyT est perçu comme une extension de son propre corps, un « pseudopode narcissique » (S. Freud, 1914a, p. 83) incorporé dans son Moi démantelé pour qu'elle conserve la fusion à l'objet maternant par identification adhésive.

Je présente deux séquences qui ont lieu vers la fin de la recherche pour son cas soit un an et demi. Dans la séquence S11/C3.95, Lora est allongée par terre où elle exprime la deuxième forme du phénomène de démantèlement décrite sous la forme hypertonique. Son corps ressemble à une vrille : bras tendus en avant au sol, tête rentrée dans les épaules, regard fixe au sol, rotation du bassin décentré par rapport au buste, les deux jambes dans l'alignement du bassin et mouvement rythmique de la jambe du dessus. Je suis assise sur le canapé et elle est allongée par terre à mes pieds. Elle reste ainsi un moment puis elle se redresse, me prend par la main et me tire pour que je me mette sur elle, je dis « tu veux que je me mette sur toi ? Elle n'a aucune réaction. Je dis « Comme si je devais protéger ton corps avec mon corps ? ». Elle est à nouveau dans la même position. Je m'assoie à côté d'elle, très collée à son corps mais non pas sur elle (je n'oublie pas qu'elle voulait que je me couche sur elle) et je lui mets mes mains sur son dos pour créer un contact plus enveloppant. Je sens alors ses muscles très tendus et hyper durs. Je me sens mal pour elle. J'entends alors qu'elle émet un léger son comme si elle poussait aux toilettes. La scène dure longtemps. J'ai toujours cette impression qu'elle m'utilise comme un objet inanimé, dévitalisé, presque comme un objet autistique. Suis-je son objet autistique ? Avec l'utilisation qu'elle fait de mon corps comme si j'étais une couverture, je pense à la fonction d'enveloppe protectrice, de pare-excitation, ou de tentative de se remanteler ? Du corporel au corporel, de processus archaïque à processus archaïque, j'accepte de me mettre à son niveau et je pose ma main sur son dos.

Dans la séquence suivante S11/C3.96, elle se redresse, ne me regarde pas et tire le jeté de lit qui se trouve sur le canapé. Je l'aide. Elle le met dans sa bouche, revient par terre à côté de moi et se couvre entièrement le corps avec. Je l'aide à s'installer et lui met un coussin sous la tête comme si j'étais dans un rôle de « maman » à ce moment donné. Et elle recommence la même scène de phénomène de démantèlement, alternant une position sur le ventre, une position sur le dos, en se cachant et se dé-cachant avec le jeté de lit. A chaque fois qu'elle se découvre, elle me regarde intensément en se suçant le bras. Son action me semble être en rapport avec l'intégration de la présence/absence de l'objet maternant ? Elle semble travailler intrapsychiquement l'espace transitionnel. Étant donné que je n'ai pas répondu à sa demande de me mettre sur elle mais de symboliser le contenant par la proximité de mon corps et de ma main dans le dos tout en lui parlant doucement de ce que je ressentais pour elle. Elle se lève et prend le jeté de lit comme si elle acceptait la différence, le jeté de lit à la place du psyT comme s'ils avaient la même fonction. Je suis bien un objet mais mon refus d'obtempérer à son injonction d'être une couverture lui a permis de déplacer la fonction enveloppe sur le jeté de lit et de me mettre dans une position de Sujet qu'elle regarde pour une fois. Par mon refus à ce moment-là d'être assignée à ce rôle d'objet lui permet de projeter autre chose que sa position d'objet dans la relation transféro contre-transférentielle, et donc, en identification projective, d'élaborer une nouvelle position dans la relation d'objet en créant une ébauche d'espace pré-transitionnel.

La distinction des dimensions mono-, bi-, tri- et quadridimensionnelles (Meltzer, 1975) est à l'origine de la création d'un espace psychique décollant la personne d'une autre psyché pour créer la sienne propre, ce qui génère l'espace potentiel (Winnicott, 1971) nécessaire à l'avènement de la relation que j'appelle dans l'autisme l'espace pré-transitionnel (Barrer, 2013, 2021) en écho aux travaux de Winnicott. La question étant de savoir s'il s'agit de la même forme d'espace dans l'autisme et dans un développement normal de l'enfant d'où ma réticence à utiliser le concept de Winnicott. Cela reste toujours à discuter et à élaborer. Les sempiternelles attaques de Lora sur mon corps avec les pincements, les griffures, les morsures et les coups étaient-elles l'expression de son identité primaire ? Ici elle semble exprimer le processus de démantèlement puis de remantèlement que nous verrons avec la dernière hypothèse du chapitre suivant. Elle transforme la « couverture » en jeté de lit dans un rôle de pare-excitation puis de présence/absence dans une mentalisation de la présence/absence de l'objet maternant. Quelle est la fonction du démantèlement chez elle ? Et si le fait qu'elle soit passée d'un démantèlement hypotonique à un démantèlement hypertonique ne correspondait-il pas à un changement de fonction de celui-ci ? Pourrait-il y avoir plusieurs fonctions du démantèlement en fonction du niveau de développement psychique de l'enfant autiste ou de la relation transféro contre-transférentielle ? Pour évoluer dans sa pensée, l'enfant autiste ne peut utiliser que des processus psychiques qu'il connaît, comme nous tous, sur lesquels il prend assise pour récupérer ses enveloppes psychiques. Dans l'autisme les processus psychiques sont très restreints et archaïques, le démantèlement serait-il la pierre angulaire du développement de la relation ?

La durée des absences de la relation (colonne F) montre que Lora est de moins en moins absente de la relation au psyT au fur et à mesure que la psyIPA avance.

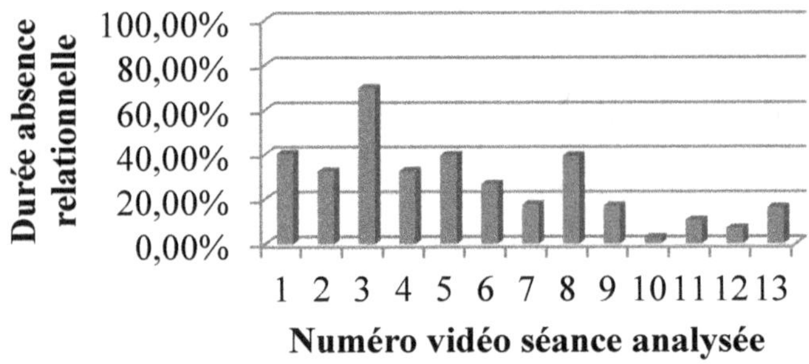

Figure 9 Baisse de l'absence chez Cas 3

Malgré l'hétérogénéité des résultats, les pourcentages d'absence de la relation diminuent progressivement au cours de la recherche c'est-à-dire sur 10 mois. De la séance 1 à 8, les pourcentages sont plus hauts en moyenne (37,2%) que de la séance 9 à la séance 13 (10,7%) soit une baisse de 26,5% du temps d'absence de la séance.

Dans la mise à l'épreuve de l'hypothèse sur la fonction du démantèlement comme mécanisme de défense du moi, nous avons l'expression du contre-transfert du psyT de ne pas être vu, de ne pas exister, d'être seul quoiqu'il fasse (frottement du dos, refus d'être une couverture ou un objet). Avec Lora la fonction du démantèlement se joue en deçà des mots, dans les processus archaïques, le corporel, les pictogrammes, en un mot dans l'inconscient. Même sur les vidéos, il est difficile de distinguer si Lora se retire dans le démantèlement après les interventions du psyT ou si elle se retire parce que le psyT est présent et tente d'entrer en communication. L'objet psyT peut être comme un objet autistique, non transitionnel car il n'en n'a pas les caractéristiques, mais comme un ratage de l'objet transitionnel. Par rapport à la fonction du démantèlement, Lora montre une tentative de se réapproprier psychiquement quelque chose qui tourne autour de la présence/absence, quelque chose qui aurait à voir avec le jeu de la ficelle et de l'espace transitionnel (Winnicott, 1971). Je distingue ce processus de la permanence de l'objet qu'elle a acquis parce qu'elle se rappelle où les objets sont rangés et lorsqu'il lui arrive de vouloir en prendre un en particulier, elle ne se trompe pas de boîte. La fonction du recours au démantèlement chez Lora est de mettre le psyT à distance et de faire l'économie de la relation à l'initiative de l'autre. La rencontre n'est possible que lorsqu'elle le décide pour ses demandes uniquement, sinon elle recourt à ce mécanisme de défense de démantèlement.

Je constate que le démantèlement sensoriel a pour effet chez elle d'attaquer une partie de la réalité perceptive de la présence de l'autre perçue comme objet attracteur. Elle dévitalise la présence du psyT et fait l'économie d'être en relation, d'être attirée dans l'expérience consensuelle qui est alors transformée en un « flux sensoriel », ce qui protège son Moi de l'attraction dangereuse de l'objet. Elle montre aussi une autre fonction concernant la position dans laquelle elle met le psyT, non prévue dans l'hypothèse, de son utilisation comme un élément aidant dans la construction d'une enveloppe psychique pare-excitative, et, comme objet transitionnel raté, ou autistique lui permettant de créer quelque chose de l'ordre de l'espace pré-transitionnel.

3.3.4 Résultats, synthèse intérêts MMR de la fonction de mécanisme de défense du moi du démantèlement sensoriel

Les séquences rapportées de Teddy et Lora, représentatives de toutes les autres observées pendant les deux années et demi de cette recherche, montrent que la présence du psyT est évacuée dans le démantèlement, correspondant à une partie de notre premier critère de preuve où les interactions entre le psyT et l'enfant autiste ainsi que leur enchaînement sont immédiatement suivis de la réaction de EA à se démanteler. Le mécanisme de défense du Moi de démantèlement attaque bien une partie de la réalité perceptive, l'autre, semble être perçu comme un Objet attracteur que l'enfant autiste transforme en « flux sensoriel », ce qui l'assigne à une position d'être assujetti à l'enfant. Simultanément, l'enfant autiste fait l'économie de la relation à l'autre et s'en protège. Pour Teddy et Lora, les interventions verbales ou corporelles du psyT sont également occultées. Chez Teddy je constate qu'effectivement, les interventions du psyT sont suivies de ce retrait de la situation présente. Il me montre qu'il « s'adresse » plus aux mains, objet partiel, qu'à la personne elle-même. La dévitalisation de la relation agit comme un mécanisme de défense. Il le perçoit pourtant bien pour se retirer de la relation, mais n'interagit pas avec lui en tant que Sujet. Il l'utilise également comme objet sensoriel de démantèlement avec la main sur la tête (Teddy) comme si l'objet psyT faisait partie intégrante de sa défense. Chez Lora, l'autre est systématiquement mis dans une position d'être un objet, dévitalisé, entre le ratage de l'objet transitionnel en objet autistique ou en enveloppe psychique pare-excitative (le corps pris comme couverture), perçu bien évidemment, mais transformé en objet qu'elle peut traîner à souhait derrière elle. La mise à l'épreuve de l'hypothèse pour César n'a pas montré l'expression totale des critères. En effet, je me suis aperçue que même diagnostiqué autiste, César est dans la relation à l'autre *a minima* et cela lui permet de ne pas avoir à se protéger autant que les deux autres. Il n'éprouve donc pas la nécessité de transformer la présence de l'autre en « flux sensoriel » pour éviter la relation, au contraire, il se sert de la relation pour jouer avec lui, demander à regarder des vidéos et ébaucher un dialogue où il évoque la tristesse (séance non développée ici). Il ne se sent pas en danger face à l'autre sauf lors de la séance après les vacances d'été où il a recours au démantèlement comme si la fragile relation avait été cassée pendant l'été. La fonction du démantèlement est apparue comme ayant à voir avec l'espace cadre et la transition entre une situation consensuelle et une autre. Le démantèlement semble se jouer au niveau du ratage de l'espace transitionnel. J'ai eu l'impression qu'il mettait cela au travail en thérapie. Lora aussi semble utiliser la fonction du démantèlement de deux manières. La première est l'attaque d'une partie de la réalité perceptive de la présence de l'autre perçue comme objet attracteur. Puis la seconde manière qu'elle a de se démanteler dans l'hypertonique, semble être, au sortir du démantèlement, une mise au travail psychique de la fonction pare-excitative ou de la tentative de créer l'espace et la fonction de l'objet transitionnel. J'ai été surprise qu'il se joue une chose similaire entre César et Lora alors qu'il est autiste modéré et elle « autiste profond », comme quoi les instances psychiques peuvent se développer à n'importe quel niveau du trouble du spectre autistique. Lora et Teddy ne sont pas ici totalement dans la relation, le démantèlement peut donc être considéré comme une défense qui permet la fuite de la relation lorsqu'elle est perçue, et l'autre n'est qu'un simple prolongement de leur propre corps.

Nos trois cas ont trois évolutions différentes d'autisme. César est dans la relation et montre moins de démantèlement. Lora n'est pas vraiment dans la relation, le démantèlement est modéré. Le psyT est un prolongement, un pare-excitation concret pour son corps et les attaques qu'elle lui fait subir sont le signe de l'intrusion dans son propre corps, non consécutif à l'intervention du psyT qui n'est pas perçu comme objet différencié. Et enfin Teddy, qui se démantèle suite aux interventions ressenties comme potentiellement intrusives du psyT, travaille en permanence cette mise en relation et son retrait.

L'effet de la fonction de mécanisme de défense du moi de démantèlement sur une partie de la réalité perceptive, a apporté des réponses partielles. Il attaque une partie de la réalité perceptive de la présence de l'autre perçue comme objet attracteur, ce qui protège le Moi de l'attraction dangereuse de l'objet. Cela s'exprime différemment chez les trois enfants autistes. Pour Teddy, il transforme en « flux sensoriel » la présence de l'autre et évite ainsi la création de la relation. César, lui, attaque non seulement un peu la présence de l'autre mais plutôt le cadre qui le représente en se démantelant lorsqu'il est à la fenêtre. Quant à Lora, elle détruit la présence de l'autre, le transformant en « flux sensoriel » ou en fonction psychique pare-excitative selon qu'il s'agisse d'un mécanisme de défense hypotonique ou hypertonique.

Pendant la durée de ce mécanisme de défense du moi de démantèlement sensoriel, les sens sont diffractés, Teddy a le sens de la vue fixé sur un point dans le bureau quand le toucher est sur le contact des mains, ou, comme nous l'avons vu, le nez du psyT sur son oreille ou bien encore sur la sensation de son doigt dans le nez ; pour César quand il est étonné par la voix du psyT comme si elle faisait effraction dans son monde et bien sûr, pour Lora, quand l'ouïe et le toucher restent hermétiques aux sollicitations du psyT. Elle recourt à ce mécanisme pour mettre l'autre à distance et évacue la relation.

3.4 LE REMANTELEMENT DERNIERE PHASE DU DEMANTELEMENT SENSORIEL

Je rappelle la quatrième et dernière hypothèse qui est d'aborder le pendant au démantèlement sensoriel, le remantèlement sensoriel. Dans une démarche psychothérapeutique, le mécanisme de remantèlement consiste à réorganiser et relier les expériences sensorielles captées par les différents sens en une expérience intégrative consensuelle. Cette démarche permet d'une part, la relance du travail de liaison entre les traces originaires pictogrammiques qui correspondent à un même type d'expérience à travers le lien à l'autre, et d'autre part, d'investir l'expérience sans être trop confronté à des angoisses de néantisation. La méthode d'analyse des corpus cliniques détaille ici les interactions et leurs enchaînements entre le psyT et EA. Les critères de preuves déterminés consistent à repérer les séquences où le psyT agit sur différents canaux sensoriels pour l'amener à se reconsensualiser, se remanteler, et en écho, sa réaction exprime la convergence des canaux sensoriels dans une même expérience consensuelle. Pour faire sens le premier critère doit se produire en amont du second.

L'idée est de repérer premièrement l'action manifeste du psyT sur le canal auditif (appeler l'enfant par son nom, hausser la voix ou la rendre aigüe, ou claquer des doigts) ; le canal du tactile (le toucher, créer un rythme avec ses mains ou celles de l'enfant) ; et le canal visuel (claquer des doigts devant ses yeux, s'interposer entre l'objet qu'il fixe et lui-même en le regardant dans les yeux pour croiser son regard comme pour une attention conjointe mais en face à face). Deuxièmement, on repère la réaction de EA en lien avec l'action du psyT par la convergence des canaux sensoriels dans une même expression : reprise des vocalisations, impression qu'il donne à l'observateur de se réveiller, reprise des activités de là où il en était, réanimation du regard, changement du tonus corporel, reprise d'un rythme normal du réflexe occulo-palpébral et donc la reprise globale du mouvement corporel. Les deux méthodologies pour mettre en évidence l'action du couple démantèlement/remantèlement sont nécessaires.

3.4.1 Émergence de la relation pour Teddy, le plaisir d'être ensemble

Je résume ici le début de la deuxième séance dont les séquences vont être présentées soit deux mois après le début de la recherche. Teddy entre dans le bureau et me tire en arrière pour que je m'éloigne du ventilateur, il dirige ma main en tenant mon bras vers le bac du circuit de voiture/train, le jouet change de fonction quand on retourne les éléments. Il montre qu'il a peur du ventilateur en le regardant furtivement. Il s'assoie par terre, je suis debout et je l'incite verbalement à aller actionner le ventilateur/radiateur. Je lui parle de sa peur mais aussi de l'absence de danger. Il va se mettre à côté et l'éteint. Je m'approche, je m'assoie en tailleur, il fait de même et il s'ensuit une scène où il accepte d'allumer/éteindre l'objet pendant que je lui parle, non seulement de ce qu'il se passe avec le ventilateur mais aussi qu'il peut le faire parce qu'il a grandi, que les choses changent, tout en lui touchant la colonne vertébrale. Pendant mon discours, il s'est allongé par terre presque sur mes jambes tout en ayant le ventilateur à portée de main. Son comportement (se lever, marcher...) ressemble à celui d'un enfant de deux ans comme si son développement s'était arrêté à ce stade. Il montre un questionnement de tout petit enfant avec la tentative psychique d'intégration des opposés.

Dans la séquence S2/C1.48 située au début de la séance, je lui dis : « C'est comme si tu avais arrêté de grandir dans ta tête (il fait « Chuuuuu », j'ai l'impression d'avoir touché un point qui l'intéresse car il dit chut) ...comme si tu t'étais dit, je veux rester bébé...comme si ça te faisait peur de devenir grand... (Il me regarde puis part il arrête de bouger, d'émettre des sons, son regard est fixé sur le ventilateur). Je tente de le faire sortir de cet état de torpeur en reprenant là où il en était en haussant la voix : « Allez ! Tu veux l'éteindre le ventilateur ? » J'imagine qu'il élabore une forme d'interaction en faisant « chu » en réponse à ma maigre interprétation. Bien plus tard je comprendrais que le « chu » veut dire « jeu » quand Teddy articulera mieux et qu'il montrera en séance le lien entre le jeu qu'il demande et ce morphème. Teddy répond bien à ce que je lui dis, pas pour me faire taire dans un chut, mais pour m'asséner son omnipotence comme s'il disait : « rien à faire de ce que tu dis je veux le jeu ». Mon discours ne l'intéresse pas alors il se démantèle. Je n'accède pas à sa demande alors il se soustrait à la relation. Même si je le réinvite au jeu avec le ventilateur, il s'est déjà retiré de la relation.

A S2/C1.49, Teddy se met entre mes jambes toujours en tailleur, dos contre mon ventre. Il me caresse la joue droite à ce moment-là et frotte légèrement la sienne droite contre mon autre joue, la gauche. La gestuelle de sa main correspond à une gestuelle d'enfant de deux ans, où la préhension (la pince : pouce, index) et la coordination visuo-motrice n'est pas fluide. Ses mains donnent l'impression de ne pas pouvoir se fermer pour faire un poing. Elles sont d'ailleurs potelées. Je me demande ce qu'il met au travail, peut-être la découverte du corps de l'autre au travers du contact avec mon visage ou une tentative d'élaboration du double, son visage contre le mien. Il actionne à nouveau le ventilateur entre trente ou quarante fois d'affilée. Il glisse à nouveau par terre, allume/éteint tout en remuant beaucoup ses jambes. Je dis « Tu peux t'amuser avec ouvrir/fermer ». Il me caresse alors le bras gauche toujours allongé puis la joue à nouveau. Je me pose alors la question de sa relation avec moi lorsqu'il me touche ainsi. Le fait d'accepter qu'il soit contre mon corps, préoccupée par le ventilateur en écho avec lui, est-ce une manière pour être là dans le partage de l'instant consensuel et l'aider à se remanteler. Je l'incite à actionner le ventilateur. Il le fait. Le jeu d'allumer/éteindre continue très longtemps, puis il s'allonge par terre. Je dis « C'est toi qui décides quand il tourne et quand il s'arrête ». Je ressens une impression étrange à nouveau comme si j'avais devant moi un petit enfant. Je me sens mise à la place d'une maman. Je suis moins attaquée par le mouvement de répétition cette pensée m'évoque quelque chose de connu : les relations précoces mère/enfant où l'enfant apprend des conduites en les répétant continuellement pour qu'elles s'inscrivent en lui. Je sens que je me raccroche à la théorie pour ne pas sombrer dans une torpeur... Gel de la pensée. Teddy semble avoir apprivoisé le ventilateur en le maîtrisant dans la réalité, non plus par l'omnipotence de la pensée en évacuant sa présence comme il pouvait le faire auparavant en se cachant derrière la porte. Ma présence contenante ici, a pu réorganiser et relier les expériences sensorielles captées par les différents sens de Teddy, mais non encore perlaborables[70], transformables en pensée (pales tournoyantes, couper, trou, noir, danger) en une expérience intégrative consensuelle. Il fait l'expérience de pouvoir agir dans la réalité sur le ventilateur grâce à laquelle il peut se dégager des fantasmes terrorisants concernant cet objet et relier les éléments sensoriels épars de l'objet (pales, trou, noir, danger…) lui permettant une mise en action contrôlée le conduisant à une mise en pensée. Ce mécanisme de remantèlement permet de relier les éléments perceptifs de sens auparavant séparés pour aboutir à la transformation de ses éprouvés, à l'origine du changement dans le lien au ventilateur pour l'apprivoiser. Nous avons ici l'expression de la co-construction en psychothérapie, dans la première séquence il se place à proximité du ventilateur tout en étant sur mes jambes, collé, dans une relation collée, comme une maman qui accompagnerait ce tout petit enfant pour apprivoiser les dangers et la reconnaissance de la réalité grâce au sens du toucher.

Dans ces deux séquences, le psyT utilise différents canaux sensoriels pour « ranimer » l'enfant autiste psychiquement par l'excitation du canal auditif en haussant la voix avec une injonction « allez ! » et du canal tactile en lui touchant la colonne vertébrale. Le psyT reste dans la continuité de l'action entreprise, « actionner le ventilateur » pour attirer l'attention de l'enfant autiste avec l'intention de rassembler ses éléments sensoriels diffractés dans une même expérience. Il sollicite l'enfant là où il est (déconsensualisé face à l'objet ventilateur) et l'amène vers la consensualisation (reprendre l'action d'allumer/éteindre le ventilateur). Teddy sort du démantèlement, reprend son activité (actionner l'objet). Alors il se crée un embryon de relation avec la caresse sur la joue du psyT qui se montre concerné et présent psychiquement face à l'enfant et la mise à disposition de son appareil à penser pour résoudre un questionnement de tout petit qui consiste à se demander comment agir sur son environnement en lui montrant comment faire lorsqu'on a peur d'un objet. Nous voyons à travers ce jeu avec le ventilateur, à quel point la relation

[70] Concept psychanalytique : perlaboration.

thérapeutique permet la reconsensualisation des sens et le domptage des dangers fantasmés. Nous constatons que la relance du travail de liaison entre les traces originaires pictogrammiques qui correspondent à un même type d'expérience à travers le lien à l'autre permet d'investir l'expérience sans être confronté à des angoisses de néantisation.

Je rapporte la séquence S7/C1.99 qui paraît significative de l'évolution de Teddy dans la relation. Nous sommes au début de la séance, il a gardé ses lunettes de soleil. Il est penché et regarde sous le bureau, je suis pour ma part accroupie par terre et regarde sous le bureau dans la même direction que lui dans une attention conjointe. « Qu'est-ce qu'il y a en dessous des choses, qu'est-ce qu'on peut cacher ? ». J'ai l'impression qu'il acquiert ici la troisième dimension de l'espace avec la profondeur (la tridimensionnalité de Meltzer 1975). Il a l'air étonné. Il se relève et se repenche plusieurs fois de suite. Puis il va s'asseoir sur une petite chaise et regarde sous toutes les chaises, la table et le bureau. Je dis « tiens ? Ça t'intéresse ce qu'il y a sous la table ? Sous les chaises ? Les choses qu'on te cache ? ». Il babille, émet des sons. Il alterne se pencher avec des moments de démantèlement assez rapides (au chronomètre ils ne durent que quelques secondes). Il regarde sous le bureau, se relève et le regard se trouble, il est absent. Il rassemble ses sens, reprend sa quête, se penche, regarde sous le bureau et recommence plusieurs fois et vite. Est-ce une méthode pour lui de se décoller de l'identification adhésive ? Commence-t-il à avoir une représentation spatiale ? Je repense au moment où il veut que je mette ma main sur le dessus de sa tête sur les cheveux, est-ce aussi pour construire une représentation spatiale ? En effet, Teddy n'agite plus sa tête sous ma main pour se procurer des sensations corporelles sensuelles, mais il regarde désormais tout autour de lui. Peut-être a-t-il besoin de passer par les sensations corporelles pour développer ses représentations, ici d'espace ? Être à côté de moi à regarder sous le bureau, le tout entrecoupé de temps de démantèlement ? C'est peut-être un temps transitionnel où l'espace transitionnel émerge progressivement, du jeu présence/absence, il passe à l'exploration de l'espace ? Il me caresse aussi, je me demande s'il me conçoit comme séparée de lui comme étant hors de son corps. Je le suppose car pour projeter sa main sur moi, il est nécessaire de comprendre l'espace entre deux, à moins qu'il me caresse comme si j'étais lui.

Ici l'enchaînement de deux séquences correspond aux critères de preuve définis en amont. Lors de la séquence S8/C1.160 (vers la fin de la séance), assise sur le canapé je suis en train de faire des chatouillis à Teddy quand il prend mes mains dans les siennes en s'asseyant. Quand je le chatouille, il passe de la position assise à la position allongée pour s'échapper sans se lever tant il voudrait aussi que cela continue. Donc il se met face à moi, me regarde intensément et rit à « gorge déployée » (le son n'est plus coincé dans sa gorge, il expulse le son et l'air de sa bouche). Il est à ce moment-là très présent dans la relation. Il dit soudain « Aarrrèèèè ». Je réponds « Arrête, tu me dis arrête ? » en écho à son expression verbale. Mais je n'arrête pas, au contraire je le chatouille beaucoup plus vite et plus fort en lui parlant et en riant aussi très fort. C'est un moment de pur plaisir partagé comme quand on joue avec ses propres enfants. Soudain il se lève et fait mine de s'éloigner de moi, mais revient à sa place initiale. Alors je prends cela comme un « on recommence ? » et je le chatouille à nouveau de manière plus appuyée en allant doucement puis rapidement quand « la petite bête qui monte » monte de ses flancs à son cou. Je ne vais jamais jusqu'à la tête ayant en tête les « guilis morts » qu'il demande à tout le monde. Je lui tiens les mains et je le chatouille plusieurs fois. Puis je module, je tente une nouvelle approche en changeant le rythme des mains et de refaire des chatouillis très appuyés sur les flancs avec l'idée de lui montrer dans la sensorialité que les chatouillis que je lui fais n'ont rien à voir avec ceux qu'il peut se faire ou qu'il impose aux autres. Effectivement, dans la séance il y a une autre séquence où il utilise le va-et-vient projection-introjection entre mes chatouillis et les siens en une boucle réflexive. Il se chatouille, ça ne le fait pas rire. Puis il prend ma main et se chatouille avec, ça ne le fait pas rire. Juste après cela, je le chatouille et il éclate de rire. Grâce à cette boucle qu'il initie il comprend que le plaisir passe par l'autre et pour cela il se doit d'être en relation. C'est un moment privilégié que celui-ci où je vois dans ses yeux qu'il comprend et qu'il lutte entre se démanteler pour échapper à la relation ou l'accepter. Dans cette séance charnière, nous sommes au moment où il accepte la relation intersubjective avec mes chatouillis succédant à l'acceptation du ventilateur et à l'espace pré-transitionnel (Barrer, 2013, 2021) créé avec l'action directe sur lui de mettre en marche ou d'éteindre cet objet qui lui faisait peur, c'est-à-dire de commencer à intégrer qu'il peut avoir un impact sur son entourage et donc élaborer l'absence ou la présence de l'autre. Soudain, l'excitation est trop forte, il se démantèle, son visage devient lisse, son regard se fixe sur un point, le réflexe occulo-palpébral s'arrête, son corps cesse de bouger et il n'émet plus de sons. En alternant les moments de relation intersubjective et de mécanisme de défense de démantèlement, il peut explorer le lien, l'espace. Quand c'est trop dur d'être consensualisé, attentif au thérapeute, il s'absente, puis le recherche, comme peut le faire l'enfant avec sa bobine dans le Fort-da (S. Freud, 1920). Ici, j'ai le sentiment d'être la bobine qui apparaît/disparaît et le mécanisme de défense de démantèlement qu'il utilise, la ficelle lui permettant de « jouer » à me faire apparaître/disparaître pour intégrer la présence/absence de l'objet maternant.

La deuxième séquence S8/C1.161 intervient juste après la précédente dans le même registre vers la fin de la séance. Je continue à le chatouiller. Teddy se frotte les yeux comme s'il se réveillait et se reconnecte à la réalité. Il essaie de m'empêcher de monter mes mains vers son cou comme pour se protéger d'une excitation trop forte de chatouillis (toujours le jeu de « la petite bête qui monte » qu'il ne connaissait pas avant la psychothérapie). Il se met alors en face de moi et le jeu de chatouillis continu, il est davantage présent pendant quelques minutes. Puis son regard se fixe soudainement loin de moi, Teddy n'est plus là psychiquement. Je dis « Ha ! Tu résistes là aux chatouillis ? ». Il répond faiblement « uunnn ». L'espace d'un instant, j'ai la sensation d'avoir pu pénétrer la carapace autistique et qu'il ne sait plus quoi faire : se blinder ou rire ? Je me pose la question de l'assouplissement de ses défenses autistiques. Il semble alterner ici démantèlement/mantèlement comme précédemment présence/absence, rire/stupéfaction. J'en déduis qu'il me présente une contradiction entre l'envie d'être avec moi à rire et son retrait autistique consécutif à l'état précédent comme s'il ne pouvait pas l'accepter. L'expérience consensuelle des chatouillis semble le surprendre, soit il est remantelé et trouve du plaisir dans cette expérience relationnelle nouvelle, soit il est démantelé et n'éprouve pas de plaisir dans une situation connue. Que joue-t-il dans ce va et vient ?

J'observe l'atténuation de ce mécanisme de défense de démantèlement en lien avec l'évolution du lien thérapeutique. Teddy semble assouplir sa défense autistique de démantèlement grâce à ma fonction alpha contenante, mais il ne peut encore l'accepter dans le long terme. Il semble explorer l'espace transitionnel moi/ non-moi, objet trouvé/créé, en s'échappant lorsque ça devient trop angoissant. Dans ces deux séquences j'observe que l'action manifeste du psyT sur différents canaux sensoriels de Teddy est présente aux niveaux auditifs, tactile et visuel. En écho, sa réaction est en lin avec l'intervention du psyT par la convergence des canaux sensoriels dans une même expression, reprise des vocalisations, des activités là où il en était, réanimation du regard et reprise globale du mouvement corporel. En effet, quand la relation est trop intense, Teddy utilise le mécanisme de défense de démantèlement sensoriel. Le psyT fait appel à deux canaux sensoriels principaux, la voix avec l'ouïe et le toucher pour le remanteler. Teddy revient dans la relation à l'endroit où il était parti avant de se démanteler par rapport à l'intervention du psyT sur ses sens en le touchant et en lui parlant. L'action s'était arrêtée au moment où il riait et il rit à nouveau au sortir du démantèlement. Avec l'oscillation « être dans la relation/être démantelé/être à nouveau dans la relation », il semble pouvoir explorer le lien à tâtons. Nous avons fait le parallèle avec le jeu de la ficelle (Winnicott, 1971) pour la tentative de représentation de l'absence de l'objet maternant où semble se jouer pour Teddy avec la présence/absence du psyT, la construction de l'espace pré-transitionnel avec ces oscillations dans la relation. Il maîtrise le lien au moment où il entre et sort de la relation. L'autre est mis dans une position d'être son objet sans initiative dans la relation qu'il subit. Si l'on considère l'espace transitionnel tel que l'a décrit Winnicott (1971), Teddy nous donne l'impression d'entrer dans un fonctionnement avec début de transitionnalité dans la réalité du lien à l'autre avec toute l'ambiguïté de l'expérience consensuelle pour lui.

Je présente maintenant cinq séquences d'affilée similaires afin de mettre en évidence comment Teddy prend l'initiative de la relation en fonction des critères de preuves.

La séquence S9/C1.180 fait suite à une scène où nous étions en train de rire aux éclats suite aux chatouillis avec le jeu de « la petite bête qui monte ». Il rit à ce moment-là très fort et essaie d'y échapper en bloquant mon bras pour que mes mains n'atteignent pas ses flancs. Ce moment dure longtemps, puis il reprend ma main et j'ai l'impression désagréable que c'est comme si elle n'était pas rattachée à mon corps. Il la tord dans tous les sens comme s'il pouvait la détacher du bras et la regarde sous tous les angles. Il se chatouille avec mais ne rit pas. Je lui dis « Il y a une bonne et une mauvaise manière de jouer ? » comme si la seule manière de jouer devait être à son initiative et non à la mienne considérée comme mauvaise puisqu'il me stoppe à chaque fois. Je lui tape dans les mains avec les miennes. Il dit « Cchhuuu », « Ho ! Chut encore, oh non ! Pas chut ! ». Il met ma main sur son oreille et la fait glisser vers le bas, « Oh non ! Chute, tombé encore, on aime bien rire ». Je ne comprends pas à quoi il associe ce chut. J'émets donc plusieurs hypothèses pour voir comment il réagit à mes idées : chut pour se taire, chute pour tomber. Il me regarde, caresse son oreille avec ma main mais ne rit pas. Je comprendrais dans l'après-coup (en écrivant ce livre) qu'il me montrait dans le non-verbal son envie que je lui fasse des guilis. Je dis : « Moi j'aime bien raconter des choses, n'importe quoi, n'importe comment, en faisant des guilis » comme si intuitivement je comprenais que je ne comprends rien, et je le chatouille pour reprendre le jeu afin de le ramener dans la relation vivante du jeu. Il rit et fait un bond sur le canapé pour se mettre à distance. Il me regarde en riant. Le voilà revenu dans la relation, il a été surpris par mon geste ! Il reprend mes mains en face à face. Il met les siennes ouvertes vers moi et je mime les jeux d'enfants qui se tapent rituellement dans les mains en chantant et inventant une comptine dont je respecte les règles concernant ce qu'il se passe dans la relation : le rythme, la répétition et le comptage (1, 2 et 3). Plusieurs minutes s'écoulent ainsi, il écoute et ne bouge plus, tout en me regardant. Je suis étonnée car là, il accepte de ne pas manipuler mes mains et m'offre simultanément les siennes pour ce jeu. C'est la première fois qu'il est attentif et donc non démantelé. J'ai au contraire l'impression qu'il se remantèle dans l'acceptation de la relation grâce au jeu. Lorsqu'il se démantèle à nouveau après ce moment, il utilise ma main pour se chatouiller avec elle en faisant exactement le même geste. Mais là son visage est lisse, son regard fixé sur un point dans le bureau comme pour ignorer la relation et la distance qui nous sépare. Il revient dans l'identité adhésive et me dé-subjective avant de se remanteler à nouveau... Ce va et vient démantelé/remantelé me fait penser à la transitionnalité, il explore la relation mais ne peut totalement se sentir entier et séparé comme si j'étais l'objet moi/non moi à la place du « doudou ».

La démarche psychothérapeutique permet la relance du travail de liaison entre les traces originaires pictogrammiques, frottement de la main sur l'oreille, doigts qui chatouillent, vers une tentative d'élaboration de la compréhension du lien à l'autre. Le questionnement de Teddy semble être : « pourquoi les mains du psyT faisant des guilis me font rire, et, pourquoi les miennes qui me chatouillent ne me font pas rire. Pourquoi la main du psyT ne me fait pas rire quand c'est moi qui l'actionne ? ». Il se pose la question de la relation à l'envers, il occulte son désir provenant de l'autre qui joue, et conséquemment, il évacue aussi la question du désir de l'autre dans une deuxième interrogation.

A la séquence S9/C1.188 d'un coup Teddy se met à se balancer sur son séant en me tenant par les épaules et en me regardant dans un seul œil : il se recule et avance rapidement très près de mon œil. Je pense à l'effet cyclope (G. Haag, 2008). C'est difficile pour moi de retenir des mouvements de recul réflexes pour me protéger parce que son comportement me fait peur : il pourrait cogner son front au mien ou encore coller son œil sur le mien. Mais comme tous les enfants autistes Teddy est d'une précision chirurgicale et il ne me touchera à aucun moment. Je décide de partir de son mouvement de va et vient, et le transforme en un jeu de tout petit : « le bateau ciseau ». Je suis étonnée qu'il arrête le jeu, qu'est-ce qui a pu être insupportable pour lui, que je donne un sens à son attitude qui ne corresponde pas à ce qu'il testait, ou s'est-il senti intrusé ? Je me sens un peu perdue. Il fixe son regard sur un point, devient statique et se démantèle. Il semble jouer le collage et le « décollage » à travers ce balancement d'œil à œil. Je me demande s'il teste les limites entre sa tête, son regard et ma tête, mon regard. Tente-t-il d'entrer dans ma tête ou de tester la distance entre nous avec ce va et vient rythmique ? La chanson sollicite peut-être trop de canaux sensoriels ou introduit davantage de distance. Ou rejoue-t-il le fait de se démanteler lorsque c'est trop oppressant ? Il change les canaux sensoriels sollicités, des mains, le tactile, il recherche le visuel et l'intériorité de l'autre, l'œil. Il explore un autre canal sensoriel dans ce mouvement de collage, d'adhésivité, corps à corps, et de distance, de tentative d'ébauche relationnelle et de limites corporelles distinctes.

Ici l'accordage relationnel, la distance avec l'enfant autiste à tenir est ténu. Si le psyT est trop à l'initiative de la relation, il se démantèle dans un mouvement de protection envers l'autre.

Dans la séquence suivante S9/C1.189, Teddy se frotte les oreilles doucement à nouveau. Je lui parle de son geste et de sa main qu'il met sur sa gorge « Il y a longtemps, tu n'aimais pas entendre les chansons… Tu veux enlever des choses des oreilles ? Des vilains sons comme dans la gorge, ça gratte, les sons de la gorge ? ». Je rappelle ici que Teddy (11 ans) ne parle pas, il n'a que des sons qu'il expulse et cela seulement depuis deux ans. Auparavant il n'avait jamais émis un son. Il me montre sa gorge et modifie le son de celle-ci en faisant « Hum » tout en se grattant. Je fais « Rââân, rôôô » en roulant la gorge, comme si je faisais des gargarismes, il cherche à voir pourquoi ma gorge bouge et se penche pour la voir bouger ! Ça l'amuse les sons de nos gorges et il se met à rire. Je trouve ça étonnant et je suis surprise, car il n'a plus peur de me toucher la gorge et cela est nouveau pour lui d'avoir un mouvement conscient et volontaire vers une autre partie de mon corps autre que les mains, qu'il touche. Il n'y a pas eu une ombre de contraction musculaire de sa main pour éviter de toucher ma gorge contrairement à mes tentatives ultérieures ! Il semble reconnaître son corps et le mien comme étant bien différenciés car il regarde ma gorge, assis en face à face et sa main est souple dans la mienne. Il n'y a pas de contractions signalant une réticence. Serait-il dans l'acceptation de l'individualité, de la séparation des corps donc d'un lâchage de l'identification adhésive et ainsi de concevoir de la relation dans la découverte du corps de l'autre ?

Lors de la séquence S12/C1.220 située à la fin de la séance, soit un an et demi après le début de la recherche, il a enlevé ses lunettes de soleil. Il les garde souvent sur le nez une bonne partie de la séance comme s'il cherchait à se pare-exciter. Nous sommes en train de jouer à « la petite bête qui monte », d'un coup il se laisse tomber sur le côté contre le dossier du canapé comme si l'énergie s'était soudainement échappée de son corps, il fixe le mur, le visage inexpressif. Je ne le laisse pas dans cet état démantelé et j'interviens immédiatement en le relevant ; il retombe, je le relève en parlant fort « Hop ! Hop ! Hop ! Relevé et tombé ! ». Il semble être comme une poupée de chiffon comme mort, comme s'il luttait contre la relation. Cela dure quelques minutes puis il babille à nouveau. La voix, le regard et le tonus corporel sont revenus. Je fais mine d'être très affairée en jouant pour le caler contre le canapé avec des coussins afin qu'il ne retombe pas. Mais aussi comme si je voulais lui matérialiser une contenance et exprimer par le langage non-verbal la question des limites. Puis son regard se vide à nouveau, je n'arrive pas à le faire se reconnecter malgré mes tentatives. Teddy a un visage lisse, sans expression durant deux minutes. Je suis effarée, en voulant le ramener dans la relation, en le touchant, il ne tient même plus droit, c'est pire. J'insiste. Le passage par le corps ne marche pas. Puis d'un coup vif, il rit ; il me regarde à nouveau reprenant la relation là où il l'avait laissée.

J'ai utilisé à nouveau le canal auditif en haussant le ton et en donnant des injonctions pour l'inciter à rassembler ses sens et à se reconnecter à la réalité. J'ai fait appel aux canaux tactile et auditif simultanément dans l'intention d'obtenir un rassemblement par le corporel. Teddy hermétique aux sollicitations met beaucoup de temps à se reconsensualiser, à reprendre l'action en cours. Il est démantelé, inerte. Mais il se reconnecte de lui-même soudainement par le rire. Mes sollicitations persistantes semblent l'avoir amusé et reconsensualisé par la même occasion. Cette scène laisse supposer qu'il m'a fait une farce. Cette séquence fait suite à une autre scène décrite précédemment où je fais un mouvement brusque dans l'intention de le surprendre comme s'il j'allais le chatouiller et je lui dis « je vais te faire des guilis ! » sans le toucher. Teddy retire vite ses mains et plaque ses bras contre son corps en faisant un bond en arrière pour éviter les chatouilles. Je réagis en riant de bon cœur en lui disant « Tu as cru que j'allais te faire des chatouillis ? ». A ce moment précis, il entre dans le démantèlement et dit « Chuuuu », demande des caresses sur la tête en se penchant. Il revient un court instant car je l'appelle doucement « Teddy ! Teddy ! ». La scène joyeuse et son mouvement de protection (je pense que c'est la première fois qu'il montre ce genre de mouvement psychique protecteur, mis à part utilisation d'objets concrets externes comme les lunettes et le blouson) engendrent un retrait dans le démantèlement. Puis le mécanisme de remantèlement relie ses expériences sensorielles captées par les différents sens en une expérience intégrative consensuelle, celle de se protéger de l'autre qui rit (moi) et qu'il regarde (lui).

Une ou deux minutes plus tard (S12/C1.207), son visage se ferme d'un seul coup, inexpressif et se tourne de trois-quarts alors que nous étions en face à face, regarde par terre et colle son pied contre le mien. Paradoxalement il se met à rire. Je me rends compte qu'il n'est pas démantelé alors qu'il commençait à en montrer l'état. Je lui dis : « Pied contre pied ? ». Teddy initie le jeu du « toc, toc, toc »[71] à nouveau en alternant avec celui des chatouillis plusieurs fois d'affilée. Il me regarde de loin, il y a pratiquement 50 cm entre nous. Son mouvement avec le pied m'étonne, il me touche le pied avec le sien, me regarde du coin de l'œil, regarde son pied, le mien, me regarde à nouveau, ricane. Je vois qu'il le fait avec une intention dirigée vers moi comme s'il essayait de me dire quelque chose avec son corps mais je ne comprends pas. Il n'a jamais fait cela en séance. J'imagine qu'il suggère qu'il m'accepte dans son espace ou de ne plus être dans l'identité adhésive. J'ai l'impression qu'il me fait une blague par ce mouvement de pied qui le fait ricaner (petit rire à peine audible). Ce serait peut-être une forme de transition vers l'acceptation du lien, l'espace qui émerge du décollage et de la mise en lien, le test du lien et des limites, une manière d'évaluer la juste distance à l'autre. Il se démantèle de moins en moins longtemps en séance dans cette acceptation progressive du lien grâce à l'exploration de différents jeux.

---

[71] Jeu où Teddy assis sur le canapé avec moi, tape sur le mur derrière nous avec le bout de ses doigts trois fois. Nous entendons « toc, toc, toc » et je lui réponds soit « qui est là ? » ou « qui est toctoc ? Mme Barrer est toc toc ? » et cela le fait rire.

Dans l'enchaînement de ces cinq séquences, une tentative de création et de compréhension de la relation se manifeste. Dans la première, le psyT agit sur le canal tactile de Teddy en tapant dans les mains et sur le canal auditif en parlant dans l'idée de l'amener à reconsensualiser ses sens vers une même expérience vécue. Il se remantèle en me présentant ses mains, de là où nous en étions, et me les offre au lieu de manipuler les miennes. C'est un élément nouveau, il reprend là où il était mais avec un changement de position. Il se laisse aller à la relation au lieu de la contrôler. Dans la troisième, le canal auditif est relié au canal tactile par le psyT qui associe le geste à la parole au moment du frottement des oreilles et dans la scène des sons dans la gorge. Puis Teddy sollicite le sens de la vue dans le rapproché œil à œil en lien avec le jeu de la comptine, le psyT pour réinstaurer du lien et consensualiser l'expérience utilise alors le langage. Dans les séquences 2 et 3, la réaction de Teddy montre qu'il est en lien avec l'action du psyT, il reprend son activité, vocalise à nouveau, s'intéresse à ce qu'il se passe en séance, le tonus musculaire reprend, il se remet à bouger. Il se remantèle de là où il était avant l'action du démantèlement à écouter la chanson, il se frotte d'ailleurs l'oreille et là, un élément surgit peu après, il tente pour la première fois de comprendre ce qu'il se passe dans ma gorge en me regardant et me touchant de la main. Pour la quatrième séquence, un fait nouveau émerge, il garde le contact avec le pied du psychothérapeute bien qu'il donne l'impression d'être démantelé alors qu'il ne l'est pas.

Ces éléments nouveaux au sortir du démantèlement posent la question du rôle du mécanisme de démantèlement. Permettrait-il à Teddy de passer des caps « microscopiques » pour accepter la relation ? Ce mouvement de va et vient entre démantèlement et remantèlement permettrait-il ce que j'appelle des contractions psychiques (fermeture instantanée et violente du démantèlement versus ouverture libératrice du remantèlement) l'aidant à ouvrir sa carapace autistique ? L'excursion effectuée dans la réalité de la relation grâce à la petite ouverture, laisse entrevoir à l'enfant autiste un monde nouveau sans danger qui l'attire et lui donne envie de l'explorer. Les mécanismes de fermeture réapparaissent soudainement parce qu'ils sont familiers à l'enfant autiste. Il va y recourir systématiquement jusqu'à ce que la fréquence de moments d'ouverture soit supérieure aux moments de fermeture, le conduisant à la création d'une relation d'objet et à la désagrégation de sa carapace autistique. Nous commençons à saisir en quoi le mécanisme de remantèlement consisterait : à réorganiser les expériences sensorielles captées par les différents sens en une expérience intégrative consensuelle comme nous en émettons l'hypothèse. Comprenant l'attention de l'enfant et la capacité contenante de la fonction alpha du psychothérapeute, il conduit l'enfant autiste à expérimenter la réalité sans en être effrayé ou mis en danger. Il est protégé par un appareil à penser les pensées qui l'accompagne dans son cheminement des processus archaïques vers les processus primaires voire secondaires.

L'alternance des deux mécanismes psychiques, démantèlement/remantèlement, avec des séquences de démantèlement de plus en plus réduites en séance, semble être en rapport avec la création de la relation à l'autre. L'enfant autiste semble tester les limites et tend à accéder à l'espace tridimensionnel grâce à la relation thérapeutique. Le changement de position de Teddy est visible, il s'assoit de plus en plus souvent en face à face avec le psyT indiquant l'acceptation de l'espace entre les deux corps au lieu de rester en tailleur par terre en lui tournant le dos, capuche rabattue sur les yeux comme dans les premières séances. Le mécanisme de défense de démantèlement est comme une redoute[72] contre la relation.

Pour pouvoir élaborer et penser la relation à l'autre en tant qu'être séparé et progressivement, pour ne plus être confronté à des angoisses de néantisation Teddy devait s'échapper. La question était vitale comme pour chaque enfant d'avoir introjecté les enveloppes psychiques pour construire et accepter le lien à l'autre. Le travail clinique permet ainsi la reviviscence d'événements du développement du tout petit et la séparation d'avec l'objet maternant. L'enfant autisme peut alors progressivement construire ce qui ne l'a pas été lors de son développement, semble-t-il, la séparation du corps de l'objet maternant impensable et sans doute vécue comme traumatisante pour lui. Le lien thérapeutique permet la réparation par la reviviscence et non pas par la régression puisqu'il n'avait pas dépassé ce stade de développement psychique d'où le terme de trouble neurodéveloppemental.

Dans la séquence S12/C1.124, je tente de le ramener à nouveau dans la relation en faisant semblant de lui manger la main. Et là, enfin, il réagit, il reconnecte au présent de la séance, me regarde et tire sur sa main pour ne pas qu'elle touche ma bouche et babille. « Ha ! Tu ne veux pas que je mange ta petite main ? Tu as peur hein ?». Je parle fort. J'ai l'impression qu'il dit « Ne ne » pour non. Je continue le jeu. Il dit « Iii ill ». Il tente de se démanteler, son regard devient trouble et fixe, son corps commence à mollir. Je fais semblant de lui manger la main pour ne pas qu'il glisse dans le démantèlement et ainsi pendant 5 minutes il reste présent dans la relation. Je ne le laisse jamais longtemps dans ce démantèlement et trouve toujours une stratégie pour l'en sortir. Il m'est insupportable de le voir absorbé par le démantèlement, mou comme une poupée de chiffon. La position d'être un objet au lieu de chercher la position de Sujet m'est, je l'avoue, insupportable. Je sens qu'il veut recourir au démantèlement, mais je continue à être active pour garder ce moment interactif, il se tourne mollement, les traits du visage crispés. Il m'est très difficile de le garder dans cette expérience consensuelle, cela me demande

[72] Redoute : n. f. (it. *Ridotto*, réduit) Ancien ouvrage de fortification isolé (cf. Le Petit Larousse, 1992).

beaucoup d'énergie et d'attention à chacun de ses micromouvements pour rester sur la ligne fine entre être démantelé et être remantelé.

Nous arrivons à la fin de la séance et je dis : « c'est la fin de la séance ». Il se lève et sort reprenant un visage inexpressif. Par mon intervention en tentant d'éviter que le mécanisme de défense de démantèlement s'active totalement, je l'oblige à rester consensualisé dans la situation vécue.

Je stimule le canal auditif en haussant la voix simultanément avec le canal tactile (mains, bouche) pour le reconsensualiser. La réaction de Teddy est en lien avec mon action, les vocalisations reprennent et il donne l'impression de se réveiller. Il reprend ses activités de là où il en était, le regard se focalise à nouveau, le tonus corporel redevient normal (non hypotonique), le réflexe occulo-palpébral reprend un rythme normal et il se remet à bouger. L'association de ces deux séquences montre bien l'interaction entre Teddy qui alterne démantèlement/remantèlement et moi-même qui me mets à l'endroit où il est pour être trouvée.

Nous observons à nouveau ici, le jeu d'évaluation de la distance en lien avec ce mécanisme comme si c'était la condition à l'acceptation du lien dangereux, la relation à l'autre. Le recours au mécanisme de défense de démantèlement du moi se réduit progressivement. Teddy s'échappe à volonté mais peut accepter le lien qu'il apprivoise progressivement à l'image du ventilateur dangereux du début de la prise en charge avec lequel il peut ensuite jouer. Par rapport à l'hypothèse, nous constatons que le mécanisme de remantèlement consiste bien à réorganiser et à relier les expériences sensorielles captées par les différents sens en une expérience intégrative consensuelle.

Lors de la séquence S13/C1.128, il enlève sa main des miennes et met son doigt dans son nez pour attraper une crotte de nez et la manger. J'ai l'impression que rien ne doit être perdu, à l'image d'une boucle par laquelle tout ce qui risque de sortir du corps doit être ingéré, incorporé. Je lui dis : « Tu as trouvé ton trou de nez, qu'est-ce que c'est que ces petites crottes dans ton nez ? Pour ne pas que ça puisse tomber ? » J'exprime ce que je vois à différents niveaux, en termes de manifestations corporelles ou d'un éventuel morcellement (des morceaux de lui qui ne doivent pas lui être enlevés ou une indifférenciation intérieur/extérieur). Il me regarde et sourit. Je mime ses gestes concernant les crottes de nez ramenées dans la bouche plusieurs fois, comme si je les mangeais aussi, en miroir par rapport à sa gestuelle. Teddy me regarde intensément, puis se penche en avant, la tête courbée vers moi comme pour me dire quelque chose, je suppose : « Oui qu'est-ce que tu veux me dire ? » … Il ne bouge pas. Je lui parle à l'oreille doucement de ce que j'imagine qu'il se passe en lui, la sensation crotte de nez (le goût, l'odeur, la texture), du pourquoi je l'ai mimé, de ce que sont des crottes de nez et d'où elles viennent, il se penche encore plus. Je frotte alors mon nez sur son oreille tout en continuant à lui parler du corps qui parle à la place du verbe comme si je mimais en même temps avec mon corps ce passage par le sensoriel. La confusion que je génère, nez/oreille/mots, vient-elle en écho à sa propre confusion ? Je me demande s'il s'agit de l'expression d'un pictogramme pour lui. J'ai l'impression d'avoir un petit enfant qui fait un câlin ou est-ce mon interprétation pour détoxifier les éléments ß qu'il m'envoie ? Il réagit à mes sollicitations et me répond corporellement en écho. Recherche-t-il aussi une proximité corporelle comme je le recherche pour être sur le même niveau, son vertex (Bion, 1965) d'expression qui lui permette de supporter la relation ?

Il accepte le lien thérapeutique, co-construction intersubjective et montre une énorme progression de sa construction psychique. C'est la première fois qu'il ne se retire plus du lien en se démantelant. Il intègre les étapes de développement que l'on trouve chez le petit enfant. Étapes qui n'ont pas été intégrées psychiquement chez Teddy même si elles ont été dans son environnement comme toucher le corps de l'autre pour mentaliser la distance et la séparation des corps. La mère me confiait qu'il n'avait jamais fait de câlins et de bisous malgré ceux qu'elle et le père lui prodiguaient très souvent. Mais Teddy était hermétique aux sollicitations sentimentales des parents et de l'entourage familial. Il n'acceptait pas le contact corporel sauf celui des mains.

Sur la totalité des séances, il y a plus de moments de démantèlement regroupés dans la première partie de la recherche dans les séances de 1 à 11. Il se remantèle lorsque le psyT capte les canaux sensoriels auditif et tactile focalisés sur un point et qu'il les relie à une même expérience sensorielle partagée ce qui amène Teddy à développer la relation à l'autre. Les parents m'ont confirmé l'évolution de ses comportements à la maison où Teddy a commencé à leur faire des câlins et des bisous peu de temps après qu'il les ait « explorés » en psychothérapie. La démarche psychothérapeutique permet d'investir l'expérience sans être trop confronté à des angoisses de néantisation, ici, pour Teddy de se confronter à l'autre et donc d'accepter le vide créé par l'espace entre les corps. La co-construction du lien psychothérapeutique est aussi une acceptation de la part du psyT d'être dans l'archaïque avec lui (accepter l'œil qui se colle et le mouvement qui l'accompagne, d'avoir la gorge observée, de parler des crottes de nez sans dégoût) pour réorganiser et relier les expériences sensorielles captées par les différents sens en une expérience intégrative consensuelle par le travail-psychique du psyT aidé de sa fonction alpha. Et pour Teddy, d'accepter l'espace, l'autre, le plaisir d'être ensemble dans cette même expérience consensuelle, démarche qui lui permet la relance du travail de liaison entre les traces originaires pictogrammiques qui correspondent à un même type d'expérience à travers le lien à l'autre. Ce va et vient, démantèlement/remantèlement, semble être une façon pour lui, de récupérer les étapes de la création de l'intersubjectivité non expérimentées et non reliées entre elles. Il est dans la relation et réagit aux mots du psyT de plus en plus, lui répond corporellement, il accepte ses paroles, ne lui signifie plus de se taire même s'il communique sur un mode toujours très archaïque. Il se fait comprendre.

La méthode quantitative mise en évidence de l'intersubjectivité

Je présente ici la méthode statistique qui vient compléter l'analyse des corpus cliniques avec les durées des interactions. Elle vient éclairer et affiner la recherche qualitative en donnant les durées des phénomènes observés.

La colonne J avec la courbe « regard et attention vers le psyT » consiste à repérer les critères suivants, à les chronométrer lorsqu'ils apparaissent simultanément pour quantifier La durée de la réaction de EA en lien avec l'action du psyT par la convergence de ses canaux sensoriels dans une même expression :

- Reprise des vocalisations, impression qu'il donne au psyT de se réveiller, reprise des activités de là où il en était, réanimation du regard, changement du tonus corporel, reprise d'un rythme normal du réflexe occulo-palpébral, reprise globale du mouvement corporel c'est-à-dire ne pas être démantelé,
- Le regard de EA doit être yeux dans les yeux avec psyT (par exemple ceux où il ne regarde que la main ne sont pas pris en compte),
- EA doit être assis face à face,
- Action de EA dirigée vers psyT (lui toucher une partie du corps, jouer avec…),
- EA participe activement aux jeux proposés, soit par psyT, soit par lui-même et son langage verbal doit lui être adressé (il semble répondre aux propos de psyT).

Les cinq critères de preuve (signes sémiologiques/standard of proof) signent l'expression des processus démantèlement et remantèlement. J'ai calculé la durée des regards adressés à psyT et j'obtiens la courbe ci-dessous.

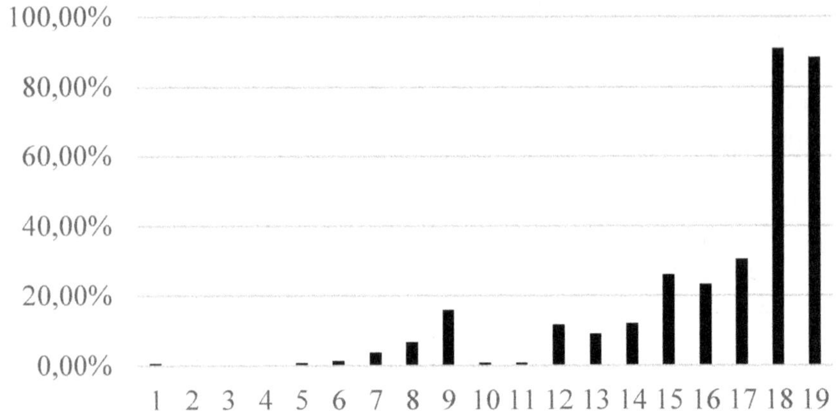

Figure 10 Cas 1 Émergence de l'attention à la présence psyT

La colonne F du tableau des données codées concerne le pourcentage « absence de la relation » (figure 7). EA est bien présent dans son activité mais pas avec le psyT, il n'est donc pas démantelé.

Puis pour obtenir la figure 11, j'ai croisé les colonnes D (figure 4) et J (figure 10) où on observe une linéarité de recours au démantèlement en séance chez Teddy (figure 4) jusqu'à la 7ème séance puis plusieurs pics et effondrements successifs. Sur la figure 10 le pourcentage « regard, attention vers le thérapeute » est en constante augmentation allant de 0% de la séance 1 à la séance 6 soit pendant 7 mois de psychothérapie où Teddy (Cas 1) reste hermétique à la présence de l'autre, à 90% de regards et d'attention à psyT aux séances 18 et 19 soit les 4 derniers mois de la recherche. Il passe par une zone particulière de la séance 7 à la séance 17 où son attention et ses regards vers le psyT fluctuent jusqu'à 35,62% du temps de séance. Cas 1 prend en compte psyT de plus en plus et au fur et à mesure que la psychothérapie se déroule longitudinalement.

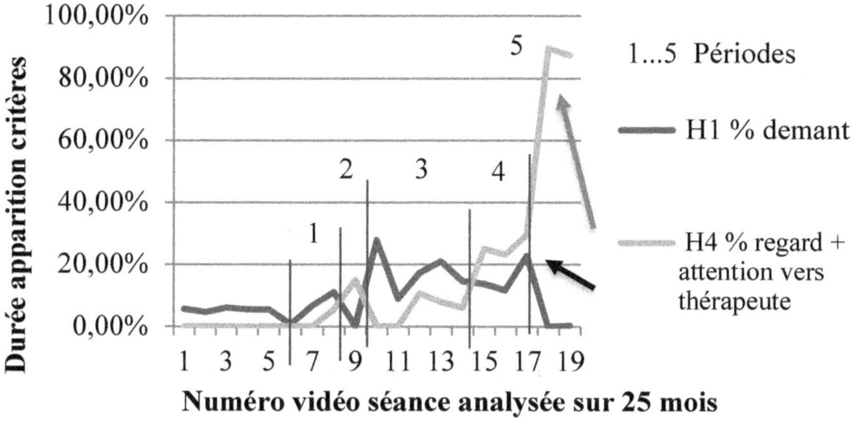

Figure 11 Transformation et émergence de la relation C1

On observe cinq périodes distinctes en analysant l'interaction des 2 courbes sur l'ensemble du temps psychothérapique, soit 25 mois, de la séance 1 à 6 soit pendant 9 mois à raison d'une séance hebdomadaire de psychothérapie de 45 minutes, Teddy montre qu'il se démantèle plus qu'il n'est en relation avec psyT. Le pourcentage d'attention et de regard vers psyT est d'ailleurs inexistant : entre 0,19% et 1,30% sur la totalité des séances et le pourcentage de la durée du démantèlement est autour des 6-7%.

Dans les corpus cliniques on voit que les séances sont extrêmement redondantes. Il répète les mêmes actions, quasiment dans le même ordre et sans porter d'attention à psyT. Il n'accepte que des manipulations auto sensuelles des mains de psyT et l'oblige à lui gratter les mains d'une manière dévitalisée sans accepter de changer de mouvement. Il reprend les mains de psyT pour recommencer le même mouvement qu'il faisait depuis quelques mois. Il ne montre aucune expression faciale. La tonalité des séances est l'expression de l'inertie, de la pulsion de mort. Teddy ne fait aucune exploration de l'espace du lieu psychothérapeutique, ni physiquement, ni psychiquement.

Période 1 : de la séance 6 à 8 (4 mois), le pourcentage de H4 augmente légèrement. Il montre qu'il commence à prendre en compte psyT, H1 augmente en parallèle. Les séances paraissent avoir la même tonalité que pour la période précédente, mais avec H1 en augmentation. Je suppose qu'il se passe quelque chose chez lui avec l'hypothèse de la prise en compte de l'autre en tant que sujet désirant qui l'angoisserait. Il s'en protège par le mécanisme de défense du moi de démantèlement.

Période 2 : de la séance 8 à 10 (2 mois et demi), les courbes D et J s'inversent franchement. Teddy augmente son attention et ses regards vers psy T jusqu'à 15,94% et la courbe D chute à 0,99%. On constate que lorsque Teddy est plus attentif à la présence de psyT, les durées de recours au démantèlement diminuent. Alors que dans le contre-transfert et dans la tonalité des séances des corpus cliniques, l'expression de la pulsion de mort par le retour du même est toujours très présente. L'inversion des courbes semble indiquer que Teddy teste son l'intérêt à l'autre en s'en défendant moins. Puis, il semble se mettre en retrait de la relation et les courbes s'inversent à nouveau pour la période 3.

Période 3 : de la séance 10 à 14 (4 mois) il y a un changement de cadre, Teddy a deux séances par semaine à partir de fin janvier 2011 sur la demande du psyT qui avait le « sentiment intuitif » qu'il était en train de changer sa manière d'être avec lui. La courbe J augmente jusqu'à 20% du temps de séance, et parallèlement la courbe D augmente jusqu'à 27,29%. Nous constatons que plus l'attention et les regards portés vers psyT augmentent, plus Teddy recoure au mécanisme de défense du moi de démantèlement qui augmente de manière significative. Dans les corpus cliniques, la psychothérapie devient plus ludique avec l'action sur le ventilateur. Il montre enfin de l'angoisse devant le ventilateur.

Période 4 : de la séance 14 à 17 (2 mois et demi) la courbe J augmente toujours significativement jusqu'à 30,52%, et la courbe D diminue significativement jusqu'à 20%. A partir de la séance 14 les 2 courbes s'inversent et le resteront jusqu'à la fin de la recherche. Dans les corpus cliniques, Teddy est de plus en plus intéressé par psyT : les chatouillis, les bruits avec sa gorge et ce qu'il dit. Teddy se défend moins de la relation à l'autre et la courbe D chute autour des 1% du temps de séance. La tonalité des séances est plus dans la modulation émotionnelle et elles deviennent de plus en plus imprévisibles, signe d'une mise en jeu psychique plus fluide chez Teddy. Il y apporte des éléments différents à chaque fois.

Période 5 : de la séance 17 à la 19 (5 mois) les courbes restent inversées. On observe une légère augmentation (la flèche sur le graphique) du démantèlement D juste avant que les courbes se séparent de manière exponentielle. La courbe J atteint 90,84% du temps de séance et la courbe D environne 1%.

Avec l'analyse de ce graphique et en fonction de nos critères de mise à l'épreuve de l'hypothèse sur le remantèlement, je constate que Teddy a développé quelque chose de la relation à l'autre, l'acceptation de regarder le psyT dans les yeux, d'être attentif et de développer sa relation. L'analyse des corpus cliniques montrent le fonctionnement qualitatif des critères de mise à l'épreuve, et, la méthode statistique comment le volume du démantèlement et d'attention à l'autre évolue dans la relation et dans le temps. On peut en déduire que la démarche psychothérapeutique permet donc d'investir l'expérience sans être trop confronté à des angoisses de néantisation et de relancer le travail autour de la relation c'est-à-dire la relation d'objet.

Par ailleurs pour l'hypothèse 4, j'ai aussi calculé la durée du « Temps partagé » (colonne H) et j'ai obtenu le graphique suivant.

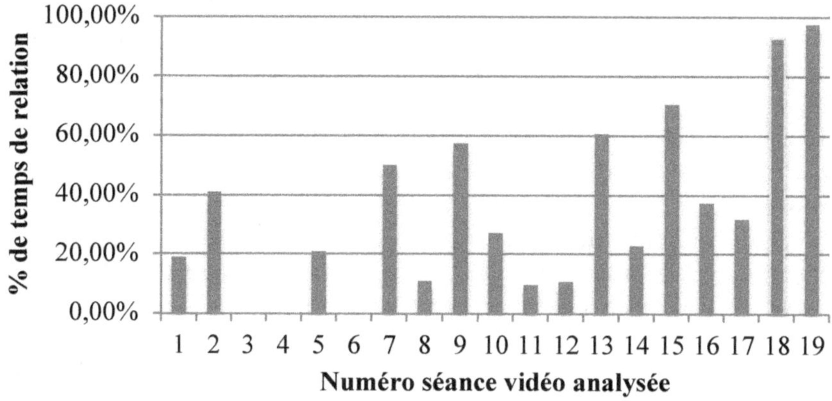

Figure 12 C1 Temps de relation enfant autiste/psychothérapeute

Avec l'hypothèse du mécanisme de défense du moi de démantèlement sensoriel, les critères de preuve concernent seulement le pourcentage de participation conjointe entre EA et psyT à des jeux ou des actions. La courbe augmente significativement sur toute la durée de la recherche et, à partir de la séance 13, ce pourcentage est en constante augmentation jusqu'à presque 100%. Dans les corpus cliniques on voit que Teddy participe de plus en plus aux jeux proposés, même si pour certaines séances (16 et 17) il est moins participatif, laissant supposer qu'il se met en retrait. Le pourcentage de démantèlement (figure 4 pour H1) augmente d'ailleurs à nouveau pour la séance 17 (20%) alors qu'il reste bas à la séance 16 (10%) où seul le temps d'absence de la relation augmente. Malgré tout Teddy utilise moins le mécanisme de défense de démantèlement et montre moins d'absence de la relation. Il a une attitude moins archaïque, semble être plus contenu et accepte la relation à l'autre.

Avec la méthode statistique et d'analyse des graphiques, on peut visualiser comment Teddy se défend de la relation à l'autre (figure 11). Le pourcentage de démantèlement (courbe D/H1) augmente quand la prise en compte de l'autre augmente (courbe J/H4). Lorsqu'il accepte d'entrer en relation, la courbe D du démantèlement s'effondre. Les figures corroborent l'observation de l'expression de l'émergence de la relation. Teddy se défend par le démantèlement quand il explore la relation. Il parvient à apprivoiser la présence de psyT et l'espace thérapeutique en acceptant le lien. Puis il s'en défend de moins en moins par le travail psychothérapeutique en cours. Qu'est ce qui lui permet dans ce lien thérapeutique, dans cette co-construction, de parvenir à explorer l'autre comme être séparé et non plus comme étant un prolongement de lui ? Il peut se laisser aller à la relation sans avoir besoin de se défendre. Il explore la séparation des corps, les limites et l'action du psyT favorise la reconsensualisation de ses sens pour apprivoiser aussi les dangers fantasmés de son environnement. Le démantèlement utilisé au départ massivement comme défense, sera ensuite intermittent pour lui permettre de s'isoler et de revenir dans la relation par le remantèlement jusqu'à n'en avoir quasiment plus besoin de par l'acceptation de ce lien. De prolongement corporel nié dans son désir d'entrer en relation avec lui, le psyT peut affirmer son existence par le jeu à deux, et être comme un intermédiaire transitionnel moi/non moi pour devenir, simultanément et paradoxalement, son prolongement et un autre séparé. L'objet ventilateur joue un rôle important dans l'émergence de cette relation parce qu'il a permis à Teddy d'apprivoiser des dangers et d'accepter le mauvais objet destructeur, puis de créer un espace potentiel entre lui et l'autre. La psychothérapie a permis d'élaborer la séparation à l'objet maternant et la co-construction d'une nouvelle relation. Teddy a pu mettre au travail la transitionnalité qui lui faisait défaut grâce au lien psychothérapeutique et de créer sa première relation d'objet. On pourrait évoquer ici la disponibilité du psyT en référence au médium malléable (Milner, 1955).

En conclusion de la quatrième hypothèse sur le remantèlement sensoriel, l'action du psychothérapeute sur l'expression pictogrammique des sens diffractés est essentielle. Il est le « précipité » qui va cristalliser l'avènement de la relation chez l'enfant autiste. Nous avons mis en évidence que le psychothérapeute utilise différents canaux sensoriels pour « ranimer » psychiquement l'enfant autiste par l'excitation du canal auditif (hausser la voix et injonctions) « allez ! », « hop ! Hop ! Hop » et du canal tactile en lui tapant dans les mains. Son action intersubjective se situe à lier deux canaux sensoriels en les excitant simultanément. Le psyT reprend l'action là où elle était stoppée pour Teddy afin d'attirer son attention dans l'intention de le remanteler dans une même expérience dans le ici et maintenant de la séance. Dans le lien psychothérapeutique, le psyT utilise son appareil à penser et le prête à EA afin de le conduire à accepter la relation et soutenu dans cette acceptation il le conduit à atténuer ses processus autistiques en l'occurrence ici le mécanisme de défense de démantèlement sensoriel. EA est apprivoisé et sa confiance se développe. L'espace créé avec le psyT lui offre la possibilité d'explorer les limites et de ne plus se sentir en danger dans le lien à l'autre ou par rapport aux objets concerts supposés vivants et dangereux comme le ventilateur. Il peut ainsi relier la dimension bonne et mauvaise de l'objet.

La réaction de Teddy est bien en lien avec l'action du psyT. Ses canaux sensoriels convergent vers une expression consensuelle partagée. J'ai été particulièrement intéressée par l'évolution de sa relation à l'autre inexistante au début de la recherche. Elle se développe avec les allers/retours entre démantèlement et remantèlement pendant quelques séances comme s'il avait besoin de comparer les expériences consensuelles et non consensuelles. La mise au travail psychothérapique lui a permis de prendre conscience de l'espace, non seulement au niveau architectural (en 3D) mais aussi dans la relation à l'autre, espace qui lui permet d'être à côté conjointement à regarder un objet commun sans être collés.

Teddy est moins dans l'utilisation du mécanisme de défense de démantèlement à la fin de la recherche, mais aussi à la fin de chaque séance[73] ce qui indique qu'il accepte la présence et les interactions avec un autre, qu'il prend confiance après un certain temps passé ensemble. Il se remantèle lorsque le psyT capte les canaux sensoriels auditif et tactile focalisés sur un point et qu'il les relie à une même expérience sensorielle dans une co-construction.

Teddy m'a étonné par son attitude qui consiste à sembler se réveiller soudainement au sortir du démantèlement comme s'il sortait d'un long sommeil alors que le temps passé dans le démantèlement n'était que de quelques minutes. Il donnait l'impression que ce temps était atemporel et ressenti comme une éternité pour lui. La méthode statistique nous a montré que les durées ne dépassaient pas quelques minutes ce qui est en contradiction avec son attitude au sortir du démantèlement, mais qui correspond à un ressenti purement subjectif d'où l'intérêt d'avoir une méthodologie mixte.

Teddy nous apprend quelque chose de nouveau par rapport à notre hypothèse sur le remantèlement concernant le processus complexe de démantèlement sensoriel. J'ai constaté avec l'enchaînement des quatre séquences qu'au sortir du démantèlement il semble plus « ouvert » aux nouvelles expériences ou plutôt aux nouvelles attitudes, comme s'il lâchait prise l'espace d'un instant en offrant ses mains au lieu de manipuler celles du psychothérapeute. Il reprend là où il en était mais avec un changement de position. Avant de se démanteler, il était dans une attitude de retrait face au psyT, position passive ; après être passé par le processus de démantèlement il montre une attitude d'exploration, d'intérêt envers l'autre, position active. Il se laisse aller un moment à la relation au lieu de la contrôler. Puis, dans les deuxième et troisième séquences, il revient aussi là où il en était, à écouter la

[73] Il s'agit d'une autre recherche non développée dans ce livre.

chanson ; il se frotte d'ailleurs l'oreille et tente pour la première fois de comprendre ce qu'il se passe dans la gorge du psychothérapeute au niveau de la production de ses sons en le regardant et en le touchant de la main. Puis, il garde le contact avec le pied de psyT bien qu'il soit démantelé. Ces éléments nouveaux posent la question de leur soudaine apparition. Au-delà de sa fonction de protection contre la relation, le mécanisme de défense du moi de démantèlement sensoriel pourrait-il aussi contribuer à inaugurer la relation en faisant changer l'enfant autiste de position, de passif à actif ? Permettrait-il de passer des caps d'acceptation de la relation ? Ce mouvement d'aller/retour de démantèlement/remantèlement permettrait-il des contractions psychiques (fermeture instantanée et violente du démantèlement/ouverture libératrice du remantèlement) l'aidant à ouvrir sa carapace autistique comme dit précédemment ? Je commence à saisir en quoi ce mécanisme consiste : à réorganiser les expériences sensorielles captées par les différents sens en une expérience intégrative consensuelle en référence à l'hypothèse émise. Cette alternance entre les deux mécanismes psychiques avec des séquences de démantèlement de plus en plus réduites semble être en rapport avec l'acceptation du lien, en tant qu'être séparé de l'autre. L'enfant autiste semble tester les limites et tend à accéder à l'espace bidimensionnel puis tridimensionnel grâce à la relation psychothérapeutique.

La fonction du psyT dans le processus démantèlement/remantèlement est d'accepter d'être un pseudopode psychique de l'enfant autiste pour ensuite instaurer de la distance. Il peut ainsi explorer la limite, la séparation des corps et des psychés (avec les chatouillis par exemple) et entrer dans le jeu relationnel. Il passe de l'identité adhésive où il escamote la présence de l'autre insupportable pour ensuite accepter progressivement le lien, l'espace, avec un embryon de relation et amoindrit en parallèle son recours défensif au processus de démantèlement. Dans le lien psychothérapeutique, le psyT explore à travers cette dualité, tantôt unifiée, le remantèlement, tantôt déchirée, le démantèlement, tantôt acceptée, la transitionnalité, où il est l'objet moi/non-moi qui lui semble permettre d'accéder à l'espace transitionnel. C'est bien une co-construction qui permet de relier les expériences sensorielles sans être confronté à des angoisses de néantisation. Espace qui permet à EA de transformer ses angoisses et se sentir unifié dans une même expérience et dans le lien à l'autre, à l'Objet.

J'ai été étonnée de constater que Teddy se défend de la relation au moment où il est en passe de l'accepter. Cela va à l'inverse du postulat de l'hypothèse où plus la relation se crée, plus le démantèlement diminue. L'importante augmentation du mécanisme de défense du moi de démantèlement sensoriel signe la puissance de la défense autistique utilisée contre la relation. Paradoxalement l'augmentation de la durée du démantèlement indiquerait alors l'émergence potentielle de la relation à l'autre. Bien que dans le contre-transfert, le psyT ou les équipes institutionnelles ont tendance à arrêter la psychothérapie ou la prise en charge à ce moment-là. L'inertie due au processus de démantèlement devient plus forte et leur donne l'impression que le travail psychique est inutile. Alors que, selon mes résultats obtenus, il semblerait qu'il faille justement continuer.

Avec la méthode statistique et l'analyse des graphiques, nous visualisons la défense de Teddy contre la relation à l'autre. Cela ne corrobore pas nos attentes recherchées dans l'hypothèse, mais apporte quelque chose de nouveau, l'observation de la recrudescence des mécanismes de défense du moi face à l'autre et la progressive acceptation et développement de la relation qui passe par le démantèlement/remantèlement signifié par les inversions de courbes, comme si Teddy testait le lien puis retournait à ses attitudes défensives avant de revenir au lien. Le travail de remantèlement permet l'acceptation progressive du lien et de la perception de l'autre en tant qu'être différencié, il peut progressivement reconsensualiser l'expérience. Et au-delà de reconsensualiser les sens vers une même expérience, il peut aussi permettre la découverte de limites corporelles et psychiques ainsi qu'une contenance psychique pour re-construire le pare-excitation défaillant. En un mot, la relation psychothérapeutique permet de construire ce qui ne l'a pas été, de dépasser des évolutions psychiques qui n'ont pas été franchies au stade de développement et à l'âge où cela aurait dû se produire, à condition que le psyT aborde la psychothérapie à partir de l'endroit où se trouve l'enfant autiste, qu'il accepte ses attitudes de tout petit et de nourrisson, différentes de son âge réel, et ainsi de travailler au niveau des processus archaïques, des interprétations pictogrammiques et non pas œdipiennes.

3.4.2 César cheminant dans la relation

Je présente trois séquences de la première séance où César se démantèle le plus dû aux deux mois d'arrêt de la psychothérapie pour vacances d'été. César se démantelant très peu en séance il est difficile de trouver des moments de remantèlement. J'ai déjà décrit cette vignette pour la première hypothèse, j'irai donc à l'essentiel.

La séance est commencée depuis quelques minutes (S1/C2.11), César est penché à la fenêtre du bureau et attend de voir passer sa mère depuis longtemps. Il a attendu dans le bureau avant de se mettre à la fenêtre, il a donc raté son passage. Il a une pomme dans la main que lui a donné sa mère. Il la croque, la sent, la tamponne sur sa lèvre supérieure. Je me mets à côté de lui à la fenêtre à genoux sur le canapé pour le faire revenir au moment présent car il est totalement démantelé, la pomme dans la main. Dans tous les cas un objet qui est comme un petit bout de « maman » avec lui dans le bureau. Je me mets à son niveau et essaie de suivre son champ de vision pour être dans une attention partagée conjointe. Il ponctue ce que je dis avec des "hum", des "maman". Le discours semble être autour de maman. Je lui parle de ce que nous voyons, il cherche toujours du regard où a pu passer sa mère. Il a un léger moment de démantèlement à presque toutes les séances comme s'il perdait l'objet maternant interne, même si c'est le père qui l'amène. César montre inconsciemment qu'il tente d'élaborer la perte interne. L'objet maternant semble être à l'extérieur, il ne l'a pas encore intégré. Les petits objets donnés par la mère sont comme une tentative de créer un objet transitionnel mais qui rate. Son attitude, penché par la fenêtre, regard dans le vague, ses « mamans » lancinants répétés et ces morceaux de pomme arrachés à peine mastiqués et avalés, me donnent l'impression qu'il intègre dans le réel, la mère/pomme au lieu de travailler cela dans le symbolique. Il sort d'un coup du démantèlement en me touchant le bras, quelque chose dehors a attiré son regard et il me le montre, doigt tendu dans une attention conjointe vers ce que je ne repère pas. Il dit « PA…PA », très distinctement et très fortement. Je ne comprends pas.

Ici nous avons l'action manifeste du psyT sur l'audition de César et le dialogue s'engage. Il se remantèle bien à la suite de cette intervention. Comme pour Teddy il y a convergence de ses canaux sensoriels vers l'acceptation de l'échange verbal, de la prise en compte des dires et de la présence de l'autre. Le mécanisme de remantèlement consiste pour lui aussi à réorganiser et à relier les expériences sensorielles captées par les différents sens en une expérience intégrative consensuelle. Cette démarche lui permet d'une part, la relance du travail de liaison entre les traces originaires pictogrammiques qui correspondent à un même type d'expérience à travers le lien à l'autre, et d'autre part, d'investir l'expérience sans être trop confronté à des angoisses de néantisation, ici la perte de l'Objet interne. Nous observons le même processus dans la séquence suivante.

A S1/C2.15, il a toujours la moitié du corps hors du bureau sur le rebord de la fenêtre et les jambes ballantes, il fixe le mur de la maison d'en face. Il ne bouge plus lui qui est si actif d'ordinaire. Il y a un long silence, puis très doucement en chuchotant il dit, « maman » … Je réponds « maman ? Quoi maman ? ». Je place ma voix en écho à la sienne, plaintive, je mime ce que je suppose être sa tristesse. Il semble sortir de sa torpeur et dit « heinnn » d'un ton fatidique, comme s'il disait « c'est comme ça, on n'y peut rien ». J'ai à nouveau cette impression qu'il était démantelé comme dans un sommeil profond, un état léthargique. On dirait que je viens faire effraction chez lui avec mes paroles et leur tonalité dépressive en écho à sa propre tristesse qu'il me montre. Je mime donc ce qu'il ressent, je prends en moi ses émotions. Est-ce de l'identification projective inversée ? Mon attitude semble lui faire comme un électrochoc, il me regarde et dit « hein » remantelé d'un coup. Il se reconnecte à la réalité et projette son impuissance à retenir la mère avec le « hein » fatidique.

La séquence S1/C2.61 a lieu vers la fin de cette séance. Il fait le geste de pleurer avec ses mains, il se frotte les yeux et dit « hein, hein ». Dans notre relation c'est le signe où il me demande de mimer quelqu'un qui pleure, alors je m'exécute. Je suis assise en tailleur par terre, il vient se mettre sur mes jambes, ventre contre ventre, jambes ballantes, sa tête contre mon épaule. Je dis en faisant semblant de pleurer « boooouuuuh, c'est triste un petit enfant qui n'a plus de maman... César pleure... un petit enfant qui ne sent pas sa maman, qui ne sait pas où elle est... Bouh...un petit enfant sans maman qui n'est pas là. Un petit enfant qui a perdu sa maman. Bouh... », la scène dure longtemps sur le même ton. Il est avachi dans mes bras et ne bouge plus, je suis obligée de le tenir fort pour qu'il ne glisse pas à terre. Mes bras font office d'exosquelette comme pour le Bernard l'Hermite à la recherche d'une coquille qui contient ce corps anéanti, sans vie. Je sens qu'il est démantelé, il n'est plus là psychiquement, son corps est mou et ne bouge plus, ce moment dure très longtemps. Son visage est hors caméra, je ne vois pas son regard. S'il n'y avait pas eu la caméra, je n'aurais pas vu sa main gauche bouger rythmiquement : index contre pouce et majeur contre pouce avec un mouvement de caresse entre les deux. Contre moi, je ne sentais pas ce mouvement. Naturellement pour moi, un mouvement de bercement s'est imposé. Je l'ai donc bercé de droite à gauche doucement en continuant de mimer les pleurs, « ...et il demande à Mme Barrer de pleurer à sa place... Bouh ». Il m'arrive de parler de lui à la troisième personne comme pour mettre à distance l'affect. J'ai eu l'impression que les mots n'avaient aucune valeur, seul leur rythme et leur tonalité étaient importants, car au bout d'un moment je disais n'importe quoi tout en conservant le thème de la tristesse, mouvement dépressif qu'il m'a demandé de jouer pour lui dans une forme d'identification projective. Il m'a souvent demandé de répéter cette scène, mais cette fois-ci j'ai transformé les pleurs en voix pleurnicharde, je lui ai caressé la tête en lui répétant des dizaines de fois qu'il avait le droit de pleurer, que ça le libèrerait, que c'était triste une maman qui part, etc... Il a donc accepté de vraiment pleurer. Puis il s'est remantelé mais son attitude est devenue ambivalente à mon égard entre violence et pleurs, j'étais sur mes gardes pour être ni trop près, ni trop loin et ne pas prendre de coup au cas où il serait débordé. A 10 ans César n'a pleuré qu'une fois en séance de tristesse, mais pas encore chez lui d'après sa mère sauf lorsqu'il se fait mal il pleure parfois et elle me dit qu'elle a peur à ce moment-là parce que cela signifie que la douleur est intense. Il est résistant à la douleur à cause peut-être de l'impact de l'affect intolérable produit en lui comme s'il devait contrôler son corps. Dans cette séquence, sa souffrance psychique est clairement projetée, déposée en moi, il ne peut l'éprouver, je l'éprouve à sa place comme un affect impensable déposé. Et à la sortie du démantèlement il s'autorisera à toucher mes cheveux pour la première fois dans la séquence suivante S1/C2.62.

L'importance de cette vignette clinique se situe au niveau de l'expérience du bercement et de la conséquence du processus démantèlement/remantèlement. César se remantèle et touche les cheveux du psyT. Il donne l'impression de se réveiller d'un long sommeil. La contenance créée par les bras et les mots du psyT constitue une enveloppe tactile et sonore dans le corps à corps qui génère la reconsensualisation des sens dans l'expérience vécue. Le mécanisme de remantèlement s'active permettant de réorganiser et relier les expériences sensorielles captées par les différents sens en une expérience intégrative consensuelle. La fonction maternante se rejoue avec la position prise par le psyT en interprétant les gestes de l'enfant comme s'il était un tout petit. Il lui prête ses mots, sa pensée[74], sa peau psychique pour lui permettre de penser l'expérience et de se reconsensualiser autour de cette expérience partagée empreinte d'affects. César lui touche les cheveux en écho comme pour rejouer la présence de la fonction maternante non intégrée. En acceptant la reconsensualisation de ses sens, il aborde l'expérience de la séparation. Cette scène va être rejouée maintes fois en séance à sa demande sous différentes formes pour éprouver l'Objet interne maternant. Cette séquence met en évidence l'impact du processus démantèlement/remantèlement pour reconstruire ou construire ce qui n'est pas advenu. Le psyT accepte le dépôt des éléments béta de l'enfant autiste, sa souffrance projetée et lui donne les mots pour penser et développer sa fonction alpha.

La séquence S4/C2.82 fait suite au moment de démantèlement du début de séance (S4/C2.81). Il s'ensuit un échange verbal où il est question de son inquiétude sur la santé de ses parents et le fait qu'ils soient repartis ensemble (ils l'ont amené tous les deux en séance). Il me dit « nan, a coco ». Je réponds « un coco ? Elles sont là les boules ». Je pense qu'il parle des boules en plastique qui représentent des fruits avec lesquelles il adore jouer à la pétanque ; l'une d'elle est un œuf en plastique. Il n'adhère pas à mon idée du jeu des « bébés boules ». Sans rien dire il va pour allumer l'écran de l'ordinateur et constate que la caméra est en train d'enregistrer. Il voit sur l'écran l'image de l'objet bureau mais aussi l'espace réel du bureau devant lui, comme s'il était double. Il répète, « nan, a coco ». Je comprends alors que coco, veut dire coucou : « Ha ! Tu veux qu'elle te fasse coucou, la caméra ? », « hum » (son qui veut dire oui), « tu te mets devant et tu fais coucou ». Il me pousse ce qui veut dire que c'est moi qui dois faire coucou à la caméra, je m'exécute, « ça t'étonne de me voir dans l'ordinateur et ici devant toi », « hum ». Je comprends qu'il souhaite rejouer la scène où on se dit coucou par la caméra interposée comme s'il voulait tester encore une fois le don d'ubiquité de la caméra. Si je suis devant lui et sur l'ordinateur en même temps

[74] Fonction alpha de Bion (1962b)

alors pourquoi maman ne pourrait t- elle pas être avec lui dans la séance et dehors en même temps. Le dialogue s'engage :
- « Je suis dans deux endroits en même temps ?
- maman,
- ha tu voudrais aussi que maman puisse elle aussi, être à 2 endroits en même temps ?
- HUM (qu'il prononce très fort)
- être à l'extérieur et être ici avec toi ?
- hum
- comme tu me vois ici, et là, sur la caméra ?
- hum !
- être double...
- hum
- ...faire plein de choses en même temps... Oh je ne suis pas en double ! (je me mets à côté de lui, je ne suis plus à la caméra) »
- OOOooo ?
Je me remets devant la caméra.
- « Oh me revoilà, coucou César bonjour (je me penche pour être dans le champ de la caméra)
- coucou ! » dit-il en agitant sa main pour dire bonjour.

Avec la question du double, c'est comme s'il essayait de plier à sa volonté l'espace et l'autre perçu comme une image et non pas comme un être séparé complexe. Il ne comprend pas pourquoi ça ne fonctionne pas avec la réalité. J'ai l'impression qu'il trouve normal d'avoir l'omnipotence de la pensée, de distordre la réalité à souhait. On dirait qu'il s'agit d'une forme « d'automatisme mental inversé » qui, au lieu de venir de l'extérieur (le sujet pense que la télévision lui parle par exemple) viendrait de l'intérieur pour contrôler les autres par la force de sa pensée. Cela ressemble un peu à la pensée magique des enfants avant l'apparition de la pensée opératoire. J'ai déjà observé cela chez d'autres enfants autistes. Je suis étonnée par notre discussion minimaliste comme un « questionnaire à questions fermées » mais inversées : je sais que la réponse est toujours oui ou non, à moi de trouver sa question adéquate en écho à ce qui est dit précédemment.

J'ai tenu à présenter cette séquence qui ne montre pas de critères de remantèlement tels que je les ai définis, mais pour mettre en évidence comment, à partir du processus de démantèlement/remantèlement, César tente de mentaliser la séparation impensable d'avec la mère pour combler le manque que cela génère. Tentative de mentalisation sous-tendue par un fort potentiel de création de la Pensée chez lui. Teddy aussi semble être sur le même registre lorsqu'il fait des allers et retours démantèlement/remantèlement. Mais César semble présenter l'étape suivante dans la récupération de l'absence/présence dans le lien avec le psychothérapeute grâce à l'utilisation du canal auditif, visuel et de la parole qui développe un dialogue interactif. Puis il se remantèle en exprimant son effondrement intérieur à l'aide de ce jeu de double.

Le remantèlement se produit assez rapidement et facilement pour lui ayant déjà développé une relation suffisamment contenante qui n'apparaissait pas aussi clairement au début de la recherche. Il tente d'introjecter l'objet maternant perdu au travers des jeux de tout petit qu'il développe et auquel le psychothérapeute participe. Le remantèlement se produit au contact de la fonction maternante, fonction alpha mise à sa disposition dans la psychothérapie et exprimée dans d'autres séquences (S1/C2.25/33/29/61/75 et S10/C2.120). Je peux déduire que César a moins recours au démantèlement parce qu'il est dans le lien. En revanche il semble être dans une position omnipotente où il n'a pas accès totalement à l'espace transitionnel et à la mentalisation de la séparation. L'hypothèse 4 ne peut être qu'en partie exprimée, le lien thérapeutique lui permet d'investir l'expérience sans être trop confronté à des angoisses de néantisation. Il est plus avancé sur la construction des enveloppes psychiques que Teddy et Lora. Le lien thérapeutique et le travail de « métabolisation » de l'expérience permettent de progresser sur ses autres défenses autistiques. Le travail se situe donc moins dans l'expérience corporelle, sensorielle mais davantage au niveau de l'introjection de la séparation et de sa capacité de réflexion. César est moins autistique que les deux autres enfants, ses défenses sont moins archaïques. Le travail psychologique se situe autour de l'identification projective, de la symbolisation de la séparation et de l'apparition de l'espace transitionnel.

La méthode quantitative mise en évidence de l'intersubjectivité

La méthode statistique vient compléter notre analyse clinique des corpus sur les durées des phénomènes pour éclairer la recherche qualitative. La figure 13 est obtenue de la même manière que pour Teddy en utilisant la figure 5 sur le démantèlement. Les critères déterminés pour mettre à l'épreuve l'hypothèse 4 ne sont pas adaptés à sa situation présente parce qu'il a déjà développé *a minima* la relation au psyT. Il n'est donc plus dans une attitude aussi autistique que les autres même s'il garde les mécanismes internes autistiques très forts. J'ai été étonnée par cette absence de données.

Je n'avais pas du tout envisagé lors de la sélection de cet enfant pour la recherche que sa relation *a minima* aurait un tel impact sur les résultats. Cela fera partie de mes résultats non attendus donc les plus heuristiques. César paraissait très autiste au premier abord et en fonction des diagnostics. La mise en graphique a montré qu'il l'était beaucoup moins que les autres.

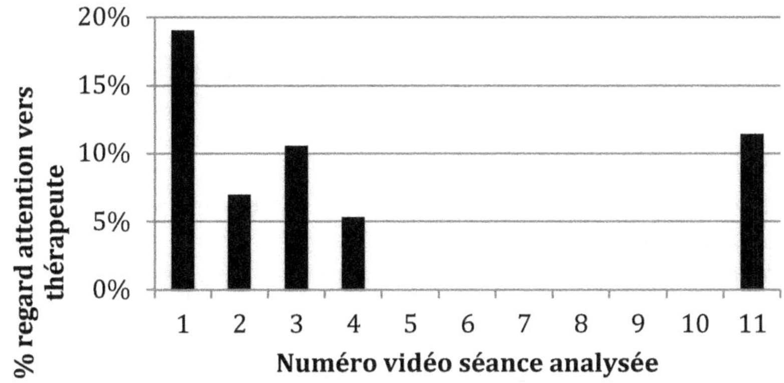

Figure 13 La présence de la relation chez Cas 2 H4

Les résultats obtenus montrent que les critères définis ne sont pas pertinents pour Cas2. Il est déjà dans la relation même s'il a encore du travail pour avoir une relation fluide et son langage à développer. Les critères de preuve concernent la nouveauté pour un enfant autiste dans l'ébauche du lien à l'autre comme faire attention à l'autre, être yeux dans les yeux, assis face à face, agir vers le thérapeute et avoir un langage verbal adressé. César a déjà acquis cela, par conséquent, l'attention et les regards qu'il porte sont normaux. Dans une relation établie, nous ne sommes pas toujours à regarder l'autre dans les yeux, cela arrive mais de manière fluide, ce qui est son cas à partir de la cinquième séance où le taux est de 0%. Les pourcentages visibles de 19% dans la première séance et dans quatre autres de 8% à 12,5%, concernent d'autres raisons déclenchant le démantèlement : question du transfert/contre-transfert ou de l'expression de l'angoisse.

J'ai ensuite croisé les colonnes D et J et obtenu les courbes suivantes.

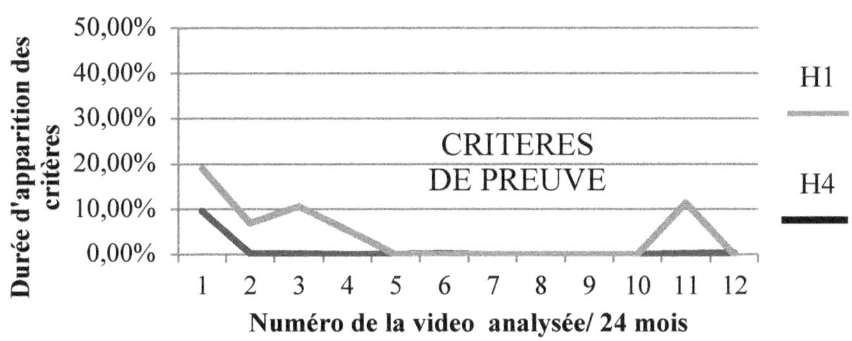

Figure 14 Croisement des courbes de démantèlement / regard et attention vers le psyT

Les données de la courbe H4 « regard + attention vers thérapeute » en gris clair montrent une attention toujours supérieure à H1 « % de démantèlement ». Nous avons ici l'expression d'une interaction entre psyT et EA normale. César est plus attentif dans la séance 1 (19%) que démantelé (9,6%). La figure corrobore l'existence d'une relation préexistante à la recherche avec le pourcentage de démantèlement qui n'est que de 1 ou 2% durant la totalité de la recherche mise à part 5 séances qui indiquent que le mécanisme de défense de démantèlement n'est pas utilisé. Ce comportement d'être en relation s'observe sur les vidéos de séance. Les pics aux séances 3 et 11 où H1 est entre 0% et 1% montrent qu'il n'y a pas d'expression de critères de preuve tels que nous les avons définis pour les enfants autistes de la recherche. Les corpus cliniques montrent que la relation intersubjective est existante sans intervention du processus de démantèlement/remantèlement. La question posée pour César concerne le reste du temps des séances où il n'est ni dans le démantèlement, ni dans le regard et l'attention au psyT.

Je reprends ici la figure 8 avec l'absence de relation et on observe sur les cartouches que César est très peu absent de la relation au psyT. Les pourcentages d'absence de la relation à l'autre sont donc faibles. Il joue avec lui au contraire et initie lui-même des jeux.

Pour corroborer cela la colonne H « Temps partagé » est mise en graphique (figure 15) avec les critères de preuve qui sont des moments où l'enfant autiste participe activement aux jeux proposés soit par le thérapeute, soit par lui-même. Ses manifestations de participation sont l'expression corporelle avec le rire, la communication non-verbale à but de communication comme par exemple prendre un objet des mains de l'autre ou lui en donner un, ou, d'expression verbale.

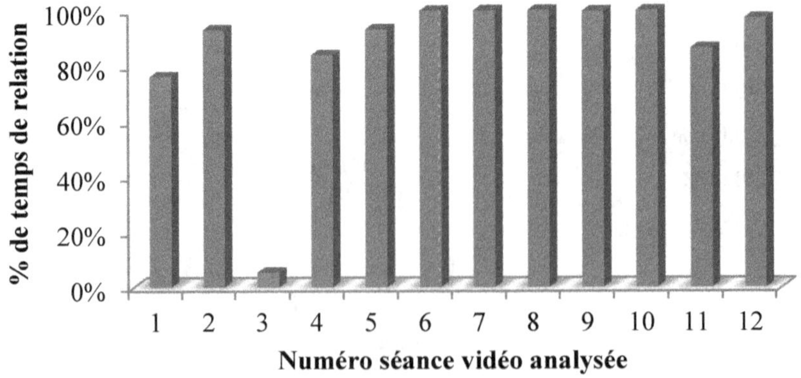

Figure 15 Durée du temps partagé EA/psyT

Le graphique montre que César est dans l'intersubjectivité durant les séances, les taux vont de 76% à 100%. Lorsqu'on croise avec les corpus cliniques, on constate qu'il joue vraiment avec le psyT, invente des jeux interactifs (faire des accidents avec des petites voitures, simuler le rituel d'aller au lit...) et accepte les siens. On constate des interactions intersubjectives minimalistes entre les deux qui mettent en évidence ses élaborations psychiques et la relation qu'il a développée. L'attitude consensuelle de César sur les vidéos est visible, il agit avec psyT pour être en lien. La différence entre les cartouches des figures « regards + attention vers psyT » et « temps partagé » est logiquement opposée puisqu'une vraie relation est instaurée. Les durées de « temps partagé » environnent les 100% et celles de « regards et attention vers psyT » sont aux environs de 1%.

En conclusion, le psyT a bien une action manifeste sur différents canaux sensoriels qui réorganisent et relient les expériences sensorielles captées par les différents sens en une expérience intégrative consensuelle de l'EA. L'action se situe au niveau des sens de l'ouïe (parler à l'enfant de ce qu'il voit, de ce qu'il est en train de faire), de la vue et du toucher (avec le bercement). PsyT joue un rôle de substitut maternant d'enveloppe contenante, où à l'aide de son appareil à penser les pensées, il sollicite la construction des enveloppes psychiques de EA et crée le conteneur qui lui permettra de se reconsensualiser autour de cette expérience affective et de penser l'expérience vécue. César exprimera la conséquence du remantèlement en s'autorisant à toucher les cheveux de psyT. Il donne l'impression de se réveiller d'un long sommeil au sortir du processus de démantèlement. L'entourance de César avec les bras du psychothérapeute et la litanie de ses mots crée une enveloppe tactile et sonore, dans un corps à corps maternant, qui favorise l'émergence du mécanisme de remantèlement. Sa réaction est en lien avec l'action du psychothérapeute, par la convergence des canaux sensoriels en une même expression en acceptant l'interaction consensuelle. César mentalise la séparation impensable, soit il se démantèle au départ de la mère réelle, soit il modifie la réalité avec la caméra pour ne pas avoir à endurer cette souffrance insupportable. Je fais le parallèle avec les allers et retours démantèlement/remantèlement de Teddy. César semble présenter l'étape suivante dans la récupération de l'absence/présence dans le lien avec le psychothérapeute pour penser l'impensable à travers ce jeu de double avec la caméra. La fonction alpha du psychothérapeute permet de recevoir les affects dépressifs (éléments béta) qu'il projette pour ne pas avoir à les penser et qui lui sont restitués sous forme de jeu autour de cette présence/absence de l'objet maternant, co-création de l'espace transitionnel non encore totalement élaborée. La durée de sa présence dans l'interaction avec l'autre a pu être montrée grâce à la méthode statistique soutenant le fait que César n'utilise presque pas le mécanisme de défense de démantèlement sensoriel. Par ailleurs, l'utilisation du canal auditif génère un dialogue avec lui. Il se remantèle en exprimant son effondrement intérieur à l'aide du jeu de double. Il répond au canal auditif et visuel utilisé par psyT et le « dialogue » qui s'ensuit témoigne de la consensualisation de l'expérience. Il peut alors se remanteler. Le lien thérapeutique lui permet d'investir l'expérience sans être trop confronté à des angoisses de néantisation, et le travail de mentalisation de l'expérience lui permet de ne pas recourir au mécanisme de défense de démantèlement/remantèlement sensoriel. Le travail se situe donc moins dans l'expérience corporelle, sensorielle mais davantage au niveau du travail de la séparation et de la mentalisation. Le mécanisme de remantèlement consiste bien chez lui aussi à réorganiser et relier les expériences sensorielles captées par les différents sens en une expérience intégrative consensuelle. Le travail de liaison autour de la séparation d'avec l'objet maternant non introjecté s'exprime ici et la relation intersubjective permet bien la relance de sa pensée. Le travail psychique se situe à un niveau supérieur aux processus archaïques, peut-être au niveau de l'apparition des processus primaires. Néanmoins, nous voyons bien comment les traces pictogrammiques peuvent être réinvesties, récupérées, pensées en une expérience intégrative grâce au travail de liaison et de symbolisation de celles-ci dans le lien thérapeutique.

3.4.3 Lora à la recherche d'enveloppes psychiques contenantes

Les quelques séquences cliniques présentées pour Lora sont représentatives de l'expression de son remantèlement. Les autres séquences dans les corpus cliniques observées et compulsées ne seront pas exposées ici parce que leur redondance due au mécanisme de *sameness*, est telle qu'il est inutile de dérouler ici toutes les vignettes cliniques identiques.

La séquence S1/C3.23 est la réponse à une scène où je lui interdis verbalement sans intervention corporelle de sortir du bureau. Elle se jette alors sur le canapé. Je m'assoie à côté d'elle, lui prends la main et chante une chanson en rythme. Je lui tiens une main que je tape dans une des miennes en faisant des rimes pour obtenir un style poétique afin de mettre à distance la prose qui lui semble si difficile à accepter comme si elle était attaquée dès qu'on lui parle, d'où l'utilisation d'une tonalité très douce sur le rythme des comptines. Je lui chante son envie de sortir de la séance. D'un coup, elle se retourne à plat ventre, ne bouge plus un moment, je reprends la chanson, mais cette fois-ci c'est elle qui, spontanément, tape sa main gauche contre la mienne. La scène se répète plusieurs fois. Pendant un moment elle est ailleurs, son regard est fixe, son tonus corporel s'amollit. Elle est démantelée. Puis d'un coup elle me tape dans la main comme si elle se rappelait soudainement du jeu précédemment instauré lors de la chanson. Je me pose la question d'une tentative de sa part de créer un jeu symbolique : se taper dans les mains comme si elle voulait participer pour la première fois à la production de l'autre.

L'action manifeste du psychothérapeute s'exprime ici sur le canal sensoriel de l'ouïe (parole et chants) et sur le canal sensoriel du toucher par les mains avec une scansion rythmique. Il tente ainsi de rassembler les différents canaux sensoriels en une même expérience par la concordance des rythmes verbaux et tactiles. La réaction de Lora est immédiate et en lien avec son action, elle lui tape spontanément dans la main et reprend le jeu là où il en était.

La séance 11 se situe vers la fin de la présence de Lora dans la recherche soit 9 mois après le début. Les séquences consécutives S11/C3.91 et 92 font suite à l'expression du démantèlement suivant : elle se jette sur le canapé à plat ventre, tend les muscles de son corps qui devient hypertonique, vrille le bassin et commence à faire aller et venir sa jambe gauche accompagnée d'un son guttural particulier comme si elle faisait un effort surhumain, une sorte de halètement, puis s'arrête. Elle se met sur le dos et regarde sa main gauche à 10 cm de ses yeux. Elle la met sur sa tête et se tète le biceps. Je m'assieds à côté d'elle. Elle se retourne sur le ventre, vrille son corps à nouveau et fait aller et venir sa jambe. Je lui frotte le dos, le long de la colonne vertébrale. Je lui dis doucement « ho, c'est dur ? ». Elle reproduit encore cette même scène, mais sans faire de son. Ce démantèlement hypertonique est une attitude nouvelle très différent de son démantèlement hypotonique mais il correspond aux critères de preuve. Elle est totalement hors de la relation et de la situation vécue, hermétique où même la toucher physiquement n'arrête pas ce comportement. Dans la deuxième séquence elle glisse à terre et recommence la même scène. Je me penche vers elle, elle se retourne et cette fois-ci me regarde dans les yeux intensément en se tétant le bras. Puis elle se retourne à nouveau sur le ventre et répète cette scène plusieurs fois. C'est la première fois qu'elle se démantèle et se remantèle dans l'hypertonique, je suis déconcertée par la présence soutenue de son regard perçant au sortir de ce démantèlement hypertonique. Le remantèlement serait-il une condition à l'apparition de nouvelles attitudes chez l'enfant autiste ?

L'action du psychothérapeute se manifeste dans ces séquences au niveau du sens du toucher avec l'appui fort de ma main sur son dos centré sur la colonne vertébrale, représentation de l'axe de se tenir debout, d'être tenu dans les deux moitiés du corps (G. Haag, 1985). Le sens de l'ouïe est aussi stimulé par la voix de l'autre. En réaction, son sens de la vue se modifie. Elle regarde intensivement droit dans les yeux au sortir du démantèlement. Elle converge les trois canaux sensoriels dans une même expression consensuelle : modification du regard, changement du tonus corporel, reprise d'un rythme normal du réflexe occulo-palpébral et reprise globale du mouvement corporel pour créer une interaction forte avec le psychothérapeute. Cette nouvelle attitude au sortir du remantèlement avec la succion de son bras tout en regardant l'autre ressemble à une expérience consensuelle de tétée. Je me suis mise à penser que ce mécanisme consisterait alors à réorganiser et relier les expériences sensorielles captées par les différents sens en une expérience intégrative consensuelle (ici l'expérience de la tétée). Mais elle ne se reconsensualise pas à l'endroit où le démantèlement avait commencé. Au contraire, un élément nouveau apparaît, la succion sans lien avec ce qui s'est passé précédemment. La tétée du biceps intervient à deux reprises, la première fois elle ne me regarde pas, cette attitude apparaît sans mon intervention. Quand je m'assieds à ses côtés, elle se tourne et refuse la proximité. La succion apparaît ici comme le moyen de se reconsensualiser en dehors de ma présence. Elle est dans un va et vient entre démantèlement/remantèlement à l'image de Teddy ce qui me donne l'impression que mes interventions sont accessoires, l'important de la situation est l'expérience consensuelle effectuée dans le lien formé par la situation de la séance en présence d'un autre en qui elle a confiance. La deuxième fois elle me regarde intensément, j'associe au lien mère/enfant et l'expérience de la situation consensuelle de la tétée quand le nourrisson regarde sa mère lors de la succion. L'important pour lui n'est pas la mère elle-même, ni ce qu'elle lui dit, mais ce qu'elle représente comme expérience consensuelle et d'illusion d'être deux dans une même peau. Ainsi il n'est pas laissé tomber, il est porté par la situation. Les interventions du psychothérapeute semblent avoir une importance dans ce qu'elles apportent de mise en confiance, de faire comprendre symboliquement à l'enfant autiste qu'il est accepté dans sa dimension de reconsensualisation et le travail psychique autour de ses pensées de vide, d'anéantissement, de vidage qu'il va contenir et transformer. Le travail psychothérapeutique contient l'expérience dans le ici et maintenant de la séance, de la consensualité au remantèlement. Cette démarche permet donc la relance du travail de liaison de traces pictogrammiques.

Deux autres séquences suivant les premières vont mettre en évidence la capacité de l'enfant autiste à utiliser la présence de l'autre comme préalable à la création de son propre pare-excitation à partir du corporel (traces pictogrammiques, processus archaïques) au processus primaire.

La scène de démantèlement hypertonique (S11/C3.95) se répète à l'identique de ce que je viens de décrire hormis l'émergence d'un élément important. Lora arrête de bouger la jambe, se relève et me prend par la main, sans me regarder et me tire pour que je tombe sur elle. Je lui dis : « Tu veux que je me mette sur toi ? Comme si je devais protéger ton corps avec mon corps ? », « Être dans ton corps ? » Je pense à la relation d'objet fusionnelle. J'ai la désagréable impression qu'elle pourrait aller jusqu'à me mettre dans son corps tellement l'adhésivité est forte. Mais je ne me mets pas sur elle, je m'assieds à côté, contre son corps et je lui frotte le dos. Elle est à nouveau sur le ventre, reprend son mouvement rythmique hypertendu de démantèlement. Je n'ai pas voulu m'allonger sur elle comme son attitude me le suggérait (vidéo 74) pour me décentrer de la position d'objet à laquelle elle m'assignait.

De cette impression, je me demande si je ne suis pas à ce moment-là sa couverture, une enveloppe protectrice, à l'image d'un pare-excitation externalisé à défaut de l'avoir introjecté. Dans l'action de la séance, je n'arrive pas à saisir quelle fonction elle m'attribue clairement. Il me vient à l'esprit la possible utilisation de mon corps comme si elle tentait de se remanteler dans le réel et non le symbolique. La seule place dans laquelle elle m'assigne et que j'accepte, est de partir du corporel en mettant ma main sur son dos, pour être là où elle en est, dans l'archaïque, corps à corps, d'être une couverture protectrice en espérant qu'elle se reconnecte à la réalité. L'hypertonicité de son corps est comme une recherche de limites. Je ressens, à ce moment précis sans pouvoir encore le mentaliser que le passage par le corporel est le seul moyen que j'ai d'intervenir pour la faire revenir dans le lien intersubjectif. Je dois me faire objet corporel comme si je ressentais cette nécessité pour qu'elle construise une limite à son corps épars, revenir dans le lien et à nouveau exister tout en me rendant simultanément, existante, hors de sa toute-puissance autistique.

Dans la séquence suivante (S11/C3.96), la scène se reproduit à l'identique sauf qu'elle tire le jeté de lit qui se trouve sur le canapé au lieu d'utiliser mon corps et s'en couvre entièrement. Je l'aide à se cacher complètement en dessous. Mon décalage l'amène à passer par la symbolique du pare-excitation sans que mon corps soit une couverture. Elle met un bout du jeté de lit dans sa bouche et le suce, se déplace en rampant par terre à côté de moi. Je l'installe plus confortablement et lui met un coussin sous la tête même si nous sommes sur le tapis comme pour lui signifier par mes gestes, la contenance, la relation, pour symboliser les limites, non pas en fusionnant nos corps, mais en utilisant des objets en présence d'un autre sur le versant du maternant. Elle recommence la scène en se cachant/dé-cachant plusieurs fois. Et à chaque fois qu'elle se découvre, elle me regarde intensément en se suçant le bras. Je me suis questionnée sur cette scène pouvant mettre en acte des processus psychiques comme la permanence de l'objet, l'identification primaire (quand elle me regarde dans les yeux), la présence/absence et le démantèlement/remantèlement hypertonique. J'ai l'impression qu'elle tente d'introjecter la présence/absence de l'autre en répétant inlassablement ces gestes comme le font les tout-petits enfants avec le « coucou-caché ».

Les différentes séquences évoquent l'action manifeste du psychothérapeute sur trois canaux sensoriels : le toucher, l'ouïe et le langage. Elle réagit à l'action de l'autre par la convergence des canaux sensoriels dans une même expression elle réanime son regard en fixant profondément l'autre dans les yeux, en changeant son tonus corporel d'hypotonique en hypertonique et se met à téter son bras créant ainsi une situation vécue consensualisée. Ce changement de démantèlement, d'hypotonique en hypertonique est un résultat de la recherche auquel je ne me m'attendais pas.

Il résulte de ces séquences le constat que le mécanisme de remantèlement consiste à réorganiser et relier les expériences sensorielles captées par les différents sens en une expérience intégrative consensuelle.

Dans les dernières séquences de cette onzième séance (S11/C3.103, 104, 107 et 109), le remantèlement s'opère par le regard, en corrélation avec la succion et une tentative de collage corporel. Par ailleurs, la relance du travail de liaison entre les traces originaires pictogrammiques qui correspondent à un même type d'expérience à travers le lien à l'autre, s'effectue avec le jeu de présence/absence qu'elle initie, grâce au tissu qui matérialise le contenant. Elle expérimente la présence de l'objet maternant non encore intégré en se cachant, se dé-cachant et constate la pérennité de la présence de l'autre. Lora semble demander clairement au psychothérapeute dans le non-verbal d'être son pare-excitation, son enveloppe et d'être collée afin d'annihiler l'espace, le lien et la présence de l'autre. Mais le psychothérapeute lui répond dans le non-verbal qu'il y a un espace et dans cet espace ils vont pouvoir se rencontrer. Il ne lui répond pas en acceptant l'assignation d'être un objet couverture mais en restant dans le corporel et la juste distance, il lui permet d'élaborer cette fonction elle-même. C'est grâce à ce jeté de lit/pare-excitation qui lui est donné qu'elle expérimente ensuite le lien par ce regard intense lié à la succion. Elle semble être dans un paradoxe, être en recherche à la fois de la fusion et d'un lien maternant. Le psychothérapeute va l'aider à reconsensualiser l'expérience vécue en associant l'action non-verbale et ses paroles en lien avec le toucher.

La frilosité relationnelle de Lora

Pour la durée des regards adressés au psyT ainsi que l'attention que Lora lui accorde, le graphique obtenu montre une hétérogénéité des résultats.

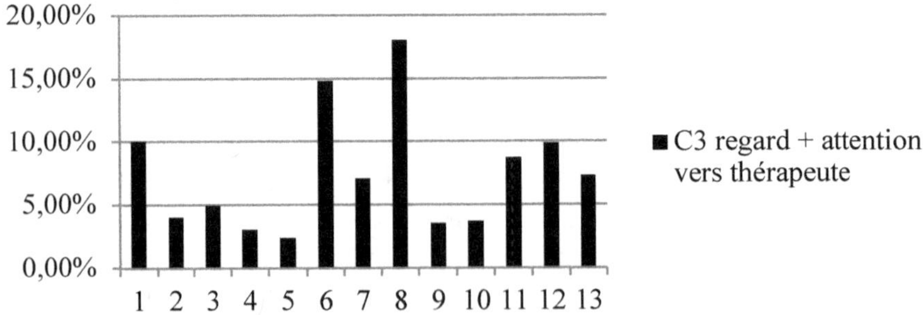

Figure 16 Hétérogénéité attentionnelle au psyT chez Lora

Globalement, elle montre peu d'attention et de regards vers psyT, aucun score ne dépasse les 17,83% de temps de séance. Est-elle dans une ébauche de relation quand il y a de hauts scores (14,70% et 17,83%), ou, ne prend-t-elle pas du tout en considération le psyT quand les scores sont bas (2,5%) ? Ou bien autre hypothèse possible : est-elle angoissée par le psyT d'où des regards et une attention soutenue qui donnent de hauts scores, mais aussi qui pourraient donner des scores bas avec un hermétisme à sa présence. Le passage par la méthode statistique confirme qu'il est possible de quantifier une durée d'attention et que l'évolution de la relation chez Lora est chaotique. Elle ne peut expérimenter la pérénnité de la relation car elle est dans un autisme profond et dans l'identité adhésive. Elle n'a pas de limites corporelles intégrées d'où sa recherche constante d'en retrouver à l'intérieur de l'autre (psyT objet/couverture). Il y a une absence de continuité du lien chez Lora. Dans les séances 6 et 8 elle est davantage présente et on constate dans les corpus cliniques que les interventions du psyT sont plus dans l'interprétation dans le transfert. Le psyT lui répond avec des phrases du style « tu voudrais que j'aille avec toi dans la voiture ? » en écho à la manipulation d'une voiture qui « parle » lorsqu'elle appuie sur le bouton qui dit « allez, allez, allez ». Elle est plus dans le face à face en lui sautant dans les bras et se promenant dans le bureau pour symboliser le départ en voiture.

J'ai ensuite croisé les colonnes D « % de démantèlement » (figure 6) et J « % d'attention et de regard vers psyT » pour obtenir la figure 17. Les résultats attendus étaient d'obtenir une baisse du pourcentage de démantèlement quand la relation avec psyT augmenterait.

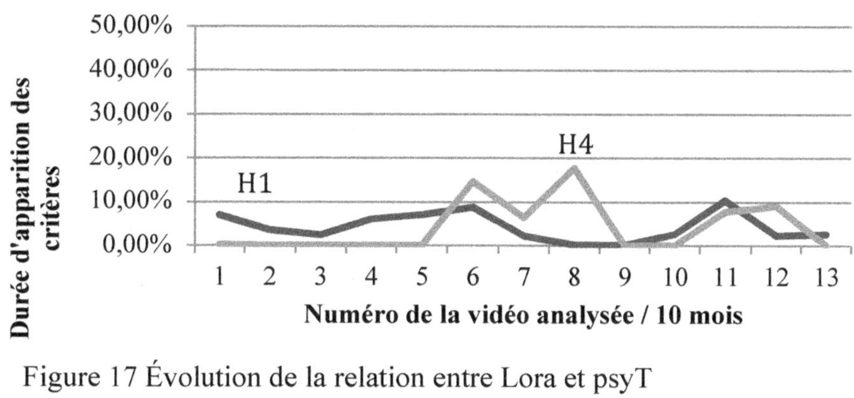

Figure 17 Évolution de la relation entre Lora et psyT

Les résultats montrent une hétérogénéité des courbes ne permettant pas une analyse qui corrobore nos attentes. Au contraire Lora oscille entre entrer en relation et ne pas entrer en relation. Nous visualisons ici l'expression de sa contradiction face à la potentialité de créer un lien intersubjectif. Les fluctuations de H4 sont en deçà des 20% ce qui indique qu'elle regarde peu psyT et lui porte peu d'attention. Cette hétérogénéité va dans le sens que son regard n'est pas adressé dans la relation, mais plutôt dans le sens qui lui permet d'être collée à l'autre en identification adhésive. A à la séance 8 le démantèlement se réduit considérablement et l'attention à psyT augmente ce qui corrobore l'hypothèse du recours au démantèlement en baisse quand l'attention à l'autre augmente. Mais, l'inverse se reproduit ensuite entre les séances 9, 10 et 11 où à nouveau le démantèlement augmente et l'attention baisse comme pour Teddy comme si elle se défendait de la relation naissante. Les inversions entre les deux courbes laissent à penser que le démantèlement est un mécanisme de défense face à la relation perçue trop intrusive. Le démantèlement diminue considérablement ensuite pour laisser davantage de place à la relation mais qui n'est pas corroboré à la séance 13 avec 0,14% de regards et d'attention vers psyT.

Nous ne pouvons tirer de conclusion pour Lora au niveau de sa capacité à être entrée en relation puisque chez elle dans les corpus cliniques l'identité adhésive est très forte, et, ce mécanisme ne signe pas la relation mais un lien qui débouchera peut-être sur une relation ultérieure. Grâce à la quantification on constate malgré tout une transformation du lien à l'autre invisible dans les corpus cliniques.

Par ailleurs, j'ai calculé la durée du « Temps partagé » avec les critères de preuve définis.

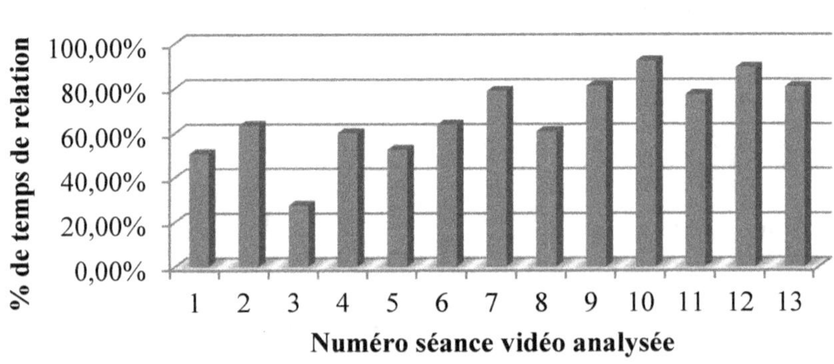

Figure 18 Augmentation du temps partagé Cas 3

Les résultats ont été étonnants et non attendus. Lora montre une capacité à développer une forme de lien sur le très long terme soit 10 mois. Le pourcentage d'augmentation du temps partagé en calculant la moyenne est :

- première période de la séance 1 à la 6 => m = 52,94%
- seconde période de la séance 7 à 13 => m = 79,94%

On observe une augmentation de temps partagé de 27% et la participation de Lora à ce qu'il se passe en séance.

Ces résultats sont en totale contradiction avec ce que nous avons obtenu concernant le démantèlement et avec les regards et l'attention. Cela signifie-t-il que Lora a besoin de plus de temps que les autres enfants autistes de la recherche pour développer son lien à l'autre ? Et qu'il ne faut donc pas analyser les graphiques précédents comme nous l'avons fait ? Ou s'agit-il d'autres choses qui nous échappent ? Sans oublier qu'elle est dans un autisme de Kanner qui implique intrapsychiquement, de par l'identité adhésive qu'elle développe, une forme de lien à l'autre qui se développerait très lentement ? Le temps partagé semble ainsi être augmenté de par l'identité adhésive exprimée. Peut-être que les résultats nous informent sur un biais méthodologique dans la figure 16 où les regards adressés à psyT ne l'étaient pas vraiment mais plutôt dans une tentative de collage ? Lorsque nous reprenons les corpus cliniques pour comprendre les résultats, le temps partagé est dû au fait qu'elle demande clairement au psyT de jouer le rôle de pare-excitation avec le jeu de cache-cache via le jeté de lit. Ils reflètent cette appétence à chercher les limites entre être dans le corps couverture du psyT et prendre le jeté de lit au lieu du corps de l'autre pour se reconsensualiser avec l'expérience de la tétée de son bras en regardant intensément le psyT jusqu'à se fondre dans son regard. Ainsi, elle oscille entre mécanisme de défense par le démantèlement et lien adhésif à l'autre.

En rapport avec l'hypothèse sur le remantèlement, nous constatons que la démarche psychothérapeutique pour Lora permet la relance du travail de liaison entre les traces originaires pictogrammiques qui correspondent à un même type d'expérience à travers le lien à l'autre et qu'il lui permet d'investir l'expérience sans être trop confrontée à des angoisses de néantisation. Elle ne peut revenir dans le lien que par l'adhésivité où la séparation de l'autre n'existe pas. Elle ne peut totalement intégrer la relation intersubjective, mais la tentative de liaison des pictogrammes et l'acceptation de l'intervention de l'autre émerge ponctuellement avec la scène consensuelle de la tétée du bras. Elle montre que le remantèlement est pour elle un travail lent et minimaliste car « trop régressée » dans son autisme. Il faut alors être sur un autre plan, celui du corps à corps, dans sa recherche d'adhésivité, et instaurer progressivement des limites dans le lien thérapeutique afin qu'elle puisse se sentir unifiée dans son corps et peut-être introjecter le pare-excitation pour le moment recherché au niveau corporel par l'incorporation.

La manifestation des critères de mise à l'épreuve de l'hypothèse avec l'action du psychothérapeute sur différents canaux sensoriels de l'enfant autiste donne pour Lora des résultats intéressants. Il agit sur plusieurs canaux sensoriels : l'ouïe (les chants), la parole (les comptines inventées) et le toucher (prendre la main de l'enfant rythmiquement ou toucher le dos). Sa réaction est immédiate et en lien avec son action : elle tape dans la main de celui-ci ou le regarde droit dans les yeux au sortir du démantèlement. Elle converge les canaux sensoriels dans une même expression : réanimation du regard, changement du tonus corporel, reprise d'un rythme normal du réflexe occulo-palpébral, reprise globale du mouvement corporel et de l'activité là où elle en était. Grâce à la psychothérapie à long terme psyIPA nous constatons l'émergence d'un lien intersubjectif. Un élément important sur le remantèlement est la concordance entre le sens du goût avec l'action de se téter le bras (elle va jusqu'au suçon) et le toucher (contact entre la bouche et le bras). Ces deux canaux se lient, se reconsensualisent et se remantèlent.

3.4.4 Résultats et synthèse sur le mécanisme de remantèlement

Le fondement de l'hypothèse consiste à considérer que la diffraction des sens de l'enfant autiste dans l'état de démantèlement peut être annulée par l'action du remantèlement. L'action du psychothérapeute est de se trouver psychiquement à l'endroit où est l'enfant autiste (dans les processus archaïques) pour l'amener à se remanteler, partir de la diffraction des sens, de sa déconsensualisation vers la reconsensualisation.

Les résultats sur l'augmentation de la réceptivité des enfants autistes

Les résultats non attendus pour l'hypothèse concernent l'émergence de comportements nouveaux chez les trois enfants autistes dans les vidéos : l'impression qu'ils donnent de se réveiller et l'apparition de nouvelles attitudes interactives plus réceptives envers le psychothérapeute (lui toucher les cheveux, le visage, être en train de téter en le regardant). Ils vont à la découverte de l'autre comme s'ils lâchaient prise l'espace d'un instant d'avec leurs processus autistiques. En se remantelant, ils reprennent là où leur action s'était interrompue à cause du passage par le mécanisme de défense de démantèlement sensoriel, mais avec un changement de position de passif (avant le démantèlement) à actif (après le remantèlement). Ils se laissent aller à la relation au lieu de la contrôler un court moment. La question se porte donc sur la fonction de ce processus Démantèlement/Remantèlement (D/R) qui permettrait de « tester » par petites touches de relation une relation future, de la détoxiquer pour faire tomber le ressenti de dangerosité de l'autre puisque ces comportements se produisent chez nos trois Enfants Autistes ; alors que nous avons vu qu'ils sont dans des formes d'intersubjectivité différentes. Dans le lien thérapeutique, EA explore la dualité, l'unification en un tout ou la diffraction, soit acceptée, soit rejetée mais conduisant vers une possible transitionnalité où le psyT est l'objet moi/non-moi qui permet l'accès. Il s'agit d'une co-construction pour relier les expériences sensorielles sans être confronté à des angoisses de néantisation. EA semble passer de l'utilisation du mécanisme de défense de démantèlement où il escamote la présence de l'autre insupportable à l'acceptation progressive du lien, de l'espace avec le va et vient entre consensualisation / déconsensualisation. EA baisse significativement son recours défensif au démantèlement. L'espace psychothérapeutique lui permet de transformer ses angoisses et de se sentir unifié dans une même expérience dans le lien à l'autre, à l'Objet.

D'autre part, j'ai observé chez Teddy et Lora des mouvements d'oscillation D/R ayant une durée assez courte suivis rapidement d'une expression forte en émotion (rires après le remantèlement). L'hypothèse de « *contractions psychiques* » entre une fermeture instantanée et violente du démantèlement, et, une ouverture libératrice du remantèlement, participant à l'assouplissement de la carapace autistique m'a questionnée. Je commence à saisir en quoi le mécanisme de remantèlement consiste : à réorganiser les expériences sensorielles captées par les différents sens en une expérience intégrative consensuelle comme j'en avais émis l'hypothèse. Les séquences de démantèlement sont ainsi de plus en plus réduites chez Teddy et Lora où ils sont de plus en plus présents et attentifs en séance. Pour eux, il semblerait qu'il y ait aussi un changement d'expression du démantèlement de l'hypotonique vers l'hypertonique en fin de recherche. Cette oscillation D/R semble être en rapport avec l'acceptation du lien en expérimentant en tant qu'être séparé de l'autre, et, en rapport avec le développement de la confiance à l'autre. D/R permet à EA de prendre conscience de l'espace pré-transitionnel en une tentative d'introjection du bon Objet. L'enfant autiste se remantèle et exprime au psychothérapeute son effondrement intérieur (César et le jeu de double avec la caméra). Ainsi la démarche thérapeutique permet d'une part, la relance du travail de liaison entre les traces originaires pictogrammiques qui correspondent à un même type d'expérience à travers le lien à l'autre (l'expérience de la tétée chez Lora), et d'autre part, d'investir l'expérience sans être trop confronté à des angoisses de néantisation (le bercement de César, les guilis chez Teddy).

La mise en graphique des durées avec les statistiques a révélé l'hétérogénéité des trois Cas au niveau relationnel. Pourtant lors la sélection, ils avaient un tableau clinique autistique similaire au niveau de la relation pour uniformiser l'échantillon et un âge proche. L'intérêt de ces résultats est de mettre en évidence la précision apportée par la méthode mixte de recherche (MMR) quantitative et qualitative où l'une vient préciser l'autre. Ainsi les résultats de Teddy ont montré comment il avait construit sa relation à l'autre en 24 mois en utilisant le processus D/R, César qui y recourait peu montrait sa tentative d'élaboration psychique ayant déjà développé une proto-relation, et Lora était dans une forme de relation différente de l'attendu, la relation adhésive. La profonde différence entre les trois enfants autistes sur l'état de leur relation intersubjective m'a surprise alors qu'ils montraient des processus archaïques autistiques similaires en amont avec la méthode qualitative. Il a été mis en évidence avec la MMR des niveaux d'organisation psychique divers quant à l'âge de développement de ces organisations (identification adhésive du nourrisson chez Lora, introjection de l'objet perdu chez César et acceptation de la présence de l'autre chez Teddy). L'utilisation de la méthode statistique croisée avec la méthode d'analyse des corpus a pu mettre en évidence le léger développement du lien à l'autre de Lora (imperceptible dans les corpus cliniques) et a conduit à m'interroger sur l'analyse de ses données à propos de l'utilisation du regard qu'elle avait, non pas pour développer un lien mais pour développer l'identité adhésive, prémisses d'une relation objectale.

État intérieur du psychologue clinicien et contre-transfert

La position psychique du psychothérapeute clinicien facilite le recours au remantèlement de l'enfant autiste en psychothérapie psyIPA lorsqu'il met au service de l'interaction sa propre sensibilité, sa régression à une sensorialité déliée, son accès au langage non-verbal donc sa capacité à se remémorer et à utiliser ses propres processus archaïques comme la rythmicité répétitive pour être trouvé/créé à l'endroit psychique de là où en est l'enfant autiste c'est-à-dire dans les processus archaïques, corporels, saturés en pictogrammes comme le préconisait déjà Tustin (1990) « La nécessité d'être en contact avec les aspects autistiques de notre personnalité » (p. 227). Son attitude régressive attire l'attention de l'enfant autiste qui découvre, étrangement, un adulte qui, comme lui, a accès au monde autistique. Il va reconsensualiser ses sens pour comprendre cette situation particulière et moins recourir au démantèlement. La création d'un lien pourra advenir et le psychothérapeute clinicien devra progressivement quitter sa régression au fur et à mesure que l'enfant autiste construira sa relation à l'autre dans une co-construction du lien intersubjectif en psychothérapie[75]. Parallèlement la posture régressée du psychothérapeute clinicien demande une nécessaire adaptation du cadre thérapeutique où l'enfant autiste ne peut pas quitter le lieu de psychothérapie avant la fin de la séance. Le contre-transfert du psychothérapeute clinicien dans les corpus cliniques a été très différent des résultats de la mise en graphique. Face à la puissance de déliaison du mécanisme de défense de démantèlement psyT peut avoir tendance à lâcher la prise en charge psychothérapeutique alors que l'analyse statistique nous montre que, c'est à ce moment-là, que l'enfant autiste a la capacité de moins y recourir dans les séances futures (Teddy et Lora) et de développer un embryon relationnel. Il se défend plus de la relation au moment où il est en passe de l'accepter. Dans les graphiques il est avéré que le mécanisme de défense de démantèlement est plus prégnant lorsque l'enfant autiste commence à percevoir l'autre et son propre désir de relation à l'autre.

75 Le titre de ma thèse doctorale en 2013 était « Le mécanisme de défense de démantèlement dans l'autisme : Transformation et co-création du lien intersubjectif en psychothérapie de l'enfant ».

Pour conclure, le processus psychique D/R, entre consensualisation sensorielle et diffraction des sens semble correspondre à une lutte de l'enfant contre sa « carapace autistique » (Tustin, 1982). La déliaison intersensorielle donne l'impression qu'il est hermétique à ce qui l'environne et se présente alors comme inatteignable. Dans cet état démantelé, paradoxalement, il entre aussi « en résonance » physique avec ce qui l'entoure. Il s'est arrêté de penser, n'a plus de filtre à ce qu'il entend, voit, sent, goûte et touche comme s'il régressait à une période très archaïque du bébé où les sens ne sont pas encore liés par l'expérience consensuelle apportée par l'objet maternant. Peut-être que ces instants démantelés particuliers sont des périodes où nous supposons que l'enfant autiste soit en attente de l'Objet.

4 LA CONCEPTUALISATION DU DEMANTELEMENT : APPORTS HEURISTIQUES

Ainsi les moments où ces enfants hurlent de terreur quand un avion passe dans le ciel ou un camion arrive dans la cour de la maison, où l'on vit un instant avec eux que l'avion ou le camion sont là, sans limites entre l'intérieur et l'extérieur ; ou bien cette fillette, oscillant entre les deux mondes bidimensionnel et tridimensionnel, se figeant soudain dans un passage en bidimensionnalité, devenant écholalique en même temps qu'elle tend légèrement la main pour attraper...
(G. Haag, 1975, p. 15)

La discussion suivante entre les hypothèses de départ sur le processus psychique de démantèlement/remantèlement dans l'autisme, les résultats obtenus avec la démarche scientifique appliquée à ce mécanisme de défense du moi issu de la théorie psychanalytique avec une méthodologie mixte de recherche et la reformulation possible vers de nouvelles hypothèses à l'origine de nouvelles recherches, va nous conduire à mettre en évidence l'importance d'étudier le psychisme défini par la théorie psychanalytique en passant par l'expérimentation. Cette dernière partie de la démarche scientifique (Bernard, 1865) OPHERIC concerne les Résultats attendus et non attendus, l'Interprétation et la Conclusion. La reformulation inclue la dimension épistémologique apportée par la recherche et finira par la modélisation métapsychologique du démantèlement (Barrer, 2015) ainsi qu'une ouverture neuroscientifique dans la conclusion (Barrer et Dauchot, 2016 ; Barrer, 2020).

4.1 L'OBSERVATION CLINIQUE DU PHENOMENE DE DEMANTELEMENT SENSORIEL

Les résultats que j'espérais obtenir avec la première hypothèse concernant le démantèlement comme phénomène observable cliniquement, étaient de pouvoir constater son expression dans chacune des 127 vidéos sélectionnées chez les trois enfants autistes à partir de critères de preuve (standard of proof). L'hypothèse était de mettre en évidence l'existence clinique de ce processus psychique puisqu'il n'y avait pas vraiment de description globale chez les auteurs précédent ma recherche de 2013. Ciccone (1991) et Meltzer (1975) sont les seuls à avoir donné un nombre important d'éléments sur le sujet. Les successeurs l'évoquaient sans préciser si cela concernait le point de vue du phénomène observable, du processus psychique ou de la fonction. Lorsque j'ai compris qu'il fallait défusionner le concept pour le comprendre tout est devenu très clair et j'ai pu formuler mes hypothèses. Afin de réaliser l'observation clinique j'ai défini des critères de preuve pour avoir une même grille de lecture pour chaque cas et vidéo de séance de psychothérapie PsyIPA.

J'ai ainsi décrit quatre signes cliniques du phénomène de démantèlement qui devaient se présenter simultanément chez l'enfant autiste pour être considéré comme étant dans un état « démantelé ».

4.1.1 La fixité du regard

Dans l'état de démantèlement sensoriel le regard de l'enfant autiste devient fixe, le réflexe occulo-palpébral (le cillement de paupière) est très ralenti voire stoppé. Il donne à l'interlocuteur l'impression qu'il est ailleurs, ne regarde plus rien. Ce regard est souvent caractérisé par le terme de « regard vide » dans la littérature.

Dans mes observations j'ai constaté qu'il était possible de le localiser sur un objet que j'ai nommé « point attractif » qui est caractérisé par la discontinuité de couleur (un objet bleu sur une surface rouge), de lumière (un rayon de soleil dans une pièce sombre, le filament incandescent de la lampe opposé à la pénombre alentour), de contraste (une miette de pain sur un sol noir ou les paillettes brillantes sur la robe noire mate du psychothérapeute), ou de texture (du râpeux sur lisse ou doux). Je me suis aperçue que le regard n'était pas « vide » mais accroché sur un point sensoriel marquant une rupture de couleur, de lumière, de contraste ou de texture. Il s'agit d'une observation nouvelle du phénomène de démantèlement sensoriel.

4.1.2 Modification du tonus corporel : inversion hyper et hypotonique

Ce critère de preuve s'applique à l'observation de la modification du tonus de l'enfant autiste. J'avais toujours constaté, comme l'avait fait Meltzer (1975), qu'il passait d'une attitude tonique ordinaire à une attitude hypotonique lorsque le démantèlement se produisait. Effectivement, j'ai bien observé sur les vidéos et dans les descriptions des corpus cliniques que ce critère se produisait.

Le résultat auquel je ne m'attendais pas est l'observation d'une inversion systématique du tonus musculaire dans les trois cas. Leur tonus général devient hypotonique s'ils sont généralement hypertoniques dans leur vie quotidienne, et, le tonus général devient hypertonique s'ils sont hypotoniques. Deuxième résultat non attendu, la modification de tonus vers l'hypertonique se produit seulement au bout d'un certain temps de psychothérapie psyIPA. Au début de la recherche seul le démantèlement hypotonique s'exprime.

4.1.3 L'entrée et la sortie de l'état démantelé

L'instantanéité d'entrée et de sortie du phénomène a été publiée par Meltzer (1975). Je n'ai repris ici que son idée pour m'en servir de critère. Alors que je pensais à la simplicité de ce critère, la recherche a mis en évidence sa complexité.

L'état « démantelé » apparaît soudain en une fraction de seconde. La transition entre le moment où l'enfant autiste est en activité (jouer, marcher, regarder…) et l'instant où il est démantelé ne se produit pas lentement. Je n'ai pas chronométré cette durée pendant cette recherche parce que je n'avais pas du tout anticipé ce genre de résultat ni même imaginé le faire pour calculer une durée de ce passage. Mais sur une vidéo de Teddy j'ai ralenti la scène pour montrer à mon auditoire lors de diverses présentations ultérieures à cette recherche (Barrer, 2014, 2015, 2016, 2019)[76] comment il se démantelait et la durée de ce passage. Il était de 0s1207ms.

L'enfant autiste se fige lors du démantèlement, observation décrite par Ciccone mais non chronométrée.

> [...] un silence total s'installe brusquement et l'expression du visage du patient change et se fige soudainement, avec modification fréquente du rythme respiratoire. (Ciccone et Lhopital, 1991, p. 43)

Les vidéos m'ont montré une chose que j'avais déjà ressentie et observée par le passé sans me rendre compte de sa signification. Il y a, dans la réalité des séances filmées, un temps quantifiable au chronomètre entre le point A « entrer dans le démantèlement sensoriel (appelé D pour dismantling) » et le point B « sortir du démantèlement sensoriel (R pour remantling) ». Entre A(D) et B(R), j'ai obtenu des durées et des fréquences d'apparition du phénomène D aléatoires. J'ai ainsi pris la décision de les comptabiliser et de les mettre dans un tableau à double entrée avec neuf colonnes pour les trois enfants autistes. Mais de plus, je me suis aperçue que B(R) correspondait au remantèlement (R) tel que décrit par G. Haag (1975). Dans les corpus cliniques, j'ai trouvé des séquences où il était très difficile pour les enfants autistes de se reconsensualiser, de se remanteler. Il y avait donc bien une durée entre D et R et lorsqu'ils quittent le phénomène de démantèlement sensoriel, ils donnent l'impression de se réveiller[77] et j'ai obtenu comme résultat non attendu qu'ils explorent de nouvelles attitudes et comportements.

---

[76] Barrer, L. (2014, septembre). *Le mécanisme de défense de démantèlement dans l'autisme.* Conférence grand public sur le Web organisée par M. Thurin et J.-M. Thurin.
Barrer, L. (2014, novembre, 2015, mars, mai, octobre). *Le mécanisme de défense dans démantèlement dans l'autisme.* Présentation au GROUPE 3 « Recherche Psychanalyse et neurosciences » de Geneviève Haag. Paris.
Barrer, L. & Dauchot, K. (2016, janvier). *Psychanalyse, Neuroscience et Génétique.* Conférence grand public aux Journées scientifiques de la CIPPA, Discussion sur le mécanisme de défense de démantèlement, une interprétation neuroscientifique avec Burnot, Y., G. Haag, Lheureux-Davidsé, C. & Le Van Quyen, M.- Paris.
Barrer, L. (2019 ; avril). *Neurosciences et Autisme.* Communication orale à la Journée de la Croix-Rouge sur l'Autisme - Ollioules, France.

[77] Une explication neuroscientifique sera proposée en 2016 par Katia Dauchot lors de notre intervention à la CIPPA à paris et ce temps sera appelé S pour Search et nous parlerons du processus DSR (Dismantling/Search/Remantling).

4.1.4 Une attention diffractée à l'environnement

L'attention des enfants autistes soumis au démantèlement sensoriel, n'est ni réduite, ni absente, mais non consensualisée. Elle semble focalisée sur des points sensoriels précis mais non reliés entre eux. L'observation clinique a montré qu'il s'agissait d'une attention diffractée. L'observateur a une impression d'absence à l'environnement immédiat, ils sont « ailleurs », déconnectés de la réalité, atoniques, amorphes comme dans un corps sans vie. Ce que je pensais initialement être une absence d'attention s'est avérée être une attention diffractée à l'environnement, c'est-à-dire, une attention à des points précis mais non reliés entre eux.

4.1.5 Suspension de l'activité sauf d'un mouvement rythmique d'une partie du corps

Dans le démantèlement, qu'il soit hypotonique ou hypertonique, l'activité en cours (manipuler un objet, jouer avec l'autre) est suspendue.

Mais en visionnant les vidéos, j'ai vu qu'une partie du corps de l'enfant autiste continuait à bouger légèrement ou se mettait en mouvement comme un doigt, une main, ou une jambe. Ce mouvement est rythmique, auto-sensoriel et malgré l'atonie du reste du corps peut être visible (main, pied, jambe, bras) ou invisible (son sortant du larynx contact auto-sensoriel avec la gorge, frottement vibratoire chez César). Ces mouvements rythmiques répétitifs correspondent au sens du toucher orienté vers une source sensorielle indépendante des sources sensorielles des autres sens. L'enfant autiste semble être autocentré vers cinq pictogrammes sensoriels indépendants les uns des autres, comme faire aller et venir la jambe rythmiquement le temps que dure le phénomène de démantèlement, et ce, pendant que la vue s'accroche sur une lézarde au plafond par exemple, l'ouïe à un son émanant de la rue et les deux autres restent en suspens dans notre recherche.

Je me suis posé la question de la fonction de ce « mouvement résiduel ». Est-il de garder un accrochage, un ancrage dans la réalité par le sens du toucher ? Pour avoir des éléments de réponse, j'ai cherché du côté de la biologie physiologique. L'environnement hypertonique d'une cellule incite le soluté (eau + autres produits dissous) à quitter la cellule provoquant une concentration externe pouvant être à l'origine de dysfonctionnements intracellulaires. L'hypertonicité est l'augmentation anormale du tonus musculaire qui se réfère à une plus grande concentration de fluide (corporel ou cellulaire). A l'inverse l'hypotonicité correspond à une diminution du tonus musculaire et une abolition des réflexes tendineux par augmentation de fluides à l'intérieur (de la cellule par exemple). Au sortir du démantèlement hypertonique, l'enfant autiste se concentre, se rassemble un court moment sur la découverte de l'autre. Est-ce que l'hypertonicité physiologique aurait à voir avec quelque chose de la concentration cérébrale peut-être à l'origine des débuts d'ouverture sur la relation qu'ils montrent sur les vidéos ?

Le démantèlement sensoriel avec une hypertonicité musculaire semble se produire après des mois de prise en charge psychothérapeutique, un an environ chez Teddy et Lora. Au lieu de s'effondrer, les muscles du corps se durcissent et sont hypertoniques le temps que dure le phénomène de démantèlement sensoriel. Nous avons vu que le tonus corporel joue un rôle important dans l'observation du phénomène de démantèlement et dans la psychothérapie, la mise à l'épreuve de l'hypothèse nous a apporté un critère nouveau, résultat non attendu, la kinesthésie avec le mouvement rythmique d'une partie du corps.

4.1.6 L'observation clinique, qualitative, et sa mise en graphisme, quantitative

En utilisant les méthodes mixtes de recherche, j'ai montré qu'il est possible de mettre en évidence l'observabilité clinique du phénomène de démantèlement sensoriel ainsi que sa possible quantification afin d'en dégager des durées. Sur une durée de 24 mois, la mise en graphisme a révélé trois évolutions différentes des phénomènes de démantèlement sensoriel chez les enfants autistes. Il résulte de cette observation clinique à partir de critères de preuve que :

- Les critères de preuve sont pertinents, puisque apparaissant simultanément dans les 127 vidéos de séance, ils permettent de calculer des durées et d'observer ce qu'est le phénomène de démantèlement sensoriel,
- L'évolution ou l'involution de la relation est observable et quantifiable chez l'enfant autiste,
- La méthode qualitative croisée avec la quantitative permet de préciser ce qu'il se passe en séance,
- Le pourcentage de démantèlement sensoriel chez l'enfant autiste est un indicateur de l'état de la relation à l'autre (mis à l'épreuve avec l'hypothèse 4 sur le remantèlement).

Les nouveaux éléments apportés par les résultats de la recherche permettent de reformuler l'hypothèse 1 en consolidant certains items et en introduisant d'autres avec l'idée du pourquoi la transformation du tonus.

Les états autistiques peuvent être caractérisés, observés et quantifiés par un état que nous proposons d'appeler état de démantèlement ou « démantelé » qui peut être repéré par les indices cliniques invariants suivants :

- Regard focalisé sur un point unique que nous avons nommé « point attractif », caractérisé par la discontinuité de couleur, de lumière, de contraste ou de texture,
- Tonus corporel général modifié, d'hypotonique en hypertonique ou inversement selon l'avancée de la prise en charge psychothérapeutique,
- Attention non consensualisée, diffractée c'est-à-dire focalisée sur des points précis non reliés entre eux selon chacun des cinq sens,

- Suspension de l'activité motrice et psychique sauf d'un mouvement rythmique auto-sensoriel d'une partie du corps visible ou non (larynx, sphincter, abdominal, respiratoire),
- Instantanéité d'entrée et de sortie de l'état démantelé.

Dans cette reformulation, l'introduction de la notion d'indices cliniques invariants est au nombre de cinq, soit un signe sémiologique supplémentaire par rapport à l'hypothèse initiale. Il s'agit de la persistance d'un mouvement rythmique auto-sensoriel contrairement à ce que disait Meltzer (1975) qui le considérait comme totalement passif. Mais ses interprétations et conclusions sont justes sauf qu'il ne pouvait pas l'observer sans filmer. Effectivement si je n'avais pas eu les vidéos de séances à analyser dans l'après-coup, je n'aurais jamais eu connaissance de ces petits mouvements qu'on ne voit qu'à l'écran et que je ne ressentais pas en séance. La kinesthésie, sensation de mouvement des parties du corps, est donc un élément présent dans le démantèlement sensoriel.

Les résultats obtenus permettent ainsi de confirmer scientifiquement, comme Meltzer (1975) l'avait déjà publié, que le mécanisme de démantèlement s'installe et disparaît instantanément.

4.2 LE PROCESSUS PSYCHIQUE DU DEMANTELEMENT SENSORIEL

La deuxième hypothèse concerne le processus psychique à l'œuvre dans le démantèlement sensoriel. Le démantèlement sensoriel est un mécanisme de défense actif spécifique au fonctionnement autistique qui consiste à délier (attaque des liens) les perceptions provenant des différents sens, mettant à mal la fonction de consensualité (Anzieu, 1985).

4.2.1 La déliaison sensorielle

L'action du démantèlement sensoriel est d'utiliser le mécanisme de déliaison, proche de l'attaque contre les liens décrite par Bion (1959), qui délie les perceptions extérieures provenant de différents sens les empêchant de se consensualiser dans le psychisme afin de réaliser une pensée. Il peut être mis en lien avec l'action de la pulsion de mort (S. Freud, 1923), et je rejoins Meltzer (1975) qui, sans parler directement de pulsion de mort, avait rapproché la pathologie autistique des mécanismes obsessionnels où Thanatos est bien à l'œuvre.

Lorsque j'ai présenté mon travail dans le groupe « Recherche Psychanalyse et Neurosciences » de G. Haag à sa demande, de novembre 2014 à octobre 2015, nous avons eu des échanges très intéressants à propos du mot « attaque ». Sans entrer dans la globalité de nos échanges ici, la discussion portait sur la contradiction entre la passivité du démantèlement telle que la décrivait Meltzer (1975) et mon hypothèse sur l'idée d'attaque qui suppose une action vive, consciente et donc pensée, opposée à l'état démantelé passif de l'enfant autiste. L'attaque des liens ne concerne pas l'attaque « du » lien entre l'enfant autiste et son psychothérapeute (relation potentielle) mais l'attaque « des » liens intrapsychiques dans la construction de la pensée de l'enfant autiste telle qu'elle est décrite dans la figure 1 entre les représentations de choses et les représentations de mots. Grâce à nos discussions dans ce groupe de recherche du vendredi soir, je me suis interrogée sur la pertinence à distinguer dans l'inconscient, puisque nous sommes dans l'autisme, une possible nouvelle strate qui correspondrait aux processus archaïques comme définis par Aulagnier (1975) exprimés par de la non-représentation, antérieure à la représentation de chose gouvernée par les processus primaires. Bion (1967) évoque la souffrance comme levier de l'attaque. Pour éviter la souffrance le patient attaque son Moi, les liens créateurs de pensée, pour empêcher la liaison qui aboutirait sinon à la pensée, avec comme conséquence l'absence de pensée et le désastre interne qui sera sous-tendu par la pulsion de mort. Bion n'a jamais évoqué l'autisme mais sa pensée m'a conduite à comprendre les mécanismes de lutte contre la création de la pensée dans l'autisme et donc du lien à l'autre. Ainsi l'enfant autiste évite de penser la relation à l'autre en attaquant les liens psychiques entre processus archaïques, primaires et secondaires, non seulement les siens mais aussi ceux de l'autre avec le gel de la pensée et l'identification projective qui induit cette lourdeur psychique mortifère que l'on ressent à leur contact. La pulsion de mort envahit la psyché dans l'autisme car l'attaque contre les liens mutile les activités mentales de la pensée (Bion, 1967, p. 119).

Pour reprendre le cas de César, il avait un embryon de relation psychotique avec une identification projective très active. C'est-à-dire qu'il avait évolué au niveau des processus archaïques vers les processus primaires et les représentations de choses. Pour Bion l'identification projective est le mécanisme employé par la psyché pour se débarrasser des fragments du moi qui sont le produit de sa destructivité. L'attaque contre l'identification projective comme mode de communication déduit ce même mode de communication par la détériorisation des processus de développement de l'enfant autiste et l'amène à régresser ou à ne plus évoluer.

Mon hypothèse est que le psychothérapeute étant très actif et très interventionniste dans l'interaction, sollicite plus d'attaque des liens donc plus de défense : « Plus ses fantasmes d'identification projective [du patient] étaient violents, plus il a peur de moi [de Bion] » (Bion, 1967, p. 117). Ce même mécanisme d'attaque des liens peut être à l'origine de l'attitude de retrait chez les psychothérapeutes ou les personnes de l'environnement de l'enfant n'osant pas aller contre cette défense.

Les mouvements de déliaison intrapsychique générés par le processus de démantèlement sensoriel tendent à conduire le Moi vers un immobilisme psychique s'exprimant par l'hypotonicité, la diffraction des sens et sa conséquence l'absence de pensée. La déliaison concerne donc plus que les cinq sens, elle englobe la tonicité, les mouvements somesthésiques, les émotions, la mémoire et la pensée. Nous n'avons pas fini de comprendre ce processus de démantèlement parce que ma grille de lecture est réalisée avec ma pensée consensuelle et non pas autistique. Qu'est-ce qu'une personne post-autiste pourrait en dire ? A la manière de Bion pour la psychose, je tente de comprendre le fonctionnement psychique et mental dans l'autisme sans être autiste. Et les autistes ne peuvent le faire puisqu'ils ont une pensée déliée.

L'introduction du mécanisme de la déliaison des sens comme fondement métapsychologique de la carapace psychique dans certaines formes d'autisme du continuum du spectre autistique (TSA) est une conception qui m'est apparue intéressante dans la reformulation de l'hypothèse.

Le passage par la méthode quantitative n'est pas possible pour la deuxième hypothèse puisqu'il s'agit d'élaborer une hypothèse sur le fonctionnement intrapsychique que l'on ne peut visualiser et quantifier pour l'instant. Comment pourrait-on mesurer la non-liaison entre les différents pictogrammes ?

4.2.2 L'annihilation de la pensée

Dans le démantèlement, chaque canal sensoriel s'agrippe de façon indépendante à une expérience centrée sur un point spécifique sans lien avec les autres canaux. La centration sur ce point perceptif a pour effet d'isoler le sujet des perceptions provenant des autres canaux sensoriels ce qui participe à un état du moi « démantelé ». L'agrippement perceptif coupe l'enfant autiste des autres perceptions (être touché physiquement, ne pas entendre la voix d'un autre). Chaque sens s'agrippe à une trace pictogrammique (Aulagnier, 1975) et l'ensemble des traces pictogrammiques est maintenu, non liées (déliées) de l'ensemble des autres traces pictogrammiques se référant à des expériences similaires.

Un autre effet du processus de démantèlement est l'annihilation de la pensée par triple coupure du lien : entre les représentations originaires pictogrammiques se référant à une même expérience ; entre ces représentations pictogrammiques et les possibles représentations qui peuvent à un certain moment contenir la pensée et lui donner sens ; entre cette trace pictogrammique et l'investissement qui en a été fait. La triple coupure de liens intrapsychique empêche le passage de pictogrammes régis par les processus archaïques à la représentation de chose régie par les processus primaires dans l'inconscient. Ainsi les traces pictogrammiques diffractées ne font pas sens et ne peuvent, dans le préconscient, être transformées en représentation de mot. L'expérience vécue ne pourra pas être une représentation consciente régie par les processus secondaires.

4.2.3 Pulsion de mort et processus archaïques

La réflexion menée sur le processus intrapsychique de démantèlement sensoriel a permis d'introduire le rôle de la pulsion de mort et des processus archaïques dans son fonctionnement. A partir du schéma (figure 1) de la construction de la pensée (Gimenez, 2000, 2010), j'ai schématisé l'attaque active de ce processus sur le développement psychique de l'enfant autiste et théorisé son fonctionnement (se référer à la figure 3).

Il est ainsi possible de reformuler l'hypothèse 2 sur le fonctionnement du processus de démantèlement sensoriel pour intégrer ces résultats non attendus et nouveaux. Le démantèlement est un processus actif spécifique au fonctionnement autistique qui consiste à : délier (attaque des liens) les perceptions provenant de différents sens mettant à mal la fonction de consensualité (Anzieu, 1985). Chaque canal sensoriel et sensation kinesthésique s'agrippent alors à une expérience concentrée sur un point étranger aux autres canaux. La concentration sur ce point perceptif isole le sujet des perceptions provenant des autres canaux sensoriels, ce qui participe à un état du moi « démantelé » dans lequel l'ensemble des traces pictogrammiques est maintenu, non liés (déliés) de l'ensemble des autres traces pictogrammiques se référant à des expériences similaires. L'effet intrapsychique est l'annihilation de la pensée par triple coupure du lien : entre les représentations originaires, archaïques, pictogrammiques se référant à une même expérience, entre ces représentations pictogrammiques et les possibles représentations qui peuvent à un certain moment contenir la pensée et lui donner sens, entre cette trace pictogrammique et l'investissement qui en a été fait. Le processus de démantèlement est sous-tendu par la pulsion de mort, s'exprimant vers l'intérieur par l'attaque des liens psychiques, diffractant les sens de l'enfant autiste, et, vers l'extérieur par la pulsion agressive et l'hypotonie comme expression du retour à l'inorganique.

4.3 LE DEMANTELEMENT SENSORIEL, UN MECANISME DE DEFENSE DU MOI

J'ai mis en évidence ici deux fonctions complémentaires du démantèlement sensoriel. La première consiste à éviter la confrontation avec la réalité en en évacuant une partie et la seconde consiste à se protéger de la présence de l'autre vécue par l'enfant autiste comme dangereuse ou trop violente. Je me suis rendu compte que le démantèlement était bien plus complexe que ce qui avait pu être écrit dans la littérature, il m'est apparu comme la pierre angulaire de la pathologie autistique, son mécanisme de défense. Son absence dans la relation allait dans le sens d'une amélioration du lien et sa présence vers un retrait dans l'état autistique.

4.3.1 Éviter la confrontation à la réalité

Le mécanisme de défense de démantèlement a pour fonction de protéger l'enfant autiste de la confrontation à la réalité de l'expérience vécue et ainsi d'éviter la mise en relation à l'autre et au monde extérieur. L'état démantelé permet d'attaquer une partie de la réalité perceptive de la présence de l'autre perçue comme objet attracteur, au sens de Bick (1967), c'est-à-dire un objet qui attire dans l'expérience consensuelle comme dit précédemment. L'attaque (la diffraction des sens) le conduit à n'être plus « pensant » ou « éprouvant » de cette réalité vécue. Il se centre alors sur la sensorialité, mécanisme psychique qui lui permet de s'absenter intérieurement pour ne plus être en relation avec le monde extérieur, il s'agit de la coupure des liens intrapsychiques vus précédemment dans le processus[78]. Effectivement, pour avoir conscience des situations vécues nous devons les penser en rassemblant dans notre psychisme les stimuli venant de l'extérieur afin de les organiser par rapport à ce que nous avons engrangé dans notre mémoire en lien avec d'autres aptitudes cognitives pour aboutir à cette compréhension du monde extérieur appelé réalité.

4.3.2 Évacuer une partie de la réalité perceptive

Le démantèlement sensoriel fait disparaître une partie de la réalité perceptive vécue comme intolérable, il s'agit dans cette recherche du psychothérapeute (psyT) perçu comme un Objet attracteur. Il est alors transformé en un "flux sensoriel" (appréhension de l'objet comme produit par nos sens) pour protéger le Moi de l'enfant autiste de son attraction dangereuse. L'enfant autiste perçoit toujours l'autre, mais ne fait pas de liens intrapsychiques entre ses perceptions sensorielles (à cause de la diffraction des sens et de l'hermétisme entre eux) et la représentation « personne » intrapsychique (perception physique et sensorielle + cognitive + représentation de mot => pensée). L'enfant autiste (EA) fait l'économie de la relation et de la compréhension de la situation vécue en assignant l'autre à une position d'élément sensoriel, donc partiel. Il voit, entend et sent l'autre mais le mécanisme de défense de démantèlement le protège de le penser. Sans pensée, il ne gardera de lui que des traces pictogrammiques dans sa mémoire. Paradoxalement, il utilise l'autre comme objet sensoriel dans le démantèlement, comme si l'autre était intégré à sa défense au même titre que les autres perceptions. La partie de réalité angoissante concernant l'autre n'est pas rejetée à l'extérieur comme dans l'hallucination, mais elle est incluse dans le psychisme comme un élément sensoriel. Le démantèlement se produit sur la totalité de la réalité et tous les éléments demeurent très présents, mais non

[78] Une de mes patientes post-autiste adulte me disait qu'elle se centrait, lorsqu'elle était enfant, sur les battements de son cœur alors que ses autres sens étaient diffractés sur d'autres éléments « dans » son corps.

liés pour éviter que la pensée n'émerge. La déliaison inter sensorielle donne une impression d'hermétisme de l'enfant autiste à son environnement, l'autre, ici le psyT, a la sensation, dans son contre-transfert, de ne pas être vu par EA, d'être seul, d'être comme un objet. Il est réduit à n'être qu'un objet partiel, un élément concret (une main, un corps traîné), une action (de grattage, de mettre les chaussures), un instrument (main, grattage). Cette action devient pour l'enfant autiste comme provenant de lui, auto-sensorielle gommant le désir et la subjectivité de l'autre. Seules des parties (objet partiel) sont utilisées pour évacuer son existence globale "dans" la psyché de l'enfant autiste. Les éléments épars dans l'inconscient sous forme de pictogrammes se confondent d'où la difficulté pour les EA les plus régressés de distinguer le vivant et le non-vivant. Teddy ressent le ventilateur comme du vivant et la main du psyT comme un objet dévitalisé.

Mais paradoxalement, cette utilisation de l'autre comme instrument est aussi une évolution vers le développement de la pensée selon G. Haag (2006) c'est le « faire-faire » où l'enfant autiste n'est plus vraiment tout à fait dans son monde auto-érotique mais pas encore dans le nôtre. Il fait entrer des éléments de la réalité de l'autre (main, grattage) tout en niant la réalité globale de l'autre. J'utilise le terme paradoxal parce que dans une même « interaction » deux mouvements intrapsychiques co-existent, accepter l'autre (objet attracteur) par petites touches, élément par élément (flux sensoriel) et nier sa globalité en tant que sujet en ne l'intégrant pas. Si l'autre tente de participer à l'interaction en tant que sujet (en parlant, bougeant, arrêtant cette action auto-sensorielle), l'enfant autiste se démantèle au lieu de persister dans sa tentative de communiquer sa volonté de retour du même. Il évite ainsi de se confronter à l'autre/sujet et reste aux prises avec un mouvement ambivalent, être désiré et avoir peur du désir de l'autre. Il se démantèle si l'objet partiel risque de lui apparaître comme objet total lorsque le psychothérapeute s'exprime comme jouer à lui faire des "guilis". J'ai ainsi compris que dans cet état démantelé, paradoxalement, il entre aussi « en résonance » physique avec ce qui l'entoure. Les sens ne sont pas liés par l'expérience consensuelle apportée par l'autre (l'objet consensuel) et il perçoit malgré tout l'environnement élément par élément. Sur les graphiques de Teddy, on voit les courbes de démantèlement et de regards et attention au psychothérapeute s'inverser plusieurs fois tout en augmentant régulièrement sur les deux et demi de psychothérapie le pourcentage et de regards et d'attention, mettant en évidence une relation naissante. Ces instants démantelés sont des périodes où je suppose que l'enfant autiste est en attente de l'Objet, d'un autre[79].

[79] Dans l'interprétation que fera Katia Dauchot, neuroscientifique, nous montrerons que le cerveau est actif pendant ces périodes de démantèlement en janvier 2016.

Ainsi psyT est transformé en flux sensoriel et utilisé comme un objet autistique, ratage de l'objet transitionnel (Thaon, 1988). Lora montre bien cela avec le corps de psyT traîné derrière elle comme une poupée de chiffon ou pris comme une couverture, enveloppe psychique pare-excitative non intégrée. L'enfant autiste perçoit l'autre comme une extension de son propre corps, comme un « pseudopode narcissique » (S. Freud, 1914a, p. 83), incorporé dans son Moi démantelé comme s'il tendait vers la fusion à l'objet maternant retrouvé, réduisant l'espace, permettant de conserver une illusion d'identification adhésive. Le mécanisme de défense de démantèlement serait-il aussi une tentative pour se protéger contre la défusion ?

4.3.3 Le démantèlement : mécanisme de défense du Moi dans l'autisme et méditation dans la névrose

Le mécanisme de défense de démantèlement sensoriel a une double fonction, de protection du Moi envers la potentielle émergence de la relation objectale, mais aussi paradoxalement une fonction de création de la relation à l'autre en intégrant la réalité vécue et la pensée par petites touches de cette réalité, comme si l'enfant autiste dosait *a minima* ce qu'il lui est possible d'intégrer et non d'introjecter d'un coup du lien à l'autre. En conséquence l'apparition de l'espace pré-transitionnel en référence à l'espace potentiel (Winnicott, 1971) mais différent puisque nous sommes dans l'autisme, lui permet de construire l'espace pour intégrer l'idée de l'absence de l'objet consensuel en alternant la présence/absence de l'environnement à l'image du jeune enfant avec le jeu de la ficelle ou du Fort-da. Avec l'analyse fine de ce mécanisme de défense, Meltzer (1975) dans la phrase suivante, « il n'est pas certain que l'homme occidental ait, en général, conservé la capacité de suspendre son attention comme le gourou-yogi tend à le faire à travers son extrême concentration sur le néant » (p. 30) semble écrire sous la forme négative, comme s'il posait la question tout en ayant la réponse, de l'expression du démantèlement sensoriel chez tout névrosé. L'existence de cette phrase montre qu'il faisait le lien entre démantèlement et méditation.

Avec les résultats obtenus ici, je pense aussi que le démantèlement a cette double fonction. Dans l'autisme et pour les personnes TSA très régressées, il est un mécanisme de défense leur permettant de pouvoir intégrer la réalité extérieure petit à petit afin de développer une relation au monde environnant grâce au développement de leur pensée en lien avec l'autre. Dans la névrose, c'est-à-dire chez les personnes dites "normales", il est un mécanisme psychique que chacun peut utiliser à volonté pour méditer. Les études sur la méditation, appelée aujourd'hui méditation de pleine conscience ont montré des bienfaits sur le stress, les fonctions cognitives, le sommeil, etc., mais aussi son mode de fonctionnement neuroscientifique qui semble correspondre au démantèlement sensoriel. Mais le protocole pour le mettre en évidence est aujourd'hui inapplicable sur les personnes autistes parce qu'elles doivent être allongées dans un tube IRMf ou porter un casque avec des électrodes. Et dans l'autisme profond ou très régressé il est impossible de leur faire accepter ce genre d'éléments.

4.4 STRATEGIE THERAPEUTIQUE ET SON EFFET, LE REMANTELEMENT SENSORIEL

Le psychothérapeute avec l'enfant autiste met à disposition sa capacité à penser les pensées, sa « fonction alpha » (Bion, 1962a) pour réorganiser, relier les expériences sensorielles captées par les différents sens de l'enfant autiste en une expérience intégrative consensuelle. Les apports heuristiques de la quatrième hypothèse montrent que le processus de démantèlement ne fonctionne pas seul, il est lié au processus de remantèlement. En effet l'enfant autiste qui se démantèle ne le reste pas, à un moment donné il sort de cet état en se reconsensualisant, en se remantelant. Le mécanisme de défense de démantèlement est donc la première phase d'un processus psychique plus complexe qui a une deuxième phase pour inverser le processus, le remantèlement[80].

4.4.1 La position interne du psychothérapeute

En résumé le travail psychothérapeutique consiste à rendre possible le remantèlement de l'enfant autiste dans l'expérience consensuelle à partir de ses pictogrammes sensoriels. Les représentations pictogrammiques liées à l'expérience sont reconsensualisées lorsque l'enfant est attiré par l'attitude interactive du psychothérapeute, il devient attentif (les chatouillis produisent le rire chez Teddy et il regarde psyT). La consensualisation se produit quand ses sens vont vers une même expérience pour la vivre, la comprendre, l'intégrer. Sur les vidéos et les corpus cliniques, une séquence consensuelle ne l'est plus lorsque l'enfant autiste utilise le démantèlement et diffracte ses sens au lieu de réagir à ce qu'il éprouve (les chatouilles suivies du rire). Comme dit précédemment, je suppose qu'il lutte contre la montée pulsionnelle du désir d'être dans le jeu avec l'autre. La convergence des sens vers une même expérience et la possible représentation du plaisir d'être à deux, contenues dans le lien à l'autre, provoque le recours inconscient au mécanisme de démantèlement qui va alors annihiler la pensée par triple coupure de liens et au lieu de réagir en riant aux chatouillis, il se démantèle.

Le premier mouvement interne de psyT avec EA consiste à accepter de se placer au niveau sensoriel en privilégiant l'utilisation de ses sens de là où en est l'enfant : l'ouïe (chanter des comptines), le toucher (les chatouilles), la vue

---

[80] En 2016 à la CIPPA, Katia Dauchot et moi-même théoriserons 3 phases du processus : Dismantling, Search et Remantling (DSR) exposé ici brièvement dans la conclusion.

(se placer là où l'enfant autiste regarde). Il est attentif aux pictogrammes sur lesquels l'enfant autiste est fixé pour les transformer (Lora et le tapotement de ses mains). Il se place au niveau corporel, en acceptant que l'enfant autiste « utilise » son corps lorsque celui-ci lui prend la main pour « faire-faire » (G. Haag, 2006), c'est-à-dire en étant son prolongement afin de pouvoir être trouvé par l'enfant, seul moyen de créer un espace intersubjectif, prémices d'une relation d'objet possible. Il s'adapte donc à l'enfant autiste, en tolérant les processus archaïques et mécanismes autistiques, afin de permettre l'évolution de ces processus originaires, archaïques vers les processus primaires et ouvrir un espace pré-transitionnel comme le disait Meltzer (1975), « nous sentons que le mécanisme de démantèlement est en fait la base pour la formation de l'objet transitionnel » (p. 49).

L'importance, pour l'enfant autiste est de (re)travailler les étapes psychiques non intégrées, du cours de son développement, de l'illusion de la fusion du nourrisson avec l'objet maternant aux processus primaires, voire secondaires. En psychothérapie, dans l'ici et le maintenant, l'enfant autiste vit l'expérience de la consensualisation qui n'a pu s'exercer ailleurs, dans un autre temps. Le maillage intersubjectif peut être assimilé à la relation maternante avec la capacité du psychothérapeute (fonction alpha) à contenir et à conduire l'autre pour transformer ses processus psychiques. Ici, la personnalité du psychothérapeute entre dans l'équation par sa sensibilité aux processus autistiques, archaïques et sa dimension empathique. Une formation spécifique est nécessaire pour la prise en charge de cette population. A ce propos Meltzer souligne la « subtilité de la réponse émotionnelle et de la sensibilité à l'état physique et mental du thérapeute » (Meltzer, 1975, p. 27). Nous avons pu constater que l'implication émotionnelle et la présence psychique du psychothérapeute étaient les conditions *sine qua non* au développement du remantèlement comme processus chez l'enfant autiste.

Ma stratégie psychothérapeutique réside dans le remantèlement à partir du corporel, du corps à corps dans l'acceptation d'utiliser le toucher (faire des chatouilles avec Teddy, théâtralisation des émotions suivie de l'abréaction de l'enfant ou frottement du dos de Lora) pour transformer les éléments béta projetés en vécu consensuel (le « faire-faire » avec la main, pleurer à la place de César qui ne peut le faire, éviter les coups de pieds violents de César et les transformer en violence contre les coussins). Une partie du corps du psychothérapeute semble investie partiellement par l'enfant autiste (les mains), à la fois objet sensoriel et objet intermédiaire. L'enfant autiste expérimente la consensualisation en premier lieu au travers d'une partie de l'autre, désaffectivée (la main) comme prolongement de lui-même avant de faire l'expérience de l'autre dans un second temps. Grâce à ce passage par le retour à l'archaïque du psychothérapeute comme pour le passage par l'objet maternant pour le nourrisson, il y a transformation des éléments pictogrammiques en moments de véritables échanges au sortir du démantèlement, de la parcellisation de l'autre (la main) à l'acceptation de sa présence (toucher les cheveux du psychothérapeute, expérience de tétée du bras et le jeté de lit pour intégrer le stade de la permanence de l'Objet).

Il est important de rappeler que l'expression du désir du psychothérapeute à vouloir travailler avec l'enfant autiste doit être prise en compte. Ce désir de vouloir leur transmettre le désir d'être sujet, d'être ensemble dans le lien à l'autre, dans le jeu et dans le lien social, en un mot d'être vivant et autonome, me semble sous-tendre les psychothérapies d'orientation psychanalytique. Mais c'est à partir de la sensorialité que nous tentons d'inférer, à partir de ces prémices non langagières, un potentiel de désir en déficit chez eux. Pour certains chercheurs neuroscientifiques (Zilbovicius et al., 2004), les enfants autistes restent sourds au sens littéral et n'entendent pas la voix de leur mère. Pourtant dans les vidéos de séance j'observe bien qu'ils m'entendent et me répondent, mais sûrement que ma condition expérimentale MMR diffère d'un protocole randomisé et donne des résultats différents.

La position interne du psychothérapeute dans notre psychothérapie psyIPA s'inspire de la psychanalyse qui s'adapte à cette population particulière en introduisant des médiateurs comme le rappelle Chouvier (2002) « le succès des thérapies médiatisées n'est pas un simple effet de mode », pour lui il est « un accordage entre les objectifs visés et les moyens déployés pour y parvenir » (p.29) pour les pathologies nouvelles[81] telles que l'autisme. La mise à disposition du psyT (objet malléable) n'est efficace que s'il existe des petits décalages : être moins une main, un corps grâce à la parole accompagnant le geste et aux petits refus d'être cet objet non-vivant. L'introduction du « vivant » doit se faire au fur et à mesure que la psyIPA avance dans le temps et que EA l'intègre.

Le cadre psychothérapeutique est travaillé comme le cadre interne dans le sens où, l'enfant autiste ne peut sortir du bureau durant le temps de la séance pour symboliser une enveloppe protectrice par le lieu clos. J'introduis aussi des médiateurs (crayons, papiers, puzzles, livres, balles, etc.), objets concrets externes qui ne seront pas remplacés si l'enfant autiste les détruit pour amorcer l'intégration de la temporalité, l'impact du temps, un avant/un après pour rompre avec le temps circulaire omniprésent. La transformation des objets médiateurs crée une rupture avec la mêmeté (sameness) et les stéréotypies qu'il développe par rapport aux objets pour l'inscrire dans le temps linéaire. L'adaptation du cadre participe ainsi au remantèlement.

[81] L'autisme a été décrit et théorisé en 1943 par Kanner.

4.4.2 L'assouplissement de la « carapace autistique »

L'hypothèse de la déliaison des sens comme fondement métapsychologique de la carapace chez l'autiste est une ébauche conceptuelle intéressante pour la reformulation de l'hypothèse 4 sur le remantèlement. Dans les vidéos on observe des initiatives spontanées et de nouvelles interactions avec psyT (toucher les cheveux, le visage, être en train de téter...) quand l'enfant autiste se remantèle. Il semble « tester » par petites touches de relation (apparition d'une potentielle relation d'objet) comme s'il la détoxiquait, l'apprivoisait et transformait ce « fantasme » de dangerosité de l'autre. Avec l'acceptation de la présence de l'autre, il se laisse aller à la relation et se donne la possibilité d'être au/en contact. Ces moments rares se multiplient au fur et à mesure de l'évolution de la psychothérapie. J'attribue le terme d'assouplissement de la carapace autistique comme si elle s'entrouvrait un instant. Puis l'instant suivant le regard de l'enfant se voile, il n'a plus d'action vers le psychothérapeute et se « referme ». Ce mouvement de va et vient entre démantèlement et remantèlement semble permettre ce que j'appelle des *contractions psychiques* (fermeture instantanée et violente du démantèlement/ouverture libératrice du remantèlement) l'aidant à percer sa carapace autistique. L'incursion dans la réalité grâce aux petites ouvertures successives lui laisse entrevoir un monde nouveau sans danger qui l'attire et lui donne envie de l'explorer. Les mécanismes de fermeture réapparaissent soudainement parce qu'ils lui sont familiers. Il y recourt systématiquement de manière inconsciente jusqu'à ce que les durées d'ouverture soient plus longues que les fermetures, le conduisant à la création d'une relation d'objet et à la désagrégation de sa carapace autistique comme on l'a vu chez Teddy. Ainsi le mécanisme de remantèlement consiste à réorganiser les expériences sensorielles captées par les différents sens en une expérience intégrative consensuelle, comme nous en avons émis l'hypothèse, désagrégeant le mécanisme de défense autistique de démantèlement sensoriel vers une intégration de celui-ci en mécanisme psychique de méditation qu'il utilisera consciemment à volonté.

4.4.3 Fonction de relance du travail psychique, l'espace pré-transitionnel inaugurant la relation d'objet dans l'autisme

L'hypothèse de départ est reformulée en introduisant les nouveaux éléments recueillis et non attendus. Dans une démarche psychothérapeutique psy IPA, le remantèlement consiste à réorganiser et relier les expériences sensorielles captées par les différents sens en une expérience intégrative consensuelle. Cette démarche permet d'une part, la relance du travail de liaison entre les traces originaires pictogrammiques qui correspondent à un même type d'expérience à travers le lien à l'autre, et, d'autre part, d'investir l'expérience sans être trop confronté à des angoisses de néantisation vers premièrement l'avènement de l'espace pré-transitionnel, deuxièmement l'assouplissement de la carapace autistique avec l'oscillation démantèlement/remantèlement appelée contraction psychique, et troisièmement l'émergence de la relation objectale. Cette reformulation fait le lien entre différents concepts évoqués par les chercheurs cités.

Bien évidemment il n'est pas possible d'observer les traces originaires pictogrammiques qui sont intrapsychiques. On n'observe que le résultat de leur liaison par la transformation des comportements des enfants autistes et les signes sémiologiques qui se modifient.

Dans les résultats non attendus, à propos des nouvelles attitudes que les enfants autistes n'avaient pas développées et intégrées dans les stades d'évolution précédents, il semblerait que le processus de démantèlement/remantèlement sensoriel soit une condition à la reprise de la fonction développementale psychique. L'augmentation du démantèlement sensoriel chez l'enfant autiste ne signifie pas qu'il refuse la relation, mais au contraire, qu'il y est attiré. Quand il intègre l'idée que l'autre n'est ni inquiétant, ni dangereux, la fonction du remantèlement semble être l'élaboration vers la transitionnalité. Son expression semble correspondre à un passage évolutif de la bidimensionnalité à la tridimensionnalité que G. Haag aborde dans une note de bas de page sans le référer au couple démantèlement/remantèlement mais à une oscillation entre eux.

> Les « causes » de l'oscillation entre les deux mondes sont certainement variées et variables. Schématiquement, dans les processus thérapeutiques, le retour en bidimensionnalité peut être défensif le plus souvent par rapport aux angoisses de type dépressif-psychotique précoce (impression de gouffre, impression d'être vidé ou anéanti, trou noir, etc.), mais aussi parfois par rapport aux angoisses persécutoires [sic] quand l'ébauche d'un monde interne est peuplée de mauvais objets. (G. Haag, 1975, p. 15)

Nous avons vu que la fonction du démantèlement a pour effet d'attaquer une partie de la réalité perceptive, mais aussi du cadre thérapeutique lui-même qui protège son Moi de l'attraction dangereuse de l'objet cadre et donc de la séparation d'avec la représentation psychique de la mère interne[82]. L'enfant autiste utilise le démantèlement pour réduire le cadre et rester dans l'identification adhésive à l'objet maternant. Il évite ainsi la transition entre deux situations comme s'il n'y avait pas d'espace entre les deux : César qui se démantèle en début de séance parce que la « transition » est difficile entre

[82] La mère interne n'est pas la mère réelle (la maman) mais l'idée, le fantasme introjecté par l'enfant autiste ou pas de la représentation du maternant. La confusion entre les deux est toujours présente aujourd'hui dans les médias et les non professionnels du psychisme. J'utilise le terme de sphère maternante quand je parle de la mère interne et je ne parle jamais des mamans.

la position adhésive qu'il a développée avec sa mère réelle et l'espace de jeu apportant un espace potentiel de relation avec le psychothérapeute. Espace qui deviendra pré-transitionnel parce qu'il ne peut projeter à volonté sa relation objectale adhésive dans le psychothérapeute qui par petites touches s'y oppose pour la faire évoluer. La fonction du démantèlement est alors l'évitement de l'espace et de la transitionnalité que je nomme l'espace pré-transitionnel c'est-à-dire le fin décalage, décollage de l'adhésivité avant l'avènement de l'espace potentiel puis transitionnel (Winnicott, 1971).

Une séquence significative de la mise au travail psychique concernant l'espace pré-transitionnel apparaît avec la création d'une expérience consensuelle en séance chez Lora lorsqu'elle se tète le bras en regardant psyT dans les yeux. Cette expérience consensuelle est un signe sémiologique de l'avènement de l'espace pré-transitionnel dans l'autisme et des prémices d'une relation d'objet. En écho aux travaux de G. Haag (1977) qui relie la manifestation de la succion chez un enfant autiste à l'intériorisation d'une relation objectale.

Lorsque le mécanisme de défense de démantèlement devient moins actif chez l'enfant autiste, il signe l'apparition d'une relation à l'autre en passe d'être détoxiquée (César qui met au travail l'intégration de l'objet au travers de la présence/absence de la mère réelle et l'élaboration d'un travail de deuil de sa toute-puissance sur elle). La mise au travail de l'acceptation de la séparation avec le jeu de présence/absence (S. Freud, 1905) se joue dans les processus archaïques avec la mise en scène des corps du psychothérapeute et des enfants autistes avec l'alternance du processus démantèlement/remantèlement. Cela évoque aussi le jeu de la ficelle de Winnicott (1971) dans sa dimension de tentative d'intégration de l'absence de la mère réelle et l'ébauche de la création de l'espace transitionnel avec, comme conséquence, l'émergence d'un embryon de relation objectale. Le psychothérapeute, transformé en objet partiel, comme un objet moi/non-moi permet d'accéder à l'espace pré-transitionnel autistique (terme pour le différencier de l'accession à l'espace transitionnel des enfants non-autistes).

4.5 MODELISATION METAPSYCHOLOGIQUE DU MECANISME DE DEFENSE DE DEMANTELEMENT SENSORIEL CHEZ L'ENFANT AUTISTE

J'ai constaté dans la littérature scientifique un manque de modélisation du concept de démantèlement des sens. L'existant était peu précis ou incomplet. J'ai été surprise à la fois par l'absence de description du phénomène et l'absence de modélisation aboutie. J'ai donc décrit l'état démantelé par l'observation clinique pour rendre compte du processus de démantèlement qui le sous-tend, pour comprendre quelle était sa fonction pour le moi et d'envisager le remantèlement comme levier thérapeutique. Par conséquence à l'issue de ce travail de recherche, je propose un modèle métapsychologique du processus de démantèlement sensoriel dans la pathologie de l'autisme et j'aborde la conceptualisation selon les différents points de vue dynamique, topique, génétique et économique[83]. Le terme de démantèlement des sens devient démantèlement sensoriel parce qu'il s'agit en fait, non seulement des cinq sens, mais aussi du tonus, de l'attention et d'autres éléments sensoriels.

4.5.1 Du point de vue dynamique

Le démantèlement sensoriel est une défense face à un conflit psychique, entre le moi et la réalité extérieure, d'un point de vue dynamique. Il est un processus, actif, à l'œuvre chez l'enfant autiste qui l'utilise comme un mécanisme de défense privilégié qui lui permet, en s'agrippant à la sensorialité, de lutter contre des angoisses archaïques d'effondrement. Il n'y a pas de rejet d'une partie de la réalité, mais une déliaison des sens entre eux. Selon Anzieu (1985) la fonction de l'intersensorialité est de construire un sens commun « dont la référence de base se fait toujours au toucher » (p. 127) pour aboutir à la consensualité, donc il y a une attaque de l'intersensorialité dans le démantèlement sensoriel. L'attaque se fait contre les liens rassemblant les sensations ce qui isole ainsi le sens du toucher des autres canaux sensoriels. Cela conduit à une perception parcellaire des éléments perceptifs, l'enfant autiste ne pouvant expérimenter la consensualité. L'attaque de la consensualité a pour conséquence l'agrippement de certains canaux sensoriels à des éléments extérieurs isolant ainsi l'enfant autiste de ses autres perceptions (être touché par le psychothérapeute, ne pas entendre la voix d'un autre). Le sujet est alors en contact avec des pictogrammes de représentations psychiques de ces sensations déliées entre elles, hermétiques les unes aux autres.

L'appareil psychique de l'enfant autiste n'est pas suffisamment construit pour que l'agrippement soit psychique, comme pour l'hallucination sous-tendue par un autre fonctionnement plus élaboré (Gimenez, 1993), il est ici sensoriel. L'expérience de la relation objectale, sous quelque forme qu'elle soit (adhésive, fusionnelle ou autre) ne peut être représentée par l'enfant autiste, le démantèlement faisant obstacle à la relation. Mais il a juste à voir avec l'hallucination psychotique parce qu'il « permet d'abolir la représentation potentielle d'une situation intolérable » (Gimenez, 1993, p. 276). Chez l'enfant autiste, cette situation « intolérable » concerne le conflit entre le moi et la réalité externe, mais aussi le conflit avec le désir d'être avec l'autre et l'angoisse insupportable qu'il génère. Le démantèlement évacue l'expérience et la réduit à n'être que perception sensorielle et proprioceptive. Lorsque l'enfant autiste se démantèle, la pensée est empêchée, l'angoisse et la

[83] Ce travail sera publié dans Fontiers in Psychology (2015) avec G. Gimenez.

souffrance, annihilées. Tout se passe comme s'il était ponctuellement anesthésié (Poupard, Gimenez et Pedinielli, 2004).

Je définis le démantèlement sensoriel comme étant actif par le mécanisme de défense et la protection du moi, avec un résultat passif consistant à s'extraire de l'expérience consensuelle et de la pensée potentielle. Le résultat passif est ce que Meltzer (1975) a observé en évoquant les trois comparaisons.

4.5.2 Du point de vue topique

Dans le démantèlement sensoriel, d'un point de vue topique, les instances en jeu et non pas en conflit, sont le Ça et le moi-idéal. Le moi-idéal (*idealich*, Freud, 1923) est l'idéal de toute puissance narcissique sur la réalité interne et externe des enfants autistes qui s'articule aussi avec les propos de Nunberg (1932) qui en fait une formation génétiquement antérieure au surmoi même s'il ne parle pas d'autisme (inconnu à cette époque) mais de déliaison en annonçant que « le moi encore inorganisé, qui se sent uni au Ça, correspond à une condition idéale... » (Laplanche et Pontalis, 1967). Meltzer avait déjà évoqué une certaine architecture topique lors de sa tentative de conceptualisation du démantèlement des sens évoquée plus haut.

> Nous voulons envisager une structure, le moi-ça-surmoi Idéal, démantelé avec les caractéristiques suivantes : ce démantèlement doit être accompli en un instant il doit être réversible presque sans effort, comme si le rassemblement était dû à son tour à l'inertie des ressorts mentaux la qualité de ses opérations doit les rendre incapables de se relier à d'autres événements mentaux [...]. (Meltzer, 1975, p. 29)

Le Surmoi en tant qu'héritier du complexe d'Œdipe ne m'apparaît pas être construit dans l'autisme où les processus originaires, archaïques sont à l'œuvre. Le Ça constituant le pôle pulsionnel du psychisme reste lié au substrat biologique, au somatique, il est théorisé par S. Freud (1920-1923) comme réservoir de l'énergie pulsionnelle. Dans l'autisme, le Ça semble s'exprimer par la prédominance des pulsions de mort (hétéro ou auto agression, destruction ou autodestruction) sur les pulsions de vie (sexuelle et auto-conservation). Le Ça est partie prenante dans le démantèlement sensoriel car il en exprime le pôle pulsionnel. Si l'on se réfère à la 2ème topique, le démantèlement sensoriel relève uniquement du système inconscient. Il est intimement lié aux pictogrammes et aux représentations de choses. Le processus de démantèlement empêche, comme nous l'avons démontré, la création de représentation de mot et l'émergence de la pensée dans le système conscient. L'expérience sensorielle résultant du démantèlement n'est pas symbolisée mais se présente sous la forme de pictogrammes.

4.5.3 Du point de vue économique

D'un point de vue économique, le démantèlement sensoriel amène à l'annihilation de la pensée par une triple coupure de lien entre :

- Premièrement, les représentations originaires, pictogrammiques, d'une même expérience, ce qui crée des expériences sensorielles déliées,
- Deuxièmement, ces représentations pictogrammiques et les possibles représentations qui peuvent contenir la pensée et lui donner sens, mais qui deviennent impossibles,
- Troisièmement, entre cette trace pictogrammique et l'investissement qui en a été fait ; et pour finir, cette déliaison des sens mettant à mal la fonction de consensualisation de l'expérience vécue.

Le démantèlement sensoriel permet d'éviter la tension psychique en se fixant sur diverses situations sensorielles. La quantité d'énergie (quantum d'affect) est divisée sur chacun des sens ce qui a pour effet une forte diminution de la tension. L'affect qui aurait pu être agréable, susceptible d'investir la représentation, devient insupportable et est diffracté (Kaës, 1988, 2005). De plus chacun des sens est focalisé sur un pictogramme (concentration punctique), l'être tout entier étant concentré sur cette sensation et l'affect étant ainsi neutralisé est réduit à néant. Le statut de l'affect n'est alors ni lié, ni libre, ni déposé (Gimenez, 1993) dans un objet, il est diffracté. La construction de la carapace autistique (Tustin, 1981) est en rapport avec ce mécanisme de défense de démantèlement, de protection.

4.5.4 Point de vue thérapeutique et développemental : le remantèlement sensoriel

Le processus de démantèlement sensoriel conduit l'enfant à s'extraire du monde et de la relation à l'autre. Ainsi durant les premières expériences vécues, l'objet maternant ne peut assurer sa fonction de consensualisation. Les interactions avec le monde environnant ne s'articulent pas et demeurent séparées les unes des autres empêchant à une relation d'objet stable de s'élaborer. La psychothérapie met au travail la reconsensualisation, le remantèlement à partir des pictogrammes, traces d'expériences non-symbolisées. L'angoisse générée par la présence de l'autre diminue et l'enfant autiste peut alors tenter une « figuration pré-symbolique de sensations » (Gimenez, 1993, p. 277) ayant à voir avec la co-création d'un espace pré-transitionnel.

Dans la psychothérapie, l'enfant autiste s'approche et s'éloigne du psychothérapeute comme s'il évaluait la juste distance dans ces allers/retours entre se démanteler et se remanteler. Cette évaluation de la distance est la condition d'acceptation du lien à l'autre perçu comme dangereux. Le travail clinique permet la reviviscence d'éléments du développement du tout petit comme le travail autour de l'impensable de la séparation du corps de l'objet maternant. L'enfant autiste peut progressivement construire ce qui ne l'a pas été lors de son développement (la séparation sans doute vécue comme insupportable pour lui). Pour pouvoir élaborer et penser la relation à l'autre en tant qu'être séparé, et petit à petit ne plus être confronté à des angoisses de néantisation, il devra introjecter les enveloppes psychiques de base pour construire, accepter et filtrer le lien à l'autre.

Le mécanisme de remantèlement consiste à réorganiser et relier les expériences sensorielles captées par les différents sens en une expérience intégrative consensuelle. Cette démarche permet la relance du travail de liaison entre les traces originaires pictogrammiques qui correspondent à un même type d'expérience à travers le lien à l'autre, et d'autre part, d'investir l'expérience sans être trop confronté à des angoisses de néantisation en étant en présence de l'autre, contenant, « consensualisateur ». Le recours à ce mécanisme se réduit progressivement, l'enfant autiste apprivoise alors la relation.

Au sortir du démantèlement sensoriel, l'enfant autiste est plus réceptif, créatif et invente de nouvelles interactions avec le psychothérapeute en allant à sa découverte comme s'il lâchait prise l'espace d'un instant d'avec les processus autistiques. Il reprend l'interaction là où l'action s'était interrompue à cause du passage passif par le mécanisme de défense de démantèlement, mais avec un changement de position, de passive à active. Le passage par cette expérience particulière, lui permet de « tester » par petites touches de relation, une relation future, donc de la détoxiquer avant de faire tomber ce fantasme de dangerosité de l'autre. Dans le lien psychothérapeutique émerge un espace pré-transitionnel où le psychothérapeute est l'objet moi/non-moi qui lui permet d'accéder à la relation. L'enfant autiste semble alors passer de l'identité adhésive (Bick, 1961) où il ignore la présence de l'autre insupportable pour ensuite accepter progressivement le lien, l'espace, avec un va et vient entre relation/démantèlement et amoindrir son recours défensif au démantèlement en parallèle. Il transforme progressivement ses angoisses et peut se sentir unifié dans une même expérience dans le lien à l'autre, à l'Objet et ainsi s'autoriser à montrer dans son environnement familial et social qu'il accepte la relation à l'autre.

CONCLUSION POUR ALLER PLUS LOIN...

Est-ce-à-dire peut-on utiliser les Méthodes Mixtes de Recherche (MMR) à partir d'observations cliniques avec la méthode scientifique (Bernard, 1885) et mettre ces observations en graphiques à l'aide des statistiques pour mettre en évidence tous les processus psychiques décrits par la théorie psychanalytique ainsi que leur évolution dans le temps ?

Est-ce-à-dire peut-on commencer des recherches par le qualitatif pour être croisé avec le quantitatif... Alors que les MMR aujourd'hui en 2023 font l'inverse ?

Est-ce-à-dire peut-on associer les mathématiques, les neurosciences et la mécanique quantique à partir des théories psychanalytiques ?

Depuis 2013, je parcoure ce champ interdisciplinaire iconoclaste pour proposer quelques pistes en cours de recherche (Barrer, 2020).

Une collaboration neuroscientifique : les phases du mécanisme de défense de démantèlement

En janvier 2016 à Paris, la recherche exposée ici a été présentée avec l'interprétation de la neuroscientifique Katia Dauchot en conférence grand public aux Journées scientifiques de la CIPPA intitulées *Psychanalyse, Neuroscience et Génétique* devant Geneviève Haag, les membres de l'association CIPPA et son président Bernard Golse, et, François Ansermet, Monique et Jean-Michel Thurin, Yves Burnot, et Chantal Lheureux-Davidsé entre autres.

Katia Dauchot m'a permis de différencier trois phases du démantèlement sensoriel et non deux : la phase Dismantling (D), Search (S) et Remantling (R). Pour elle, il s'agit d'un processus actif qui permet la construction, la création de nouvelles cohérences mentales qui seront utilisées comme bases pour l'apprentissage et l'élaboration de nouveaux comportements mieux adaptés chez l'enfant autiste (EA) comme la mémorisation, la consolidation et la réorganisation interne.

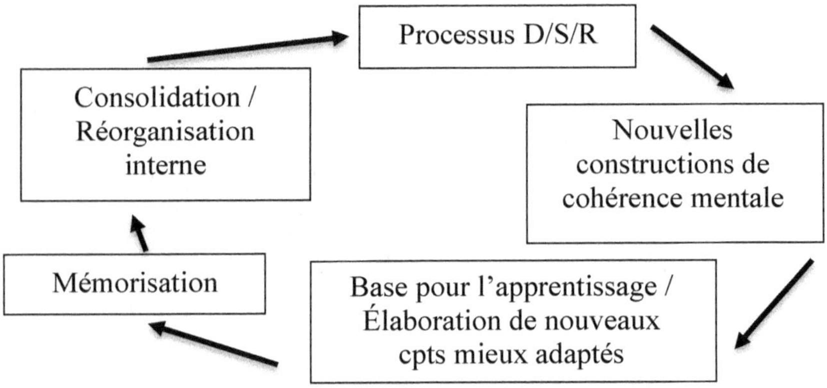

Figure 19 Objectiver le processus DSR et son évolution au cours de la psychothérapie

La première phase : Dismantling (D)

Du point de vue de l'*extérieur* on observe chez EA :

- Le regard focalisé sur un point unique que nous avons nommé « point attractif », caractérisé par la discontinuité de couleur (un objet bleu sur une surface rouge), de lumière (un rayon de soleil dans une pièce sombre, le filament incandescent d'une lampe), de contraste (une miette de pain sur un sol noir ou les paillettes brillantes sur une robe noire), ou de texture (du râpeux sur lisse ou doux). En résumé chaque rupture crée de la discontinuité propice à devenir un point attractif. Ce point ne peut être en mouvement sinon le regard ne peut s'y fixer. Avec ce regard particulier EA semble inatteignable.
- Le tonus corporel général modifié, hypotonique ou hypertonique. Le corps est immobile comme figé, mou, il n'y a plus de tension ou très tonique tous les muscles sont tendus. On peut toucher EA sans qu'il ait de mouvement d'évitement du contact, atonie (défaut de tension psychique) qui aboutit à une baisse des réflexes tendineux. Ou il est tonique et on observe une augmentation.
- L'attention non consensualisée c'est-à-dire focalisée sur des points précis mais non reliés entre eux. EA est impassible à une situation, il y a discordance entre la situation qui est en train de se dérouler et son attitude. Il est imperméable à la situation ; si quelqu'un entre en hurlant il ne montre aucune réaction.
- L'instantanéité d'entrée dans l'état démantelé.

Du point de vue de l'*intérieur* chez EA :

- La tension corporelle se relâche simultanément les muscles se détendent ou se contractent rapidement.
- Les pensées s'arrêtent, il n'y a plus, ni idées, ni langage intérieur, ni images psychiques.
- Sensation de n'être plus dans son corps mais partout autour dans l'environnement proche avec une augmentation de ressentis sensoriels vers une totale diffraction sensorielle des cinq sens.

La deuxième phase : Search (S)

Du point de vue de l'*extérieur* on observe chez EA :

- L'immobilité du corps en hypotonie non pathologique ou un durcissement des muscles en hypertonie, absence de tension, insensibilité au toucher, atonie qui baisse des réflexes tendineux, seul un petit mouvement corporel émerge, reste actif et continu en hypotonie ou on observe un mouvement très rapide en hypertonie. Ce mouvement est rythmique, auto-sensoriel, lent ou rapide, il peut être visible (main, pied, jambe, bras) ou invisible (le son sortant du larynx contact auto-sensuel avec la gorge et frottement vibratoire).
- La respiration est très calme et à peine audible ou forte en hypertonie.
- Le regard est figé : le réflexe occulo-palpébral (le cillement de paupière) est ralenti, voire stoppé, décrit comme un « regard vide » dans les deux formes de tonus corporels.

Du point de vue de l'*intérieur* chez EA :

- Les sensations et les ressentis perceptifs provenant des 5 sens deviennent très aiguës. Le SNC ne commande plus le corps pour simultanément regarder, écouter, sentir, goûter ou toucher. Chaque sens est donc attiré par un élément qui le concerne sans lien avec les autres.
- Les sens ne sont plus canalisés sur une situation précise (ex. identifier un objet, le regarder, l'écouter, le toucher...).
- L'hypersensibilité déliée est focalisée sur chacun des 5 éléments grâce à la déconsensualisation des sens : EA entend, voit, sent, plus clairement en superposant des informations non perçues auparavant. Il reçoit des informations non accessibles d'ordinaire comme une hyper-présence semblable peut-être à l'état mental dans la méditation. En étant absent, EA est plus présent sensoriellement.
- L'attention n'est pas réduite ou absente mais diffractée, non consensualisée, focalisée sur des points précis mais non reliés entre eux.

- Absence de pensées construites, dans le ici et maintenant de la sensorialité, déconnecté de la situation. La durée de S est variable à chaque expression du D/S/R.
- L'impression de se geler de l'intérieur envahit le corps comme si le sang refluait, il n'y a pas de conscience du petit mouvement corporel résiduel.

La troisième phase : Remantling (R) au sortir de la phase S

Du point de vue de l'*extérieur* on observe chez EA :

- L'expérimentation d'attitudes nouvelles : EA donne l'impression de se réveiller, des interactions nouvelles vers le psychothérapeute émergent (lui toucher les cheveux, le visage...) comme s'il lâchait prise un instant d'avec les processus autistiques.
- Reprise de l'action là où elle était interrompue par le passage de la phase D/S, instantanéité de sortie de la phase S.
- Changement de position (passif/actif).
- Acceptation progressive du lien, oscillation démantèlement/remantèlement expérimentation en tant qu'être séparé de l'autre (fort en émotion, rire). EA redevient très dynamique, le regard est plus direct et plus en face à face. Sorte de « contractions psychiques » entre une fermeture instantanée et violente du démantèlement et une ouverture par le remantèlement participant à l'assouplissement de la carapace autistique. C'est une fermeture instantanée à la relation (D), un retour à la sensorialité (S) à une forme de régression archaïque vers un stade de développement plus évolué pour une ouverture exceptionnelle des sens qui engendre la phase R.

Du point de vue de l'*intérieur* chez EA :

- Les sens se remettent à fonctionner simultanément, se consensualisent comme si on se réveillait. D'un coup cela crée une tension interne forte. Création d'une douleur intérieure oppressive comme s'il était difficile de réintégrer son corps, une sensation de compression corporelle du crâne et du thorax se produit, fugace comme si d'un état de larges limites extracorporelles, d'être répandu dans le monde et le monde en soi, il devait passer à une réduction drastique imposant un retour dans le corps.
- Le cours de la pensée reprend.
- Aucune notion de durée de ce temps D/S.

Nous avons appelé ce processus D/S/R dont la phase Search est inédite jusqu'à aujourd'hui. Recherche (Search) parce que le cerveau est en recherche de quelque chose comme un engramme d'apprentissage. Nous avons eu des informations sur ce que EA ressent lorsqu'il est soumis au démantèlement en demandant aux patients autistes verbaux quels étaient leurs ressentis à ce moment-là et nombre d'entre eux m'ont décrit leurs sensations internes.

Les mécanismes neurologiques présumés être à l'œuvre dans le processus D/S/R

En 2016, Dauchot avait listé les processus neuraux classiques impliqués dans le fonctionnement du processus D/S/R.

Premièrement, le dépassement du seuil de sensibilité et de douleur physique avec la chute d'activité neuronale ayant pour conséquence la "déconnexion" observée à la phase D.

Deuxièmement, la désynchronisation entre les aires cérébrales notamment perceptives et motrices, d'où la perte de possibilité d'actions motrices à la phase D interprétée comme une recherche de cohérence nouvelle (Rodriguez E., George N., Lachaux J.-P., Martinerie J., Renault B. et Varela F., 1999 ; mais aussi Varela F., Lachaux J.-P., Rodriguez E. et Martinerie J., 2001).

Troisièmement, la construction d'une synchronisation en cohérence du cerveau avec l'apprentissage.

Et quatrièmement, la présence des Générateurs de Patterns Propres (petit mouvement de doigt, etc.) comme sources présumées de construction de cohérence/synchronisation nouvelle.

Lorsque le neurone réceptionne des stimuli il y a saturation à l'origine du dépassement de son seuil de sensibilité. La saturation est engendrée par l'afflux d'informations provenant des récepteurs sensoriels déclenchant une information de « stress » au réseau neuronal ayant pour conséquence causale un décrochage des neurones afin de baisser l'intensité, non seulement de la réception d'informations mais aussi de la source créatrice de ces stimuli excitateurs que le cerveau (l'ensemble des réseaux neuronaux et/ou la pensée) interprète comme une forte douleur. Il s'en suit une désynchronisation entre les neurones et les réseaux neuronaux, par conséquent, une destruction de cohérence actuelle de la perception sensorielle aboutissant à un état d'hypersensibilité différenciée. Les neurones avec leur réseau neuronal sont en recherche de construction d'une cohérence nouvelle viable, phase S. Il n'y a donc pas de motricité, sauf un micromouvement rythmique témoin de cette recherche. La resynchronisation aboutissant à la phase R va bâtir une nouvelle cohérence. Il en résulte un apprentissage avec la coupure des sens (connexions long-distance) et l'apparente inactivité cérébrale. De fait, le cerveau ne s'arrête jamais de fonctionner, il est bien en train de faire quelque chose dans le processus D/S/R.

• Seuil de sensibilité dépassé → chute d'activation

• → **désynchronisation** = recherche active de **restructuration**, construction de cohérence nouvelle

• → **synchronisation** = cohérence nouvelle bâtie

Les travaux de Rodriguez, George, Lachaux, Martinerie, Renault et Varela (1999) cités plus haut montrent que les oscillations des décharges neuronales sont des périodes transitoires de synchronisation gamme de fréquence 30±80Hz (oscillations gamma). Il semblerait qu'elles agissent comme un mécanisme d'intégration qui puisse rassembler une zone de neurones cohérents qui sous-tend un acte cognitif. Des oscillations gamma ont été décrites à la fois sur le cuir chevelu (mesurées par électroencéphalographie et magnétoencéphalographie) et par des enregistrements intracorticaux. Il n'avait jamais été démontré de participation directe de la synchronie dans un processus cognitif jusqu'à leurs travaux. L'enregistrement de l'électricité dans l'activité cérébrale de sujets qui voient des images ambiguës perçues soit comme des visages, soit comme des formes dépourvues de sens, montrent que la perception du visage induit un modèle de synchronisation à longue distance correspondant au moment de la perception lui-même et à une réponse motrice. Une période de forte désynchronisation marque la transition entre le moment de la perception et la réponse motrice. Cette désynchronisation reflète un processus de découplage actif des ensembles neuronaux sous-jacents qui est nécessaire pour passer d'un état cognitif à un autre. Cette recherche montre comment fonctionnerait le système D/S/R au niveau neuronal. « L'intégration à grande échelle doit impliquer non seulement l'établissement de liens dynamiques, mais aussi leur découplage actif pour laisser place au moment cognitif suivant » (Varela et al., 2001).

La synchronisation est la base neurale de la cohérence mentale et la désynchronisation est la recherche d'une cohérence nouvelle. « La désynchronisation reflète un processus de découplage actif des ensembles neuronaux, nécessaire pour passer d'un état cognitif à un autre » (Rodriguez et al., Nature, 1999).

Nous obtenons donc pour le processus D/S/R, l'interprétation possible suivante avec une structuration en 4 étapes :

• 1. Dépassement du seuil de sensibilité → spreading depression (épilepsie, migraines) → chute d'échanges externes + internes

• 2. Reconstruction interne → hallucination, d'abord zones primaires (formes visuelles basiques dans épilepsie, migraines) puis associatives (rêveries complexes) ?

• 3. Reconnexion avec l'extérieur être vs. Faire : attention aiguë diffractée, reconstruction perceptive sans canalisation

• 4. Canalisation vers une motricité-cohérence active nouvelle

La phase de Spreading Depression est une formation de synapses et une construction de cohérences nouvelles. Les phases 2 et 3 sont centrales pour l'apprentissage et permettent la création d'états psychiques recherchés comme la méditation PC, l'ataraxie ou l'hypnose Ericsonienne. La phase S est donc un état de conscience altéré riche et précieux, central pour l'apprentissage. La durée de cette phase dépend du Sujet et de la psychothérapie clinique pratiquée (interventionniste pour sortir le Sujet de cette phase ou non-interventionniste le laisser la finir lui-même).

La phase de Restructuration concerne la perception des attracteurs (Yarbus, 1967). Elle est une vision, une exploration autour et à partir des attracteurs de l'unimodalité à la multimodalité, avec une dynamique visible de l'extérieur grâce à la motricité.

• Motricité : Petit mouvement rythmique : *GDP = central pattern generator* – source de construction de motricité suivante

• Remantèlement (phase R du D/S/R) : canalisation, vers une nouvelle motricité, une nouvelle relation

Le processus D/S/R est par conséquent un allié thérapeutique :

• Restructuration, recherche-création de cohérences/comportements nouveaux (Teddy, Lora)

• On peut l'utiliser/en jouer : se débrancher = rentrer en monde interne plus sécurisant, plus intéressant ? Et non réservé aux autistes !

• Un mécanisme de défense = compétence développée pour re-voir le monde extérieur plus finement... Pour mieux s'adapter aussi ?

• Le psychothérapeute peut profiter de cette compétence, du moment de conscience aiguë dans la phase S ? Entrer dans le « monde intense » pour améliorer la relation ? il doit être fin, à l'écoute.

• Impression pour les neuroscientifiques d'un état épileptique chez l'autiste lorsqu'il est soumis au processus D/S/R (discussion en cette fin de présentation avec Yves Burnot, François Ansermet).

A partir de notre travail commun, je me suis posé la question de l'intentionnalité dans le processus D/S/R. Une définition simple de l'intentionnalité serait de considérer la conscience comme une défense toujours braquée sur le monde, incessamment tendue vers lui comme pour être prête à se défendre. L'intentionnalité étant un concept fondateur de la phénoménologie, j'ai repris la direction de cette discipline abordée au début de cette recherche puis abandonnée. Sachant que l'intention n'est pas l'attention, l'intention dans la phénoménologie est l'attitude ou l'acte de la conscience donnant un sens aux données de la perception, de l'imagination, de la mémoire ; et, l'attention est la force de la sensation, la tension de l'esprit vers un objet à l'exclusion de tout autre. Selon Husserl (1929), la structure centrale de l'expérience est son intentionnalité, de son être dirigé vers quelque chose. Une expérience est dirigée vers un objet en vertu de son contenu ou le sens qui représente l'objet. A partir de cette structure fondamentale de la conscience en tant que conscience intentionnelle, la phénoménologie tente de repenser la conscience selon les champs d'expérience : le temps, l'espace, la conscience de soi, le corps, le rapport à autrui (intersubjectivité, empathie), le langage, la culture... Le processus intentionnel de la conscience est appelé noèse, tandis que son contenu idéal est appelé noème. La conscience est dite noético-noématique dans la mesure où elle est le résultat d'une corrélation entre l'acte de pensée et l'objet visé. Pour comprendre le processus D/S/R il me semble intéressant de creuser cette piste à l'avenir.

Une autre conséquence de notre présentation a été de faire le parallèle entre l'interprétation neuroscientifique et la loi de Hebb établie en 1949. Hebb ne pouvait savoir que S. Freud en avait formulé les contours en 1895 lorsqu'il travaillait à une « Esquisse d'une psychologie scientifique » puisqu'il ne l'avait seulement formulée que dans sa correspondance avec Wihelm Fliess. L'article sera publié en 1950, 11 ans après sa mort (Roudinesco et Plon, 2011). S. Freud définit son projet comme une psychologie à l'usage du neurologue et présente la psychologie comme une science naturelle qui relie la physiologie à la psychologie. Par la suite, il a exprimé l'idée que ce projet voulant réunir la physiologie et la psychologie, prématuré à son époque, pourrait être un jour réalisé.

La loi de Hebb est une théorie sur les neurones qui s'excitent et se lient entre eux qui seraient à l'origine des apprentissages. Elle décrit les changements d'adaptation neuronale dans un réseau de neurones pendant un processus d'apprentissage, mécanisme basique de plasticité synaptique dans laquelle l'efficacité synaptique augmente lors d'une stimulation présynaptique répétée et persistante de la cellule postsynaptique. Lorsque deux neurones sont excités conjointement, il se crée un lien les unissant ou renforçant un lien déjà existant. Il s'agit d'apprentissage associatif dans lequel une association est faite par la répétition de deux stimuli.

La question de l'épilepsie par ailleurs a été aussi soulevée pendant la présentation. Mais l'état démantelé semble correspondre à un état de conscience modifiée se rapprochant plus de l'état de méditation que de l'épilepsie parce que les autistes peuvent rendre compte de leurs sensations au sortir de la durée du D/S/R, alors que les épileptiques n'ont pas de souvenirs pendant la crise. Il serait intéressant d'utiliser l'IRM f spécifique à l'autisme (à créer) afin d'avoir une preuve extérieure du fonctionnement du cerveau pendant l'expression de ces deux états. Par contre il y a peut-être un rapport entre les deux quelque part puisqu'il arrive parfois que les personnes autistes montrent une épilepsie lorsque la carapace s'assouplit en référence à trois autres de mes patients et à une discussion avec Jean-Michel Thurin qui a aussi observé cela.

Une réflexion quantique

A la suite de notre présentation du 23 janvier 2016 à la CIPPA avec l'interprétation neuroscientifique, j'ai pu échanger pendant quelques temps avec François Ansermet et développer d'autres pistes de réflexions toujours en cours que je partage ici. Il s'agit d'un écrit que je lui ai envoyé suite à la lecture de l'article qu'il m'avait fait parvenir.

« Dans votre article « *Continuité et discontinuité du devenir : vers une nouvelle psychopathologie* » que vous m'avez fait parvenir, j'ai relevé plusieurs points pour élaborer notre discussion téléphonique de fin mars[84].

Depuis quelques années, je me questionne tout comme vous, à propos de la pertinence du couple sémiologie/psychopathologie et de l'annexion de la notion de trouble avec le DSM. Les signes et les symptômes relevés sur les patients m'ont toujours paru imprécis pour étayer un diagnostic et donc déterminer une pathologie. De plus, les réponses obtenues formulées par mes différents collaborateurs psychiatres ou psychologues pour approfondir le sujet m'ont toujours laissée dans l'expectative ainsi que mes lectures scientifiques.

Une de mes questions fondamentales concerne les méthodes utilisées pour relever ces signes. Elles sont aléatoires (observation clinique peu rigoureuse) et laissées à la discrétion du praticien aboutissant souvent à des non-sens et des divergences de diagnostic entre professionnels, laissant le patient quelquefois dans la sidération de ce qu'il entend. Mes réflexions se sont donc portées sur la création de méthodes plus précises. Les nomenclatures (CIM, DSM) sont elles aussi peu convaincantes quant à leur pertinence sur la sémiologie ou n'abordent pas la psychopathologie (sauf la CFTMEA[85]).

Les années passant, j'ai commencé à remettre en question la psychopathologie telle qu'elle m'avait été enseignée et depuis 2007 je ne parle plus que d'états psychiques en référence à la position de Tustin sur l'autisme. Avec les travaux de Mélanie Klein (positions schizo-paranoïde et dépressive) et Bion (faire alliance avec la part névrosée chez le psychotique), j'ai commencé à penser la refonte de la psychopathologie. Ces auteurs se réfèrent à la théorie des noyaux psychiques où il est question de construction intrapsychique sous-tendue par l'existence d'une articulation entre autisme, psychose et névrose. Ma quête sur des articles s'y référant s'est révélée infructueuse.

---

[84] Mail envoyé le 28 juin 2016.

[85]https://psychaanalyse.com/pdf/TROUBLES_MENTAUX_CLASSIFICATION_ENFANT_CFTMEA%20-%20R-2012%20(128%20pages%20-%20823%20ko).pdf

Aujourd'hui[86], mes recherches m'ont amenée à utiliser la démarche scientifique et un protocole de méthodes mixtes pour mettre en évidence un élément psychopathologique, un mécanisme de défense : le démantèlement sensoriel. A partir de signes sémiologiques (non répertoriés dans les nomenclatures) on observe son évolution dans la psychothérapie psychanalytique chez des enfants « en état autistique ». Vous avez pu assister à la CIPPA à l'exposé de mes recherches. Mais je n'ai pas pu être exhaustive sur mon protocole, mes résultats, mes remises en question ou mes avancées parce qu'il fallait que j'expose selon un axe prédéfini dans un temps imparti tronqué par les problèmes techniques.

L'apport neuroscientifique à ma recherche de Madame Katia Dauchot a permis de nouveaux éclairages sur ce mécanisme de défense de démantèlement au niveau neuronal. Effectivement, je pense qu'il est fondamental de redéfinir une nouvelle psychopathologie en y intégrant les différents niveaux de l'évolution, de l'atomique à la métapsychologie. Les anciennes structures névroses, psychoses, autisme, états-limites, perversion ou autres doivent être refondues en termes d'états avec des associations, des convergences entre processus, mécanismes ou propriétés comme vous le proposez. Ainsi la question du Symbole pourra être posée différemment et être intégrée dans l'évolution des états.

Je vais reprendre point par point les éléments de votre article pour y intégrer quelques réflexions. Il ne s'agit que d'ébauches et non de certitudes. Votre article m'a permis de remettre en perspective mes anciens travaux et je vais tenter de les synthétiser pour vous en faire part. Dans le résumé de votre article, vous évoquez l'introduction d'une nouvelle façon de penser la clinique à partir d'une réponse possible du Sujet et non pas d'une causalité déterminante. Il me semble que la pensée quantique peut apporter ici des réponses en-deçà des neurosciences. Comment faire un lien entre les traces neuronales se réaménageant, puis comment ce réaménagement peut se produire et à quel niveau : hormonal, moléculaire, atomique ? La mécanique quantique pourrait y répondre (mais peut-être n'ai-je pas assez de données dans les autres disciplines) avec la superposition d'état, l'interférence, l'intrication et l'oscillation qui semblent correspondre au fonctionnement de la pensée et de la conscience humaine (J. Busemeyer et al.).

[86] Argumentaire écrit en 2016

Paragraphe 1 La linéarité

Il est effectivement évident que la linéarité ne peut pas être un fondement théorique pour la compréhension du psychisme. L'inconscient fonctionne différemment avec son propre langage. J'avais déjà imaginé quelque chose du même ordre mais tout en sachant que je restais dans un concept linéaire. Je souhaitais aborder cet inconscient d'une autre manière. Dans mes cours universitaires, je tentais d'amener les étudiants à penser différemment pour mettre en évidence la potentielle scientificité de la psychanalyse en reprenant la pomme de Newton. La cause de la chute est la gravité ; la conséquence, l'effet, est la chute, l'état d'être à terre. A chaque fois qu'une pomme tombe le lien de causalité est la gravité à 100% et ce lien de causalité est extrapolé à tous les objets qui tombent : ils sont tous soumis à la gravité. Avec la psychanalyse et le fonctionnement du psychisme humain c'est l'inverse, lorsque nous autres observateurs s'appuyant sur la théorie psychanalytique, voyons la pomme à terre, nous en déduisons qu'il y a eu la gravité. Le lien de causalité ne peut exister que si la pomme est à terre. Si elle est sur l'arbre il nous est impossible de dire qu'elle va tomber, c'est-à-dire que nous ne pouvons prédire le devenir d'un humain lorsqu'il est enfant ou lorsque nous repérons des signes de potentiels dysfonctionnements environnementaux. Il y a tellement de transformations internes et externes, de variables agissant sur l'être humain que le rapport cause => effet ne fonctionne pas et il serait même abominable pour notre liberté (réf. le film Minority Report). Mais lorsque nous observons les pommes tombées à terre nous pouvons en définir les liens de causalité inconscientes et les processus psychiques. Nous appelons cela la psychopathologie.

Les personnes étiquetées sous une forme psychopathologique ont des similitudes dans leur parcours de construction psychique qui structure les grands profils de diagnostic sur lesquels nous nous basons aujourd'hui. Pour exemple, le fait qu'une personne n'aborde pas intrapsychiquement les processus œdipiens montre qu'elle reste dans les processus primaires nous amenant à parler de psychose. Ce qui nous fait dire qu'une personne psychotique n'a jamais abordé le complexe d'Œdipe. Lorsque la pomme (le psychotique) est à terre (décompensé) nous savons grâce à la psychopathologie qu'il y a ce lien de causalité (n'a jamais présenté de signes œdipiens). Ce qui ne veut pas dire, en ce qui me concerne, que le psychotique restera dans ces processus primaires, il peut se secondariser à l'avenir et ainsi devenir autre chose qu'une psychose psychopathologiquement parlant. J'ai eu le cas d'un enfant dit « psychotique » dans l'institution où je travaillais qui a transformé ses processus primaires en processus secondaires. Il a pu intégrer un cursus scolaire classique comme deux autres de mes patients diagnostiqués autistes. Je n'ai jamais parlé de ces 3 cas du fait qu'ils remettent en question les grands schémas psychopathologiques actuels et surtout le discours social.

L'idée d'abolir ce rapport de linéarité et de repartir sur les bases différentes de « continuité/discontinuité au service du changement » comme vous dites me paraît fort intéressante et me correspond.

Paragraphe 2 La plasticité neuronale

Il me semble que les traces « structurelles et fonctionnelles dans le réseau neuronal » correspondent aux pictogrammes d'Aulagnier, c'est-à-dire à la plus petite trace de sensorialité possible. La neuroscientifique Katia Dauchot qui a interprété mes résultats fait le parallèle entre pictogramme et capacité d'engranger l'information d'un seul neurone. Un neurone contient une information (ex : l'info jaune). Il doit se mettre en réseau et communiquer avec les neurones les plus proches pour définir le jaune puis se mettre en lien avec des zones plus lointaines pour définir la texture, l'odeur, le son et arriver à l'image « canari ». Gimenez (2000, p. 56 ; 2010, p 71) a exposé le schéma de construction de la pensée que j'ai repris (voir p. 71) pour modéliser le démantèlement sensoriel qui pourrait expliquer l'interprétation neuroscientifique du pictogramme (les neurones) à la pensée.

Par les traces de perception, il évoque les pictogrammes d'Aulagnier qui sont des représentations de choses. J'ai repris son schéma pour exprimer la topique du démantèlement sensoriel où dans l'expérience perceptive sensori-affective, un ressenti attractif émotionnel violent est non élaborable en perception consciente. Le ressenti est alors directement inscrit dans l'inconscient sous forme de traces pictogrammiques qui ne peuvent se relier et aboutir à une consensualisation sensorielle permettant la pensée consciente. Un effet du processus de démantèlement sensoriel dans l'autisme est l'annihilation de la pensée par triple coupure du lien dans le préconscient : entre les représentations originaires pictogrammiques se référant à une même expérience, entre ces représentations pictogrammiques et les possibles représentations qui peuvent à un certain moment contenir la pensée et lui donner sens, entre cette trace pictogrammique et l'investissement qui en a été fait (Barrer, 2013). Il reste donc à démontrer scientifiquement (IRMf, PET Scan ou autre) le parallèle neuroscientifique. Du démantèlement sensoriel, il en résulte une diffraction sensorielle de chaque canal sensoriel qui s'agrippe alors à une expérience centrée sur un point étranger aux autres canaux, un pictogramme indépendant à la place de la pensée consciente, consensuelle[87]. Nous pourrions partir de l'hypothèse qui resterait à démontrer qu'une zone de neurones fonctionne sans faire de lien avec les autres zones de neurones sensoriels, par exemple, pour mettre en évidence neurologiquement l'action du démantèlement sensoriel.

---

[87] Voir la figure 1 de ce livre.

Vous évoquez « Cette plasticité inclus la forme (donnée et prise) suite à l'impact reçu de ce qu'il se joue dans le temps », ce qui donne une transformation mouvante par l'introduction de la notion du temps et non plus par des recherches qui se focalisent sur un temps T avec X sujets c'est-à-dire des études transversales. Dans l'étude de l'évolution du mécanisme de défense de démantèlement sensoriel, j'ai introduit cette notion de temps, comme vous avez pu l'observer lors de ma présentation à la CIPPA puisque les enregistrements des vidéos des séances ont eu lieu sur 2 ans, c'est une étude longitudinale. Pour la majeure partie des enregistrements, ils ont été réalisés avant que je ne change de sujet de recherche du psychodrame psychanalytique avec les enfants en état autistique à l'étude du démantèlement sensoriel dans l'autisme, suite à un virus informatique me faisant perdre mes données. Ce drame m'a permis d'éviter le biais du chercheur qui trouve ce qu'il cherche forcément par induction consciente ou inconsciente puisque je ne savais pas que j'allais utiliser ces données. J'ai pu ainsi mettre en évidence l'évolution du mécanisme de défense de démantèlement sensoriel grâce à la notion de temps et montrer que, chez un enfant autiste la relation se crée, et que, simultanément ce mécanisme de défense disparaît. J'ai toujours un de ces enfants de la recherche en psychothérapie et il ne montre plus ce mécanisme de défense même à l'extérieur du temps psychothérapeutique dans sa famille.

Comment penser le devenir ? L'idée de propriété est très séduisante et pourrait être articulée à celle de l'introduction de processus et mécanismes psychiques pour envisager le devenir. Ce qui dégagerait la psychopathologie de diagnostics peu précis puisqu'ils pourraient être basés sur les états psychiques sous-tendus de processus psychiques. Si le Devenir est lié à propriété, il nous donne un changement d'état et donc de propriété, non plus inhérente à un état autistique, par exemple, mais à un état psychotique pouvant se superposer au premier (j'ai deux cas cliniques dans ce sens) et substituer d'autres propriétés qui s'incorporeront puis s'introjecteront (plusieurs cas cliniques illustrent mon propos) transformant intrapsychiquement le sujet.

Et comme vous le signifiez, le biologique pourra changer grâce à l'épigénétique. Le séquençage du génome humain n'ayant pas comblé toutes les espérances des chercheurs quant à la résolution absolue du fonctionnement humain assujetti à l'inné, j'ai pu constater une résurgence des recherches sur l'épigénétique qui montrent comment l'ADN se modifie et l'apprentissage avec la modification des réseaux neuronaux (Guang Yang, Université de médecine de New York, 2014).

Vous dites que le devenir est une évolution d'un état émergeant, et, qu'il faudrait distinguer ce qui est de l'ordre de la propriété ou de l'état. Il serait intéressant de définir aussi de quelles propriétés, processus et mécanismes psychiques il s'agit (par exemple la plasticité est-elle une propriété et/ou un processus ?). D'où l'idée d'une nouvelle psychopathologie et d'une nouvelle nomenclature associant la métapsychologie que j'ai conceptualisée (Barrer et Gimenez, 2015) pour le mécanisme de défense de démantèlement sensoriel comme méta-cadre de départ en intégrant le substrat biologique et neurologique, sans oublier la génétique et la mécanique quantique grâce à l'expérimentation scientifique venant démontrer la psychopathologie.

J'exprime cette idée en vue de relier les différentes disciplines afin d'obtenir enfin une vision globale, consensuelle de la psychopathologie.

Nous avons différents niveaux liés à l'organisation psychique de la matière à la pensée :
- Atomique (quantique)
- Moléculaire (biologique et génétique : acides aminés de l'ADN, ARN, hormones, neurotransmetteurs, etc.)
- Cellulaire (neurosciences : neurones (cerveau, ventre – relais vers la pensée ?), réseau neuronal, cellules gliales) => lien avec les pictogrammes d'Aulagnier et les idéogrammes de Bion ?
- Propriétés (psychologie cognitive : structures mnésiques (ou/et état), émotions… avec la notion de troubles)
- Expérimentation avec les Méthodes Mixtes de Recherche (psychologie clinique avec mes travaux sur le démantèlement sensoriel)
- Métapsychologie (hypothèses de la psychanalyse : organisations psychiques, fonctionnement, psychopathologie, états, processus, mécanismes…)

Un lien serait à établir entre la recherche neuroscientifique sur les structures neuronales et les hypothèses métapsychologiques sur ces structures avec une méthode d'investigation MMR pour mettre en évidence l'articulation entre le fonctionnement psychique conscient/inconscient, l'observation clinique (attitudes, comportements) et l'évolution du sujet sur ses processus internes.

L'idée d'élaborer une recherche à partir des méthodes mixtes s'est imposée à moi rapidement. En 2007, mon DEA (Diplôme d'Études Approfondies) / Master 2 réalisé dans le laboratoire de cognitive PsyClé à Aix-en-Provence, traitait de l'Intersubjectivité chez les enfants autistes sans co-morbidité et les enfants intellectuellement précoces. L'axe de recherche était orienté sur l'observation clinique de l'utilisation autistique d'objets concrets externes par les deux populations.

Ma première hypothèse concernait l'objet concret comme étant un palliatif à une fonction du Moi défaillante, le pare excitation, et sa fonction consistait à aboutir à une baisse de la tension psychique. L'objet concret agissait comme une protection pare-excitative pour pallier leur difficulté à filtrer leurs interactions face au groupe social.

Ma seconde hypothèse se rapportait à la question de la canalisation de la rencontre avec l'autre, source d'angoisses d'intrusion et d'abandon au travers d'un processus de ritualisation.

La troisième hypothèse tentait de déterminer le type d'angoisse, intrusive, de séparation ou d'abandon à l'origine de l'inhibition de la relation à l'autre.

En 2008, j'ai mis en place une méthode mixte à partir de l'observation clinique et des *standards of proof*. L'assise du protocole est la méthode qualitative à laquelle j'associe une méthode quantitative. C'est un protocole "Transformatif Niché inverse Convergent" (j'ai transformé le terme d'inverse car les MMR ne décrivaient pas la possibilité de pouvoir partir de la clinique psychanalytique pour la quantifier). Ce qui nous donne l'équation suivante :

(QUAL -> QUAN) + [QUAL (quan)]

Protocoles	Notations
Convergent	QUAN + QUAL = convergence des résultats
Explicatif	QUAN -> qual = expliquer les résultats
Exploratoire	QUAL -> quan = généraliser les résultats
Niché	QUAN (qual) = renforcer l'expérimentation
Transformatif (pas de notation formelle)	Théorie transformative (QUAN -> QUAL) = mettre en évidence des inégalités
Multi-phase	QUAN -> QUAL -> [QUAN + QUAL] = développement d'un programme

Tableau 10 Différents protocoles possibles avec les MMR

Actuellement les chercheurs « qualitativent » le quantitatif (Miles et Huberman, 1994). Mon protocole est inverse, il « quantitative » des données qualitatives. J'ai travaillé avec un statisticien du laboratoire de cognitive PsyClé pour formaliser mes données.

J'avais aussi formalisé une topographie des états psychiques. Je souhaitais démontrer le lien entre les différentes pathologies en fonction de leurs « éléments » psychopathologiques qui s'observent dans la clinique. J'ai construit un schéma à partir des nœuds Borroméens qui, grâce aux inclusions, développent des états intermédiaires reconnus par la psychopathologie. Mais dans ce schéma je n'ai pas réussi à intégrer la pathologie perverse et la dépression. Je me suis posé la question d'une modélisation en 3D de cette topique ou bien de la considération de ces pathologies comme traits transnosographiques. Je n'ai pas la réponse. Je joins les schémas ci-dessous.

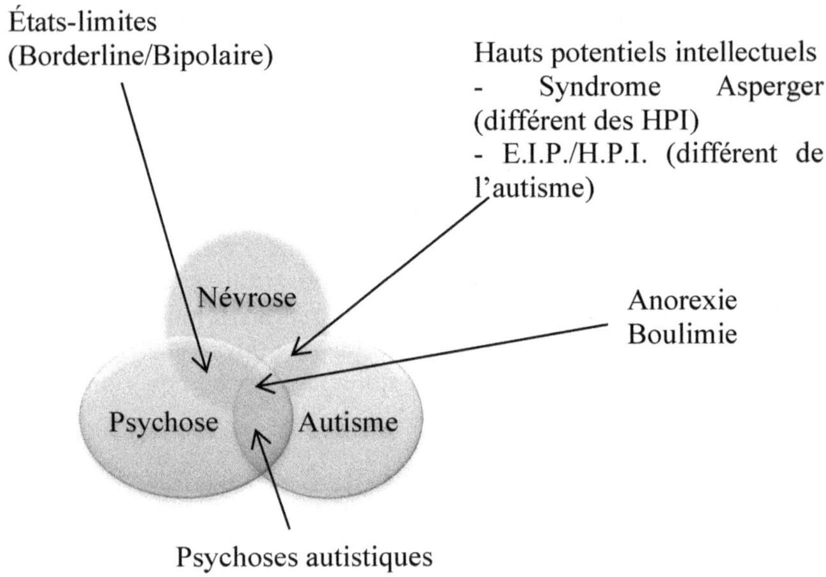

Figure 20 Les interactions psychopathologiques (nœuds borroméens)

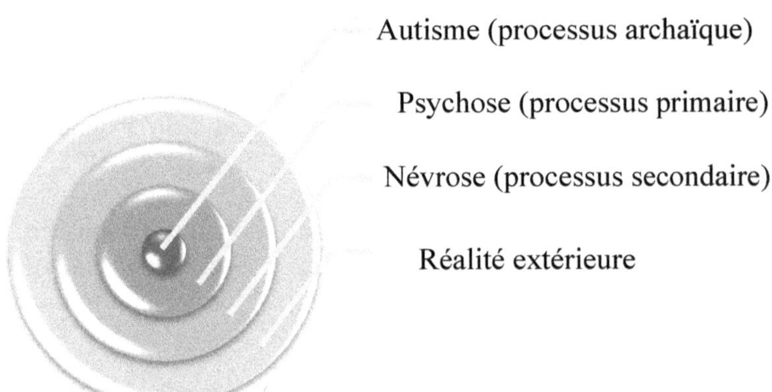

Figure 21 Topique des noyaux psychiques

Paragraphe 3 Propriété et états

L'objectif est de se questionner sur le processus de passage des propriétés à l'état ? Comment définir et situer les propriétés neurobiologiques, génétiques et cognitives ? Comment introduire le lien avec l'inconscient ? Vous dites il n'y a « pas de map-page entre état du cerveau et état psychique ».

L'approfondissement de mes recherches par l'utilisation de méthodes expérimentales neurobiologiques pourrait apporter ce lien si tant est que cela puisse être réalisé. Si nous pouvions, par exemple, effectuer des enregistrements cérébraux pendant le déroulement de la psychothérapie afin de lire le fonctionnement des réseaux neuronaux pendant le processus D/S/R (Dismantling/Search/Remantling), nous pourrions mettre en évidence un lien entre l'activité neuronale et le processus psychique comme les cognitivistes le font avec l'IRMf. Évidemment il serait nécessaire d'inventer un dispositif non invasif pour ne pas perturber l'activité neuronale du patient avec une transmission wi-fi ou li-fi des données du sujet à l'ordinateur au lieu de les coucher dans le tube IRM. Dispositif qui n'existe pas pour l'instant à ma connaissance.

Lorsque vous parlez des propriétés neurobiologiques, génétiques et cognitives qui permettent des états psychiques avant qu'ils ne se manifestent, qu'elles existent en potentialité, du surgissement de l'état quand les propriétés passent du statut potentiel à un statut actualisé et que l'état ainsi réalisé puisse évoluer et modifier ainsi les propriétés => interactions rétroactives entre les deux et lien dynamique, il me semble qu'il s'agit d'une propriété de la mécanique quantique, la superposition d'état (le fameux chat de Schrödinger). Il n'y aurait pas d'état prédéfini avant que la situation extérieure ne se produise, entraînant ainsi une actualisation de l'état au moment de l'actualisation de la situation. Cette pensée rend alors très simple la compréhension de certaines psychoses où la personne exprime la psychose sur un cours laps de temps (BDA), sur une sphère particulière qui la fait décompenser (paranoïa, paraphrénie), mais pas dans d'autres situations extérieures ce qui faisait dire à Bion qu'il fallait faire alliance avec la part névrosée du psychotique.

L'inconscient avec son langage propre, donc différent du conscient, serait-il l'expression du fonctionnement quantique du cerveau ? Comment établir un lien entre les lois quantiques qui régiraient le monde atomique et l'inconscient ?

Il me semble que c'est la question que vous posez en disant qu'il n'y a pas de liens entre les états (manifestations de l'ics : rêves...) et ces propriétés (les propriétés spécifiques : lesquelles exactement ?), mais peut-être que je projette ma propre pensée.

A propos de votre question sur le non rapport de continuité entre les deux, états et propriétés, et, neurosciences et cliniques, il me semble que ma recherche serait un début à partir de la clinique, des concepts psychanalytiques et les neurosciences (réf. Mon exposé de janvier 2016 à la CIPPA) pour introduire la mécanique quantique afin de comprendre le fonctionnement psychique humain.

Paragraphe 4 La plasticité entre continuité et discontinuité

Ce paragraphe me fait penser au livre de P. K. Dick *Les clans de la lune Alphane* où des clans se sont organisés à partir du découpage des différentes pathologies psychiques. Désolée de vous « spoiler » l'histoire mais elle correspond un peu à votre point de vue.

Au départ les malades mentaux terriens sont envoyés sur une lune pour débarrasser la Terre. Les secteurs psychiatriques de la lune Alphane sont organisés par pathologies et territoires (ou plutôt « lunitoire »). Progressivement abandonnés par les terriens pendant des générations (notion du temps importante), les territoires et les pathologies fusionnent et deviennent des clans dans lesquels il ne reste plus que les réassociations de traces de pathologie sans l'expérience originelle d'être un malade mental (votre idée). Les membres des différents clans après plusieurs générations ont gardé les processus, mécanismes et propriétés inhérentes à la pathologie des malades mentaux qui étaient à l'origine, mais complètement disparus au fil du temps chez leurs descendants qui ont réassocié ces traces pathologiques avec du non pathologique. La différence avec votre description du réaménagement (du moins me semble-t-il) est la présence d'une notion de transformation évolutive des processus primaires en processus secondaires chez vous, mais aussi de la trace qui me semble correspondre aux pictogrammes (Aulagnier, 1975), alors que dans ce livre c'est la transmission du lien pathologique qui est mis en exergue. Le livre montre l'intérêt de certains processus jugés pathologiques qui peuvent être en adéquation avec une certaine situation, et même, être plus performants que les processus dit non pathologiques. Dick valorise certaines propriétés des pathologies comme répondant de manière plus adaptée à la réalité lorsque le besoin extérieur s'en fait sentir en fonction de la tâche qui est attribuée au clan pour le bien-être social. Les processus paranoïaques pour l'armée sont très adaptés afin d'envisager tous les cas de figures d'attaques et de défenses par exemple.

La reconsolidation est une déconsolidation, le rappel d'un item mnésique rend la trace labile susceptible de nouvelles associations donc de discontinuité dans le devenir de la trace. Il semblerait que la trace mnésique soit diffractée et conservée en pictogrammes dans nombre de neurones, en lien entre eux et avec d'autres, ce qui permet aux traces pictogrammiques de différentes zones cérébrales de s'associer avec d'autres traces concernant d'autres expériences. Ici intervient la parole, la méthode psychanalytique qui va faire le lien entre les traces mnésiques. Comme vous le soulignez, évoquer un souvenir activerait les traces mnésiques et les réassocierait avec d'autres traces conduisant à la prise de conscience puis au changement que vous évoquez. Je vois l'expression de ce processus chez mes patients en psychanalyse.

Je fais aussi un lien avec l'EMDR dont je suis praticienne, où l'on demande au sujet de faire de nouvelles associations (appelées cognitions positives) différentes de celles qu'il a fait lors de la situation jugée traumatisante (appelées cognitions négatives) pour transformer le trauma en non trauma avec cette substitution. En faisant le parallèle avec votre idée sur la reconsolidation et la discontinuité, il s'agit dans ce cas précis de pousser à la discontinuité et à la reconsolidation par l'intermédiaire de la parole (choisir les cognitions dans les listes EMDR) doublée d'une action d'inscription corporelle (le mouvement oculaire gauche-droite).

A propos du paradoxe dont il est question, il me semble que si l'on introduit la pensée quantique où on peut être là et pas là, ici et ailleurs au même moment, le paradoxe disparaît : comment le montrer, le théoriser ? Reste-t-il à articuler continuité/discontinuité en jeu dans la plasticité avec la pensée quantique ?

En ce qui concerne les faux souvenirs, vous décrivez ce qui pourrait expliquer « l'épidémie » dans les années 80 aux USA de filles en analyse accusant leur père d'abus sexuels celles-ci ayant « découvert ces souvenirs » en séance. Ce qui est logique selon votre point de vue puisque les traces pictogrammiques peuvent se relier entre elles et se transformer en fonction de la parole analytique, alors le souvenir se transforme. Mais là, l'écueil serait de sous-entendre que la psychanalyse est dangereuse car elle manipulerait le sujet. Pour ma part, je pense que nous, psychanalystes, avons une grande part de responsabilité lorsque nous prenons un analysand (Bion) et je suis plutôt militante pour la formation des analystes et leur encadrement, non régulé en France afin d'user de prudence quant à notre outil qu'est l'interprétation psychanalytique parce que la parole restructure l'architecture psychique de nos patients. Il est important d'en avoir conscience, l'essence de la psychanalyse est beaucoup plus complexe que ce que l'on imagine, voir le devenir O (Bion, 1965). Il est donc important de rester « neutre » et d'être très bien formé (ce qui n'est pas le cas en France) c'est-à-dire non jugeant pour éviter de suggérer au patient des choses qu'il n'aurait pas vécues. La parole amenant les traces à se relier pourrait relier des traces mnésiques provenant de la réalité externe du Sujet mais pourrait aussi relier des traces mnésiques émanant de la réalité interne du Sujet c'est-à-dire de fantasmes vécus mais non réels.

Paragraphe 5 Diachronie synchronie

Dans la recherche Inserm sur la validité des psychothérapies avec les enfants autistes à laquelle je participe depuis 2008, j'ai trouvé que le protocole développé par Mme et Mr Thurin pour articuler synchronie (instant T) et diachronie (T+1, T+2... T+n) était très pertinent pour mettre en évidence l'évolution des processus de changement chez l'enfant et l'avancée de la psychothérapie. J'ai donc décidé pour ma recherche doctorale de reprendre ce point précis afin de mettre en évidence l'évolution du mécanisme de défense de démantèlement sensoriel chez les enfants en état autistique comme vous avez pu le voir sur mon PowerPoint. Mon protocole n'est pas identique à la recherche Inserm car j'utilise les MMR (Méthodes Mixtes de Recherche). On pourrait même aller jusqu'à créer des logarithmes de psychopathologies. A partir du moment où les éléments sémiologiques sont quantifiables, ils deviennent accessibles aux mathématiques et aux fonctions mathématiques. Je me suis d'ailleurs soumise à cet exercice il y a quelques années ayant un bac Maths/Philo donc avec une compréhension toute relative des mathématiques et je me suis beaucoup amusée à mettre sous forme de fonction l'hystérie, la névrose obsessionnelle...

« On pourrait recréer une psychopathologie entre diachronie et synchronie » (p. 45), comme vous avez pu le lire dans ce long déroulé de ma pensée, je pense que nous sommes dans la même lignée active de pensée et de recherche.

Les processus, mécanismes et propriétés seraient alors soit dans la synchronie soit dans la diachronie, mais surtout je pense que certains processus sont plus complexes utilisant les deux. Effectivement, une nouvelle psychopathologie est à recréer plus proche du fonctionnement humain. Pour penser la singularité dans cette potentialité de nouveaux raisonnements psychopathologiques, il est nécessaire d'introduire de nouvelles notions comme vous le faites.

J'ai aussi réfléchi à une autre manière de procéder concernant les signes sémiologiques :

- le clivage n'existe pas que dans la psychose comme mécanisme de défense mais aussi dans les états-limites. Avec cette notion de continuité/discontinuité, on comprend mieux son fonctionnement en tant que mécanisme de défense. Il est « manichéiste » (clivage de l'objet, clivage du moi) dans la psychose mais « plurimundus ». Terminologie que je viens d'inventer car je n'en ai pas d'autre où le Sujet clive les mondes de la réalité dans laquelle il évolue qui n'ont pas de liens intrapsychiques pour lui, clivés des autres de ces mondes qui auraient comme origine le clivage du Moi mais complété par un clivage de situations réelles complexes externes dans les état-limites, par exemple, et/ou pour les traumas il sera une partie de l'expérience vécue « oubliée », déniée donc clivée au niveau neuronal et « plurimundus » ? Alors qu'est ce qui fait que le clivage est le clivage ? Quelle est sa propriété intrinsèque neuronale que l'on peut retrouver dans ces différentes problématiques et pathologies ?

- dans la conférence du lundi 23 janvier à la CIPPA, Mr Van Guyen réagissait à ma présentation en disant que le démantèlement sensoriel était de l'épilepsie. Je ne le pense pas parce que dans l'épilepsie lorsque le sujet se reconnecte à la réalité il n'a aucun souvenir de ce qu'il lui est arrivé, mais quelque chose est commun. Y aurait-il un élément que je ne connais pas présent dans le démantèlement sensoriel, l'épilepsie et la méditation et qui ferait que ces 3 états se ressemblent ? Cela aurait-il à voir avec les pictogrammes d'Aulagnier ? Mais peut-être aussi chez Bion avec l'idéogramme constitutif de la pensée ? Quelles sont les traces neuronales ?

- dans la similarité de processus entre l'autisme et le Haut Potentiel Intellectuel : Quels sont les signes sémiologiques pour que ces deux états soient souvent confondus par les médecins et les psychiatres ? Dans mon expérience avec les HPI lors de mon DEA-master recherche (2007) dans le laboratoire de cognitive PsyClé à Aix-en -Provence, j'ai quelquefois retrouvé cette population HPI en psychiatrie étiquetée Asperger et inversement des personnes autistes que l'on dit Surdouées qui correspondent à l'inclusion dans mes nœuds borroméens présentés dans la figure ci-dessus.

Paragraphe 6 Inconscient (Ics) et discontinuité

Vous dites « Ce point de vue freudien [l'inconscient est atemporel, adimensionnel avec une absence de négation et de contradiction (Freud, 1915)] converge de façon étonnante avec la façon dont un neurobiologiste Raiche (2010) distingue deux modes de fonctionnement du cerveau : d'une part un mode linéaire, binaire, séquentiel propre à la conscience ou à l'inconscient cognitif ; d'autre part un fonctionnement non linéaire, adimensionnel, non continu qui rejoint tout à fait la vision freudienne de l'inconscient même si c'est en partant d'un tout autre champ que la psychanalyse » (p.46). J'entends dans la différenciation de ces deux modes de fonctionnement :

- le premier correspondant au fonctionnement neuronal avec la transmission synaptique des neurotransmetteurs mais aussi de l'influx nerveux avec les ions Na+, Cl- et K+ sans oublier e-, flux d'électrons chargés négativement qui illuminent nos cerveaux de leur électricité et de leur électromagnétisme, passant de la conduction électrique des axones à la transmission chimique des neurotransmetteurs à la réception dendritique relayant à nouveau la conduction électrique que nous appelons globalement PPS (PPSI, PPSE).

- le second fonctionnement correspondant à la physique quantique que l'on appelle donc inconscient comme Freud en avait eu l'intuition en 1915 mais sans pouvoir la formaliser parce qu'Einstein n'était pas encore assez avancé. Rappelons ici que Freud a demandé son euthanasie début septembre 1939. Aujourd'hui nous pourrions nous pencher du côté de la physique quantique pour comprendre l'inconscient humain et pourquoi il n'est pas observable dans la topographie cérébrale. Lorsqu'on l'observe il change de nature. Les décisions et les pensées d'un être humain sont quantiques avec ce que cela comporte d'effet tunnel, d'intrication, de superposition, d'interférence, mais aussi ne dit-on pas que la quantique est statistique... bizarrement comme le fonctionnement de notre Psyché. Mais la physique quantique n'étant pas mon domaine de compétence, je m'arrête là tout en imaginant qu'il y a sûrement des choses à creuser.

Paragraphe 7 Les paradoxes de la plasticité

Comment mettre ensemble la question du déterminisme et de la répétition avec celle du changement permanent ?

L'idée qui me vient est de différencier les niveaux : visualiser des « paquets » appelés pathologie, les liens que les sujets ont avec eux puis le passage de l'un à l'autre « paquet » en transformant leurs processus et mécanismes sous tendus par la synchronie/diachronie les amenant vers d'autres configurations psychiques, et où, entre les deux « paquets » les sujets montreraient des signes psychopathologiques de différents états psychiques. Par exemple, en examen final pour mes étudiants de l'Unité d'Enseignement appelée « les psychoses » où ils doivent reconnaître la sémiologie et la psychopathologie d'un cas écrit. Je leur propose le cas d'une de mes patientes adultes qui présentait des signes de psychose, d'hystérie, de perversion et d'état-limite qui illustre mon propos et cette idée de « paquet ».

Nous avons en chacun de nous les signes sémiologiques de toutes les pathologies et problématiques humaines, mais lors d'un diagnostic nous, professionnels, privilégions telle pathologie parce que le tableau clinique comporte un nombre significatif de signes de telle pathologie, occultant de ce fait les autres signes sémiologiques mineurs d'autres pathologies. Il serait peut-être temps de les prendre en compte et de ne parler que d'états psychiques avec un aller et retour entre les états. Tustin (1989) évoquait déjà l'idée avec le sous-titre de son livre et le dernier chapitre de celui-ci « Le trou noir de la psyché ou les défenses autistiques chez le névrosé »

Paragraphe 8 L'actualisation en tant que réponse

RAS

Paragraphe 9 La double dimension du temps

Tout se joue dans l'instant de la réponse : c'est la pensée quantique.

Conclusion

Je suis profondément ravie d'avoir lu votre texte qui m'a permis de relier mes différentes idées, expériences, constats et observations. Je pense qu'il est vital pour l'avancée de nos sociétés et pour le bien-être des personnes ayant des pathologies, de développer la recherche fondamentale sur une nouvelle psychopathologie et de l'expérimenter à partir de la métapsychologie psychanalytique et des méthodes mixtes de recherche en associant les différentes disciplines (mathématiques, mécanique quantique, neurosciences, psychanalyse, psychologies clinique et cognitive).

Au téléphone vous proposiez la mise en place d'un congrès à ce propos. Je pense qu'il serait judicieux effectivement de faire le point sur les recherches actuelles qui pourraient être le départ d'une recherche beaucoup plus vaste et sur le long terme. Vous avez évoqué le fait de créer un « petit » laboratoire, malheureusement, je crois que c'est un grand laboratoire auquel il faut penser pour accueillir la profondeur de cette recherche qui sera longue mais combien passionnante. Il est temps de s'accorder à être avant-gardiste.

Cette recherche pourrait être dépliée sur 5 axes :

1 – La métapsychologie à définir pour tous les processus psychiques et mécanismes.

2 – Hypothèses : Fonctionnement neuroscientifique et quantique (synchronie/diachronie) + métapsychologie.

3 – L'expérimentation clinique : méthodes mixtes de recherche pour la mise en évidence longitudinale et quantification mais à partir de la quantitative et non pas de la qualitative comme je l'ai fait dans ma recherche doctorale.
4 – Analyse des résultats
5 – Reformulation de nouvelles hypothèses

Je me suis présentée aux postes des Universités de Paris 7 et 10, par exemple, qui demandaient des chercheurs en méthodes mixtes de recherche. Néanmoins après les différentes questions suivant ma présentation et les réponses négatives reçues, mon ressenti est que ma recherche est trop novatrice pour les Universités françaises.

Je souhaite pouvoir mener plus avant mes recherches dans un laboratoire et comme vous me l'avez demandé pour Busemeyer, je vous fournis une petite bibliographie sur la quantique :

Busemeyer, J., Wang, Townsend, J. (2006). Quantum Dynamics of Human Decision-Making, *Journal of Mathematical Psychology*, 50, 220-241.
Busemeyer, J., Wang, Lambert-Mogiliansky, A. (2009). Empirical Comparison of Markov and Quantum Models of Decision Making, *Journal of Mathematical Psychology*, 53, 423-433.
Busemeyer, J., Pothos, E., Franco, Trueblood, J. (2011). A Quantum Theoretical Explanation for Probability Judgment Errors, *Psychological Review,* 118, 193-218.
Busemeyer, J., Bruza, P. (2012), Quantum Models of Decision and Cognition, *Cambridge Press.* Griffiths, R. (2003). Consistent Quantum Theory. *Cambridge University Press.*
Khrennikov, A. (2010). Ubiquitous Quantum Structure: From Psychology to Finance. *Springer.*
Moore, D.W. (2002). Measuring new types of question order effects. *Public Opinion Quaterly,* 66, 80-91.
Morier, D.M, Borgida, E. (1984). The conjunction fallacy: a task specific phenomena? *Personality and Social Psychology Bulletin,* 10, 243-252.
Moreira Catarina, (7 nov 2012), Instituto Superior Técnico, Technical University of Lisbon /GAIPS.
Pothos, E., Busemeyer, J. (2009). A Quantum Probability Explanation for Violations of Rational Decision Theory, *Proceedings of the Royal Society.*
Savage, L.J. (1954). The Foundations of Statistics. John Wiley & Sons.
Trueblood, J., Busemeyer, J. (2011). A Quantum Probability Account of Order Effects in Inference, *Cognitive Science*, 35, 1518-1552
Tversky, A. & Shafir, E. (1992). The disjunction effect in choice under uncertainty. *Psychological Science*, 3, 305-309.

Une application, le complexe d'Œdipe

S. Freud écrit entre 1895 et 1896 à son ami Wilheim Fliess son désir de « faire entrer la psychologie dans le cadre des Sciences naturelles » (1950a [1887-1902], p. 315) cité dans l'article de Longé (2017). Le texte ne sera connu en 1948 qu'après la mort de S. Freud en 1939 et publié en 1950 sous le titre « Esquisse d'une psychologie scientifique ».

Il faut rappeler ici qu'en référence aux travaux d'Anzieu (1956) S. Freud médecin neurologue avait travaillé sur les cellules nerveuses de la larve de la lamproie à l'institut d'anatomie comparée du Pr Carl Claus dès 1876 puis dans l'institut de physiologie du Pr Ernst Brucke sur celles de l'écrevisse. Il a démontré qu'il y avait différentes fibres neurologiques qui seront appelées plus tard neurones. Il gardera jusqu'en 1886 une double activité dans les postes et laboratoires de neurologie mais aussi avec ses collègues versés dans la psychologie et l'hypnothérapie, entre autres Charcot et Breuer pour résumer rapidement. Il s'orientera vers la psychologie vers 1891. Ses livres « Sur la conception de l'aphasie » (1891), « L'hémiplégie cérébrale chez l'enfant » (1891) et une monographie décisive sur les diplégies cérébrales de l'enfance en 1893 parue dans le numéro 1 de la Revue Neurologique de Pierre Marie ainsi que sa contribution à l'Encyclopédie médicale de Nothnagel sur les paralysies cérébrales infantiles, seront ses dernières contributions à la neurologie. Tout au long de son œuvre il montrera sa volonté de scientifiser la psychologie par de petites phrases saupoudrées ici et là sans pouvoir la réaliser. Sachant qu'il a détruit nombre d'archives en 1884 et 1908, il est difficile de comprendre jusqu'où il a pu aller dans sa pensée à ce propos.

Mon protocole de recherche pour le démantèlement sensoriel pourrait s'appliquer à tous les mécanismes psychiques formant un processus psychique. Et pourquoi ne pourrait-on pas l'appliquer au complexe d'Œdipe ? Il est formé de processus et donc de mécanismes psychiques afin de mettre en évidence son importance pour la structuration de tous les êtres humains. Nous autres psychologues cliniciens, psychopathologues, psychiatres et psychanalystes, constatons par l'observation clinique les signes sémiologiques de son apparition chez l'enfant et son existence voire sa pérennité chez l'adulte. Chaque personne ressent et comprend aussi en elle, son expression. Mais le ressenti individuel n'est pas un argument valable dans le sens où chaque personne n'est pas scientifique avec elle-même, c'est-à-dire objective. Sauf que chaque Sujet a la potentialité de saisir l'essence humaine en lui. L'idée serait de démontrer la réalité psychique quantifiable du complexe d'Œdipe chez l'Homme comme une phase incontournable de la structuration psychique pour accéder à la fin de cette période oedipienne à la socialisation grâce à l'apparition du surmoi c'est-à-dire à l'acceptation de la

Loi et à la différenciation de Soi et de l'autre, à la reconnaissance de la différenciation des sexes et des générations, et, à l'acceptation de la castration qui nous garantit contre l'omnipotence et la fusion psychique. S. Freud a déjà finement décrit tout cela, il ne reste qu'à le scientifiser grâce aux méthodes mixtes de recherche actuelles.

Lorsque S. Freud (1895) mit au point la méthode psychanalytique, il pensait qu'une quantité d'excitation se déplaçait le long de chaînes neuroniques (qu'il appellera plus tard chaîne psychique) et il imaginait des formes de pensées différentes. Nous savons maintenant que la quantité d'excitation le long des dendrites et des axones des neurones concerne le potentiel d'action et l'électricité qui illumine nos cerveaux dans une IRMf. Ne pourrait-on pas revenir à sa pensée première pour chercher des formes de pensée, comme celle en arborescence par exemple. Mon hypothèse est que la pensée est en relation avec la mécanique quantique. Mais cela reste encore une simple hypothèse qui nécessite de mettre en place un travail titanesque pour prouver l'existence du complexe d'Œdipe scientifiquement parlant.

CONCUSION

Ma recherche permet de penser à la possibilité d'un champ psychothérapeutique en étant attentif au mécanisme de défense de démantèlement chez l'enfant autiste. Avec l'oscillation démantèlement/remantèlement quantifiée le psychothérapeute comprend où en est le patient dans la construction de sa relation à l'autre. C'est un outil qui met en exergue un nouveau type d'interventions intersubjectives à partir des pictogrammes sensoriels de l'enfant autiste. La mise en attente de l'objet maternant chez lui, sans pensée, ni désir, est une opportunité pour nous, psychothérapeutes de le rassembler, le contenir, lui prêter notre fonction alpha.

Le processus démantèlement/remantèlement sensoriel (DSR) remet en question la prise en charge de la sensorialité dans l'autisme. Puisqu'il est important de reconsensualiser les sens, je me suis posé la question de l'utilité des salles snoezelen qui favorisent la diffraction en offrant un maximum de stimuli, ma question est la même avec la création de couleurs spéciales autisme pour peindre les salles de leur accueil en institution ou autre. Bien sûr à l'instant T de mes recherches il a été démontré qu'ils étaient dans la diffraction mais faut-il vraiment aller dans ce sens de leur diffraction ? La question reste en suspens pour moi.

GLOSSAIRE

(Pour plus de précisions se référer au Dictionnaire de la psychanalyse de Laplanche et Pontalis 1967 dans la bibliographie)

AFFECT

Terme désignant tout état affectif partiel agréable ou désagréable, à la différence du sentiment qui implique une continuité et une durée plus importante. Freud désigne l'affect comme étant la traduction subjective de la quantité d'énergie pulsionnelle.

ANAMNESE

Évocation volontaire d'un passé. Ensemble de renseignements recueillis auprès d'un malade et de son entourage, relatifs à son histoire personnelle et à sa maladie.

ANGOISSE

Un état de détresse intense qui résulte de conflits internes non résolus. Le sujet est en attente de quelque chose souvent associée à un sentiment d'insécurité ou de danger imminent fantasmé. Il rassemble son énergie pour se défendre qui peut se transformer en diverses manifestations somatiques.

ANGOISSE AUTOMATIQUE

Réaction du sujet chaque fois qu'il se trouve dans une situation traumatique, c'est à dire soumis à un afflux d'excitation d'origine externe ou interne qu'il est incapable de maîtriser. Sensations physiques de constriction et d'oppression.

ANXIETE

Sentiment pénible d'attente, peur sans objet, sentiment d'insécurité indéfinissable.

APPAREIL PSYCHIQUE

Terme qui souligne certains caractères que la théorie freudienne attribue au psychisme : sa capacité de transmettre et de transformer une énergie déterminée et sa différenciation en systèmes ou instances.

ASSOCIATION LIBRE

Technique utilisée en psychanalyse où le patient est encouragé à exprimer librement ses pensées, ses souvenirs et ses émotions sans censure pour réaliser des liaisons entre des images, des pensées ou des signifiants. L'analyste incite son patient à "associer" sur le matériel amené dans la séance, elle permet de remonter aux contenus latents du discours conscient du sujet.

ÇA

Chez Nietzsche, il désigne ce qu'il y a dans notre être d'impersonnel et de soumis aux nécessités naturelles. Dans la seconde topique de Freud, le Ça désigne l'une des trois instances de l'appareil psychique qui correspond aux pulsions inconscientes, il est la partie la plus primitive et inconsciente de l'appareil psychique. Il est instinctuel, contient les pulsions primaires et cherche la satisfaction immédiate des besoins et des désirs. Du point de vue "économique", le Ça est le réservoir énergétique ; il exprime la poussée de la libido cherchant à se satisfaire selon le principe de plaisir.

CLIVAGE DE L'OBJET

D'après M. Klein, défense la plus primitive contre l'angoisse : l'objet est scindé en un "bon" et un "mauvais" objet. Il est particulièrement actif dans la position paranoïde des premiers mois de la vie.

CLIVAGE DU MOI

Freud introduit ce concept en 1927 dans son article sur le fétichisme. Il en fait un mode de défense très particulier où le sujet "se scinde", en quelque sorte, par rapport à la réalité ou à la différence des sexes. Une partie du sujet tient compte de la réalité qu'une autre ne connaît pas.

COMPLEXE

Ensemble organisé de représentations et de souvenirs à forte valeur affective, partiellement ou totalement inconscients parce que basés sur, d'une part la réalité de la différence physiologique entre garçons et filles, et d'autre part, sur le fantasme.

COMPLEXE D'ŒDIPE

Ensemble organisé de désirs affectifs et de rejets que l'enfant éprouve à l'égard de ses parents. En référence à Anzieu, sous sa forme classique, il se présente comme dans le mythe grec d'Œdipe-Roi, désir d'évacuer le rival qu'est le parent du même sexe et désir de fusion pour le parent de sexe opposé. Sous sa forme inversée, il se présente avec le désir de fusion pour le parent du même sexe et désir d'évacuer le parent du sexe opposé. A la fin de la période Oedipienne vers 6 ans, l'enfant est structuré socialement. Il reconnaît la différence des sexes et des générations, accepte la Loi sociale mais surtout celle de l'interdit de l'inceste. Il a compris comment « on fait les bébés » ce qui le libère intellectuellement pour laisser émerger la pulsion épistémophilique c'est-à-dire qu'il se tourne vers le savoir, l'âge des grands apprentissages.

COMPULSION

En psychanalyse, la compulsion, dite compulsion de répétition est une tendance irrépressible chez un sujet à répéter certains actes ou certaines conduites (lavage des mains, rangements, etc.). Processus incoercible et d'origine inconsciente par lequel le sujet se place activement dans des situations pénibles, répétant ainsi les expériences antérieures sans se souvenir du prototype et avec au contraire l'impression très vive qu'il s'agit de quelque chose qui est pleinement motivé dans l'actuel. Type de conduites que le sujet est poussé à accomplir par une contrainte interne. Une pensée (obsession), une action, une opération défensive, voire une séquence complète de comportements sont qualifiés de compulsionnels lorsque leur non-accomplissement entraîne une montée d'angoisse.

CONSCIENT

C'est l'une des trois instances psychiques de la première topique freudienne, conçue comme un point de rencontre entre le psychisme et la réalité. Niveau de l'esprit où les pensées, les perceptions et les souvenirs sont directement accessibles à la conscience.

CONTRE-TRANSFERT

Freud introduit cette notion en 1910 pour désigner la projection inconsciente des processus psychiques du patient sur l'analyste. Le contre-transfert est la réponse ressentie de l'analyste à cette projection inconsciente et il se doit de lui en faire prendre conscience : c'est l'analyse dans le transfert. Le cœur de la psychanalyse. Réactions du thérapeute ou de l'analyste envers le patient en réponse au transfert du patient.

DENI

Mécanisme de défense du Moi consistant en un refus par le sujet de reconnaître la réalité d'une perception traumatisante. Une partie de la réalité est non-intégrée dans le psychisme.

EFFET CYCLOPE

Les recherches sur les enfants souffrant d'autisme montrent, que quand le travail thérapeutique évolue favorablement, l'évitement persistant du regard laisse place à une recherche intense du regard de l'autre pour s'y coller et s'y engouffrer provoquant l'effet « Cyclope » décrit par Geneviève Haag : « ... venir se coller les yeux très près des yeux de l'autre, réalisant la perception de trois yeux ou d'un seul œil médian, ce que j'ai appelé « l'effet cyclope » (2008/4, p.14 à 22).

ELABORATION PSYCHIQUE

Terme utilisé par Freud pour désigner le travail accompli par l'appareil psychique en vue de maîtriser les excitations qui lui parviennent et dont l'accumulation risque d'être pathologique. Il consiste à intégrer les excitations dans le psychisme pour établir entre elles des connexions associatives et donc mentalisées, conscientisées.

EPREUVE DE REALITE

Aptitude qu'acquiert le sujet au cours de son développement à différencier les images dont il est l'auteur de celles qui lui parviennent du monde extérieur.

EROS

Dieu de l'Amour chez les Grecs. Freud l'utilise dans sa dernière théorie des pulsions pour désigner l'ensemble des pulsions de vie par opposition aux pulsions de mort (Thanatos).

FANTASME

Désirs inconscients du sujet. Le fantasme serait donc un essai détourné et imaginaire pour satisfaire la pulsion.

FETICHISME

Déviation sexuelle se manifestant par un attachement érotique à un objet (chaussure, culotte, ...) ou l'une des parties du corps d'autrui. Cette perversion se rencontre chez les sujets immatures, fixés à un stade du développement (oral, anal ou sadique-anal) antérieur au stade phallique (oedipien).

FIXATION

Régression de développement psychosexuel où le sujet reste attaché à des comportements ou des plaisirs caractéristiques d'une étape antérieure de développement. L'énergie psychique reste attachée à un objet ou à une zone érogène spécifique, généralement en raison de conflits ou de besoins infantiles non résolus.

HALLUCINATION

Perception par un sujet éveillé d'un objet sensible qui n'existe pas dans la réalité. Perception sans objet.

IDENTIFICATION

Processus inconscient par lequel un sujet assimile un aspect, une propriété, un attribut de l'autre et se transforme, totalement ou partiellement, sur le modèle de celui-ci. Chez l'enfant, l'identification est une étape de la formation de la personnalité au parent du même sexe et signe la fin du complexe d'Œdipe (période oedipienne). Elle se constitue par une série d'identifications partielles ou totales.

INCONSCIENT

Partie du psychisme qui contient des pensées, des désirs et des souvenirs refoulés inaccessibles à la conscience.

INCORPORATION

Processus par lequel le sujet fait pénétrer et garde un objet à l'intérieur de son corps. Elle constitue le prototype corporel de l'introjection et de l'identification.

IDENTIFICATION INTROJECTIVE

Mécanisme de défense où une personne internalise les attributs ou les caractéristiques d'un autre ou d'un objet.

IDENTIFICATION PROJECTIVE

Mécanisme de défense où une personne projette ses propres sentiments, pensées ou traits sur un autre ou un objet.

INTERPRETATION

Acte subjectif visant à donner du sens au discours. La conduite (verbale ou non-verbale) du patient est suivie dans un second temps de l'intervention de l'analyste pour lui permettre de comprendre ce qui est de l'ordre de l'inconscient chez lui, donner un sens et une signification aux rêves, aux actes manqués et à d'autres manifestations psychiques inconscientes du patient.

INTERSUBJECTIVITE

L'idée que la compréhension et la signification émergent des relations entre les individus plutôt que d'être entièrement contenues dans l'individu lui-même.

INTROJECTION

Processus psychologique par lequel un sujet « métabolise » mentalement de façon inconsciente une caractéristique psychique d'une personne ou d'un objet à son Moi ou à son Surmoi pour se construire psychiquement. Ainsi l'introjection des interdits venant des parents ou des éducateurs engendre la conscience morale et l'adaptation sociale. Le sujet fait passer, sur un mode fantasmatique, du dehors au dedans des objets, des qualités, inhérentes à ces objets. L'introjection est proche de l'incorporation qui constitue un prototype corporel plus archaïque mais elle n'implique pas une référence à la limite corporelle.

ISOLATION

Mécanisme de défense qui consiste à séparer l'affect de la représentation à laquelle le sujet était originalement attaché. Freud décrit ce mécanisme, pour lui typique de la névrose obsessionnelle.

LIBIDO

Selon la théorie freudienne, la libido désigne les manifestations dynamiques de la sexualité. Elle se définit par ses sources (zones érogènes), son but (la satisfaction pulsionnelle) et ses objets. Elle peut subir les mêmes destins que les pulsions, à savoir le refoulement ou la sublimation. Elle représente l'énergie vitale du sujet, l'énergie psychique associée aux pulsions et aux désirs sexuels.

MASOCHISME

Terme créé par le sexologue Krafft-Ebing à partir du nom de l'écrivain autrichien Sacher Masoch (1835-1895). Il désigne une perversion sexuelle qui fait dépendre la satisfaction d'une souffrance éprouvée par le sujet. Freud élargira ce concept en distinguant le masochisme moral (le sujet, en raison d'un sentiment de culpabilité, recherche la position de victime et se punit), le masochisme érogène (perversion sexuelle qui lie le plaisir sexuel à la douleur) et le masochisme féminin (fantasmes masochistes qui placent le sujet dans une situation caractéristique de la féminité, pour Freud, la passivité).

MECANISME DE DEFENSE

Terme générique recouvrant toutes les stratégies psychiques inconscientes par lesquelles le sujet cherche à protéger son moi d'attaques provenant de la réalité interne ou externe.

METAPSYCHOLOGIE

Terme créé par Freud pour désigner la psychologie qu'il a fondée, considérée dans sa dimension la plus théorique. La métapsychologie prend en considération quatre points de vue : dynamique, topique, économique et génétique.

MOI

Freud introduit ce concept dans le cadre de sa deuxième description de l'appareil psychique (deuxième topique). Siège de la conscience et aussi lieu de manifestations inconscientes. Le Moi se doit d'être une instance régulatrice entre le Ça (siège des pulsions), le Surmoi (siège de la Loi) et les contraintes de la réalité externe. Il est la partie de la personnalité qui agit comme médiateur entre les désirs du ça, les exigences de la réalité et les valeurs, normes morales sociales.

OBJET INTERNE

Dans la théorie de l'attachement, l'image mentale d'une figure d'attachement qui influence les relations et les interactions ultérieures.

PULSION

Force motrice interne qui pousse l'individu à agir de manière irrépressible et à rechercher la satisfaction de ses désirs inconscients.

PULSIONS DE VIE

Énergie psychique orientée vers la satisfaction des besoins vitaux et sexuels (pulsion d'autoconservation, sexuelle).

PULSIONS DE MORT

Énergie psychique orientée vers la destruction, l'agressivité et le retour à un état inorganique (pulsions destructrices, haine, envie, cruauté).

QUALITATIF (RECHERCHE)

L'étude qualitative est descriptive et se concentre sur des interprétations sur les processus recherchés. La méthodologie est construite à partir d'hypothèses et d'observations cliniques sur plusieurs cas cliniques durant un laps de temps assez long : étude longitudinale. Les résultats sont exprimés avec des mots.

QUANTITATIF(RECHERCHE)

L'étude quantitative permet de prouver ou démontrer des faits sur un instant T : étude transversale. La méthodologie est construite à partir d'hypothèses et d'un échantillon représentatif de la population étudiée, recommandé à hauteur de 1000 personnes (il peut y en avoir moins), l'expérimentation est randomisée à partir de questionnaires donnés à l'échantillon ou autres méthodes selon la discipline (médecine randomisée en double aveugle et critères de preuve). Les résultats sont exprimés en chiffres (statistiques) et graphes.

RELATION D'OBJET

(Voir objet interne) Mode de relation du Sujet avec son monde interne et externe résultant de l'introjection ou de l'incorporation de sa première figure d'attachement.

SURMOI

Selon la théorie freudienne, la partie de la personnalité qui représente la morale interne, les idéaux sociaux intériorisés, les normes et les valeurs de la société.

SYMBOLISATION

Le processus de transformation des expériences émotionnelles et des désirs inconscients en symboles ou en représentations mentales.

TRANSFERT

Processus par lequel les sentiments, les émotions et les attitudes ressentis envers des figures d'autorité du passé sont reportés sur le thérapeute ou l'analyste. Le processus par lequel les sentiments et les émotions refoulés d'un individu sont projetés sur une autre personne, en particulier sur le psychanalyste. Le phénomène où le patient développe des sentiments, des attitudes ou des comportements envers l'analyste qui reflètent des relations passées importantes, notamment celles avec des figures d'autorité. Le phénomène où le patient développe des sentiments, des attitudes ou des comportements envers l'analyste qui reflètent des relations passées importantes, notamment celles avec des figures d'autorité.

BIBLIOGRAPHIE

A

Allen, D. (1988). Autistic spectrum disorders: clinical presentation in preschool children. *Child Neurology*, 3, 48-56.

Allouch, E. (2004). Différenciation entre autisme et psychose infantile. *Évolution Psychiatrique, 69,* 605-615.

Alvarez, A., Reid, S., & al. (1999). *Autisme et personnalité - Les recherches de l'Atelier sur l'Autisme de la Tavistock Clinic*. Hublot. 2001.

Ansermet, F. (2015). Continuité et discontinuité du devenir : vers une nouvelle psychopathologie. Dans D. Marcelli & F. Marty F (dirs.), *Psychopathologie générale des âges de la vie* (pp.39-51). Elsevier Masson.

Anzieu, D. (1956). Biographie de Freud (à propos du centenaire de sa naissance). *Bulletin de psychologie*, 9(11-12). 605-616.

Anzieu, D. (1987). Les signifiants formels et le moi-peau. Dans D. Anzieu & al. (dirs.), *Les enveloppes psychiques,* (2 e éd., pp. 19-41). Dunod.

Anzieu, D. (1989). Beckett et Bion. *Revue Française de Psychanalyse, 53*(5),1405-1415.

Anzieu, D. (1993). *Les contenants de pensée*. Dunod.

Anzieu, D. (1995). *Le moi-peau.* Dunod.

Anzieu, D. (1999). *Le groupe et l'inconscient. L'imaginaire groupal.* Dunod.

Anzieu, D. (2003). *Les enveloppes psychiques*. Dunod.

Anzieu, D. & al. (2004). *Le psychodrame analytique chez l'enfant et l'adolescent.* PUF.

American Psychiatric Association. (1980). *DSM-III: Diagnostic and Statistical Manual of Mental Disorders (3rd ed).* American Psychiatric Association.

American Psychiatric Association. (1987). *DSM-III-R: Diagnostic and Statistical Manual of Mental Disorders* (3rd ed revised). American Psychiatric Association.

American Psychiatric Association. (1994). *DSM-IV: Diagnostic and Statistical Manual of Mental Disorders* (4th ed.). American Psychiatric Association.

American Psychiatric Association. (2000). *DSM-IV-TR: Diagnostic and Statistical Manual of Mental Disorders* (4th ed text rev.). American Psychiatric Association.

Asperger, H. (1944/1998). *Les psychopathes autistiques pendant l'enfance* (E. Wagner, N. Rivollier, D. l'Hôpital et P. Noël, Trad.). Institut synthélabo.

Asperger, H. (1944). Die autistichen psychopathen in kindesalter [Les psychopathes autistiques pendant l'enfance]. *Archiv für psychiatrie und nervenbrankheiten, 117*, 76-136.

Athanassiou-Propesco, C. (1996). Étude distinctive du clivage et du démantèlement. *Revue Française de Psychanalyse, 60*(5), 1681-1686.

Aulagnier, P. (1975). *La violence de l'interprétation - du pictogramme à l'énoncé.* PUF.

Aulagnier, P. (1985). Le retrait dans l'hallucination : un équivalent du retrait autistique ? *Lieux de l'Enfance, 3,* 149-164.

B

Barabe, N., & Lheureux-Davidsé, C. (2004). La question de la réversibilité du démantèlement chez un adulte autiste. *Cliniques Méditerranéennes, 70*(2), 287-306.

Barrer, L., & Gimenez, G. (2013). Les fonctions étayantes et conteneur de l'institution comme supports à la reconstruction des enveloppes familiales effractées. *Le Divan familial, 30*(1), 37-48.

Barrer, L., & Gimenez, G. (2015). First time description of dismantling phenomenon. *Frontiers in Psychology - Psychoanalysis and Neuropsychoanalysis.* https://doi: 10.3389/fpsyg.2015.00510

Barrer, L., & Dauchot, K. (2016, 15 janvier). *Le mécanisme de défense de démantèlement, une interprétation neuroscientifique.* [Conférence] Journées scientifiques CIPPA, Psychanalyse, Neuroscience et Génétique. Avec Y. Burnot, G. Haag, & M. Le Van Quyen. Université Paris 5 à Paris.

Bick, E. (1961). L'analyse de l'enfant aujourd'hui. Dans M. Harris Williams (dir.), *Les écrits de Martha Harris et d'Esther Bick* (pp. 124-136). Hublot.

Bick, E. (1964/1998). Note sur l'observation de Bébé dans la formation Psychanalytique. Dans M. Harris Williams (dir.), *Les écrits de Martha Harris et d'Esther Bick* (pp. 137-143). Hublot.

Bick, E. (1967/1998). L'expérience de la peau dans les relations d'objet précoce. Dans M. Harris Williams (dir.), *Les écrits de Martha Harris et d'Esther Bick* (pp. 143-148). Hublot.

Bick, E. (1967/1986/1998). Considérations ultérieures sur la fonction de la peau dans les relations d'objets précoces – Intégration à l'analyse d'enfant et d'adultes des découvertes faites à partir de l'observation de bébé. Dans M. Harris Williams (dir.), *Les écrits de Martha Harris et d'Esther Bick* (pp. 149-155). Hublot.

Bion, W. R. (1955). *Réflexion faite.* PUF, 3ème édition 1997.

Bion, W. R. (1957). Differentiation of the psychotic from the non-psychotic. *International Journal of Psychoanalysis, 38*, 206-275.

Bion, W. R. (1959). Attaque des liens. *International Journal of Psycho-Analysis, 40* (5-6), 308.

Bion, W. R. (1962 a). *Learning from Experience.* Heinemann. PUF. 1979.

Bion, W. R. (1965/1982). *Transformations. Passage de l'apprentissage à la croissance.* PUF.

Bion, W. R. (1974). *L'Attention et l'Interprétation.* Payot.

Bleuler, E. (1911). *Dementia praecox oder Gruppe der Schizophrenien* [Démences précoces ou groupes des schizophrènes]. Franz Deuticke.

Boubli, M. (1997). Émergence du langage au cours d'une psychothérapie d'enfant. Dans M. Pinol-Douriez (dir.), *Pulsions, représentations, langage* (pp. 135-178). Delachaux & Niestlé.

Boubli, M. (1999). *Psychopathologie de l'enfant.* Dunod.

Boubli, M. (2002). Autosensualité, procédés autocalmants et créativité. Dans M. Boubli & A. Konicheckis (dirs.), *Clinique psychanalytique de la* sensorialité (pp. 59-94). Dunod.

Boubli, M. (2005). L'identité adhésive à l'adolescence, réaction au second choc esthétique ? *Adolescence, 23,* 51-65.

Brun, A. (2007). *Médiations thérapeutiques et psychose infantile.* Dunod.

Busemeyer, J., Wang, Lambert-Mogiliansky, A. (2009). Empirical Comparison of Markov and Quantum Models of Decision Making, *Journal of Mathematical Psychology*, 53, 423-433.

C

Centelles, L. (2009). *Comprendre une interaction sociale par le corps en action : contribution du mécanisme miroir et implication dans l'autisme* [Thèse de doctorat, Université de Bordeaux]. Bibliothèque de l'Université de Bordeaux. http://www.inb.ubordeaux2.fr/siteneuro2/pages/archiindex/Centelles/NeuroneMiroirs_autisme.php

Chabert, C. (2010). *Traité de psychopathologie de l'adulte - Les psychoses*. Paris, France : Dunod.

Chouvier, B. (1998). *Matière à symbolisation.* Delachaux & Niestlé.

Chouvier, B. (2002). *Les processus psychiques de la médiation.* Dunod.

Ciccone, A., & Lhopital, M. (1991). *Naissance à la vie psychique*. Dunod.

Ciccone, A. (1999). *La transmission psychique inconsciente*. Dunod.

Ciccone, A. (2011). *La psychanalyse à l'épreuve du bébé.* Dunod.

Ciccone, A., & al. (2007). *Manuel de psychologie et de psychopathologie clinique générale*. Dans R. Roussillon, C. Chabert, A. Ciccone, A. Ferrant, N. Georgieff, P. Roman (dirs.). Elsevier-Masson.

Ciccone, A. (2007). *Le bébé et le temps*. Dunod.

Ciccone, A. (2001). Enveloppe psychique et fonction contenante : modèles et pratiques. *Cahiers de psychologie clinique*, *17*(2), 81-102.

Ciccone, A. (2012). *La transmission psychique inconsciente*. Dunod.

D

Devereux, G. (1967/1980). *De l'angoisse à la méthode dans les sciences du comportement*. Flammarion.

Dick, P. K. (1964). *Les clans de la lune Alphane*. Albin Michel, 1973.

Dumont, J.-P., Dunezat, P., Le Dez-Alexandre, M., & Prouff, J. (1995). *Psychiatrie de l'enfant et de l'adolescent*. Heures de France.

E/F

Ferenczi, S. (1930). Notes et fragments. *The International Journal of Psycho-Analysis;* 30, (Jan 1, 1949), 225.

Freud, A. (1936/1952). *Le moi et les mécanismes de défense*. PUF.

Freud, S. (1891b/2011). La conception des aphasies. Études critiques. Dans T. Longé, *Sigmund Freud, Pour concevoir les aphasies. Une étude critique, Essaim*, 26, 169–179.

Freud, S. (1895/1956). Esquisse d'une psychologie scientifique. Dans *La naissance de la psychanalyse, 1950a*. PUF.

Freud, S. (1904). *La technique Psychanalytique* (13 e éd.). PUF.

Freud, S. (1911/1985). Formulations sur les deux principes du fonctionnement psychique. Dans *Résultats, idées, problèmes*, 1. PUF.

Freud, S. (1914a/1985). *L'inquiétante étrangeté et autres essais.* PUF.

Freud, S. (1915c/1968). *Pulsions et destins des pulsions* (J. Laplanche & J.-B. Pontalis, Trad.). Dans *Métapsychologie.* Gallimard.

Freud, S. (1920g), *Au-delà du principe de plaisir, OCF,* t. XVI. PUF.

Freud, S. (1925a/1985). Note sur le « Bloc-notes magique ». Dans *Résultats, idées, problèmes*, 2. PUF.

Freud, S. (1926/1986). *Inhibition, Symptôme, Angoisse*. PUF.

Freud, S. (1935). *Cinq psychanalyses* (13 e éd.). PUF.

G

Georgieff, N. (2008). *Qu'est-ce que l'autisme ?* Dunod.

Gervais, H., Belin, P., Boddaert, N., Leboyer, M., Coez, A., Sfaello, I., Barthélémy, C., Brunelle, F., Samson, Y., & Zilbovicius, M. (2004). Abnormal cortical voice processing in autism. *Nature Neuroscience, 7,* 801-802.

Gimenez, G. (2000). *Clinique de l'hallucination psychotique.* Dunod.

Gimenez, G. (2003). La psychothérapie des patients psychotiques hallucinés. *Cahiers de psychologie clinique, 21,* 83-97.

Gimenez, G. & Pédinielli, J.-L. (2009). *Les psychoses de l'adulte*. Armand Colin.

Gimenez, G. (2010). *Halluciner, percevoir l'impensé Approche psychanalytique de l'hallucination psychotique.* De Boeck.

Gimenez, G. & Barthélemy, S. (2011). Le temps de la prise de note, Propositions d'une méthodologie de notations dans les groupes cliniques. *Revue de Psychothérapie Psychanalytique de Groupe, 56,* 171-185.

Golse, B., & Desjardins, V. (2004). Du corps, des formes, des mouvements et du rythme comme précurseurs de l'émergence de l'intersubjectivité et de la parole chez le bébé (une réflexion sur les débuts du langage verbal). *Journal de la psychanalyse de l'enfant, 35*, 171-91.

Golse, B. (2005). Structure des états ou structure des processus ? Les invités du bébé à un néo-structuralisme. *La psychiatrie de l'enfant, 48*(2), 373-389.

Golse, B., & Delion, P. (2005). Autisme : état des lieux et horizons. Erès.

Golse, B. (2006). À propos des stéréotypies chez les enfants autistes. Entre recherche et évitement de l'objet ou entre reprise développementale et dévitalisation. *La psychiatrie de l'enfant, 49*, 443-458.

Golse, B. (2008). *Le développement affectif et intellectuel de l'enfant*. Broché.

Golse, B. (2010). L'autisme infantile entre neurosciences et psychanalyse. Convergences et controverses ? *Enfances & Psy*, *46*(1), 30-42.

Golse, B. (2011). De l'empathie et de l'intersubjectivité primaires, à l'empathie et à l'intersubjectivité secondaire : Le travail de la polysensorialité. *Le Carnet PSY, 157*(8), 35-37.

H

Haag, G., Botella, S., & Botella, C. (1977). En deçà du suçotement. *Revue française de psychanalyse, 5*(6), 985-999.

Haag, G. (1985). La mère et le bébé dans les deux moitiés du corps. *Neuropsychiatrie De l'enfance, 33, 2-3,* 107-114.

Haag, G. (1985). Psychothérapie d'un enfant autiste. *Lieux de l'enfance*, 3, 65-78.

Haag, G. (1990). Identification intracorporelle et capacités de séparation, *Neuropsychiatrie de l'enfance, 38*(4-5), 245-248.

Haag, G. (1990). L'expérience sensorielle fondement de l'affect et de la pensée. Dans les Actes du COR, *L'expérience sensorielle de l'enfant,* 71-96.

Haag, G., & Urwand, S. (1993). Premières identifications et enveloppe groupale, à partir de groupes analytiques d'enfants avec autisme et psychotiques. *Dialogue, 120,* 63-75.

Haag, G. (1993). Hypothèse d'une structure radiaire de contenance et ses transformations. Dans D. Anzieu (dir.), *Les contenants de pensée* (pp.41-59). Dunod.

Haag, G. (1994). Aux sources de la vie ; le langage préverbal et l'émergence des représentations du corps en situation psychanalytique individuelle ou groupale avec des enfants autistes, « Actes de langage. Quand parler c'est agir », *Dialogue, 23*, 40-58.

Haag, G., Tordjman, S., Duprat, A., Cukierman, A., Druon, C., ... Urwand, S. (1995). Grille de repérage clinique des étapes évolutives de l'autisme infantile traité. *Psychiatrie de l'enfant,* 38(2), 495-527.

Haag, G. (1998). Réflexions sur une forme de symbolisation primaire dans la constitution du Moi corporel et les représentations spatiales, géométriques et architecturales corollaires. Dans B. Chouvier (dir.), *Matière à Symbolisation.* Delachaux & Niestlé.

Haag, G. (2000). Mise en perspective des données psychanalytiques et des données développementales. *Neuropsychiatrie de l'enfance et de l'adolescence,* 48(6), 432-440.

Haag, G. (2004). Le Moi corporel entre dépression primaire et dépression mélancolique. *Revue Française de Psychanalyse, 68,* 1133-1151.

Haag, G. (2005). Comment les psychanalystes peuvent aider les enfants avec autisme et leurs familles. *Médecine et enfance*, 16-20.

Haag, G. (2005). Réflexions de psychothérapeutes de formation psychanalytique s'occupant de sujets avec autisme. Rédigées après la publication des résultats d'une expérience sur les aires cérébrales concernées par le traitement de la voix humaine par Gervais, Zilbovicius et al., août 2004. *Revue française de psychosomatique, 27*(1), 113-124.

Haag, G. (2005). L'enfant autiste et l'objet sonore prénatal. Dans Castarède & Konopczynski (dirs.), *Au commencement était la voix*, (pp. 199-210). Erès.

Haag, G. (2005). Temporalités rythmiques et circulaires dans la formation des représentations corporelles et spatiales au sein de la sexualité orale. Dans Richard & Urribarri (dirs.), *Autour de l'œuvre d'André Green, Enjeux pour une psychanalyse contemporaine*, (pp. 181-192). PUF.

Haag, G. (2006). Clinique psychanalytique de l'autisme et formation de la contenance. Dans A. Green (dir.), *Les voix nouvelles de la psychanalyse contemporaine. Le dedans et le dehors*, (pp. 600-629). PUF.

Haag, G. (2006). Clivages dans les premières organisations du moi : sensorialités, organisation perceptive et image du corps. *Le Carnet PSY, 112*(8), 40-42.

Haag, G. & al. (2006). Évolution au long cours d'un enfant autiste. Travail d'une équipe de la maternelle au lycée. *Contraste, 25*(2), 231-279.

Haag, G. (2007). Réflexions sur quelques particularités des émergences de langage chez les enfants autistes. Dans : B. Touati, *Langage, voix et parole dans l'autisme.* PUF.

Haag, G. (2008). Sur la place des clivages sensoriels dans le développement et les pathologies archaïques. *Le Carnet PSY, 190, 52-60.*

Haag, G. (2008). De quelques fonctions précoces du regard à travers l'observation du développement et la clinique des états archaïques du psychisme. *Enfances & Psy, 41,* 14-22.

Haag, G. (2018). *Le Moi corporel : autisme et développement.* PUF.

Hebb, D. O. (1949). *The organization of behavior.* Wiley.

Hochmann, J. (2000). L'autisme en changement. *Neuropsychiatrie de l'enfance et de l'adolescence,* 48(6).

Hochmann, J. (2009). *Histoire de l'autisme : de l'enfant sauvage au trouble envahissant du développement.* Odile Jacob.

Houzel, D. (1985). Le monde tourbillonnaire de l'autisme. *Lieux de l'enfant, 3,* 169-184.

Houzel, D. (1987). Le concept d'enveloppe psychique. Dans D. Anzieu (dir.), *Les Enveloppes Psychiques*, (pp. 23-54). Dunod.

Houzel, D. (1993) Enveloppe familiale et fonction contenante. Dans D. Anzieu (dir.), *Les contenants de pensée*, (pp. 27-40). Dunod.

Houzel, D. (1995). Precipitation anxiety. *Journal of Child Psychotherapy, 21*(1), 65-78.

Houzel, D. (2000). Approches psychothérapiques de l'autisme infantile. *Neuropsychiatrie de l'enfance et de l'adolescence, 48*(6), 416-426.

Houzel, D., Moggio, F., & Emmanuelli, M. (2000/2002). *Dictionnaire de Psychopathologie de l'enfant et de l'adolescent.* PUF.

Houzel, D. (2002). *L'aube de la vie psychique. Études psychanalytiques*. ESF.

Houzel, D. (2006). L'enfant autiste et ses espaces. *Enfances & Psy, 33*, 57-68.

Husserl, E. (1929). *Méditations cartésiennes : Introduction à la phénoménologie* (1986). Bibliothèque des textes philosophiques.

I/J

Ionescu, S., Jacquet, M., & Lhote, C. (1997). *Les mécanismes de défense Théorie et clinique*. Nathan Université.

Isakower (1938). A contribution to the psycho-pathology of phenomena associated with falling asleep. *International Journal of Psycho-Analysis, 19, 331-345.*

Itard, J. (1994). *Mémoire et Rapport sur Victor de l'Aveyron (1801 et 1806*). Allia.

K

Kaës, R. (1993). *Le groupe et le sujet du groupe*. Dunod.

Kaës, R. (2003). *L'institution et les institutions : Études psychanalytiques*. Dunod.

Kanner, L. (1943). Autistic disturbances of affective contact. *Nervous Child, 2*, 217-250.

Kanner, L., & Eisenberg, L. (1955). Notes on the follow-up studies on autistics children. *Psychopathology of childhood,* 227-239. Hoch and Zubin, Grune and Stratton.

Klein, M. (1946/1966). Notes sur quelques mécanismes schizoïdes. Dans M. Klein et al. (dirs.), *Développements de la psychanalyse,* (pp. 274-300). PUF.

Klein, M. (1950/1982). *Essais de psychanalyse.* Payot.

Klein, M. (1952). Some theoretical conclusions regarding the emotional life of the infant. Dans M. Klein (dir.), *Envy and gratitude and others works*, (pp. 61-93). Hogarth.

Klein, M. (1967). L'importance de la formation du symbole dans le développement du moi. Dans M. Klein (dir.), *Essais de psychanalyse*. Payot.

Klein, M. (1968). *L'analyse des jeunes enfants.* Dans M. Klein (dir.), *Essais de psychanalyse*. Payot.

L

Laplanche, J. & Pontalis, J.-B. (1967). *Vocabulaire de la psychanalyse*. PUF.

Lelord, G. (1990). *L'autisme de l'enfant*. Masson.

Lheureux-Davidsé, C. (2003). *L'autisme infantile ou le bruit de la rencontre, Contribution à une clinique des processus thérapeutiques*. L'Harmattan.

Lheureux-Davidsé, C. (2004). La question de la réversibilité du démantèlement chez un adulte autiste. *Cliniques méditerranéennes, 70*(2), 287-306.

Lheureux-Davidsé, C., & Barabé, N. (2005). Autisme et addictions. *Recherches en psychanalyse, 3*(1), 31-42.

Longé, T. (2017). Présentation de la conférence de S. Freud du 14 février 1884 « La structure des éléments du système nerveux ». *Essaim*, 38(1), 105-118. DOI 10.3917/ess.038.0105

M

Marcelli, D. (1992). Le rôle des microrythmes et des macrorythmes dans l'émergence de la pensée chez le nourrisson. *La psychiatrie de l'enfant, 35*(1), 57-82.

Meltzer, D. (1972/1977). *Les Structures sexuelles de la vie psychique.* Payot.

Meltzer, D., & Al. (1975/1980). *Explorations dans le monde de l'autisme.* Payot.

Meltzer, D., &Harris M. (1980). Les deux modèles du fonctionnement psychique, selon M. Klein et selon W. R. Bion. *Revue française de psychanalyse, 44*(2), 355-368.

Meltzer, D. (1984). Les concepts d'identification projective (Klein) et de « contenant contenu » (Bion) en relation avec la situation analytique. *Revue française de psychanalyse, 48*(2), 541-550.

Meltzer, D. (1985). L'objet esthétique. *Revue Française de Psychanalyse, 49,* 1385-1390.

Meltzer, D. (1986). *Études pour une métapsychologie élargie. Applications cliniques des idées de Wilfred R. Bion.* Hublot.

Mijolla-mellor, S. (1992). *Le plaisir de pensée.* PUF.

Milner, M. (1955). Le rôle de l'illusion dans la formation du symbole. *Revue française de psychanalyse*, 1979, *43*(5-6), 841-874.

Miles, M. B., & Huberman, A. M. (1994). *Qualitative data analysis: An expanded sourcebook* (2nd ed.). Sage Publications, Inc.

Mottron, L. (2006). *L'autisme une autre intelligence.* Mardaga.

Montaigne (de), M. (1595/1965). *Essais.* Texte établi par P. Villey & V. L. Saulnier, Livre III, chap. 2, (pp.350v-356v). PUF.

N

Nadel, J., & Decety, J. (2002). *Imiter pour découvrir l'humain : psychologie, neurobiologie, robotique, et philosophie de l'esprit.* PUF.

O

Oxford Advanced Learner's dictionnary (5th ed.). New edition (1995). Oxford University Press.

P

Piaget, J. (1926/2003). *La représentation du monde chez l'enfant.* PUF.

Piéron, H. (1951). *Vocabulaire de la psychologie.* PUF.

Poupard, G., Gimenez, G., & Pedinielli, J.-L. (2004). Addiction à l'alcool, objets concrets et régulation des éprouvés internes. *Revue de Psychothérapie psychanalytique de Groupe, 43*(2), 159-173.

Q/R

Ramachandran, V.-S. (2000, juin). Mirror neurons and imitations as the driving force behind « the great leap forward » in human evolution.https://www.edge.org/conversation/vilayanur_ramachandran-mirror-neurons-and-imitation-learning-as-the-driving-force

Resnik, S. (1999). *Le temps des glaciations.* Ères.

Ribas, D. (1992). *Un cri obscur, l'énigme des enfants autistes.* Calmann-lévy.

Ribas, D. (1992). *L'énigme des enfants autistes.* Calman-Lévy.

Ribas, D. (1996). Démantèlement, identité adhésive et clivage. *Revue Française de Psychanalyse, 60*(5), 1689-1690.

Ribas, D. (2002). Chroniques de l'intrication et de la désintrication pulsionnelle. *Revue française de psychanalyse, 66*(5), 1689-1770.

Ribas, D. (2006). Pulsion de mort et autisme. *Journal Français de Psychiatrie, 25*, 18-20.

Rodriguez, E., George, N., Lachaux, J.-P., Martinerie, J., Renault, B., & Varela, F. J. (1999). Perception's shadow: long-distance synchronization of human brain activity. *Nature*, 397, 430-433.

Roudinesco, E., & Plon, M. (2011). *Dictionnaire de la psychanalyse*. Fayard.

Rubinfine, D. (1962). Maternal Stimulation, Psychic. Structure, and Early Object Relations. *Psycho- analytic Study of the Child, 17*, 265-282.

S

Shakespeare, W. (1601). *Hamlet*. Le livre de Poche.

Smith, J.- N., & Osborn, (2003.) Analyse Phénoménologique Interprétative. Dans J.A. Smith (dir.), *Qualitative Psychology: A Practical Guide to Methods*. Sage.

Soulé, M., Lebovici, M., & Diatkine, R. (1985). *Nouveau traité de psychiatrie de l'enfant et de l'adolescent*. PUF.

Soulé, M., &, S. (2000). *Les causes de l'autisme et leur traitement, groupe de recherches sur l'autisme le polyhandicap (GRAP)*. L'Harmattan.

Spitz R. (1957). *Le non et le oui.* PUF.

Stern, D. (1985/1989). *Le monde interpersonnel du nourrisson*. PUF.

Stern, D. (2005). Le désir d'intersubjectivité. Pourquoi ? Comment ? *Psychothérapie, 25*(4), 215-222.

Stréri, A. & coll. (2000). *Toucher pour connaître*. PUF.

Szwec, G. (1993). Les procédés auto-calmants par la recherche répétitive de l'excitation. Les galériens volontaires. *Revue Française de Psychosomatique, 4*. PUF.

T/U

Thaon, M. (1988, janvier). *Caractéristiques et fonctions des Objets de Relation.* [Conférence suivi d'actes] Journées d'Études de psychologie Sociale Clinique Organisées par le C.O.R, *Après Winnicott*. Hôpital Joseph Imbert à Arles.

Thurin, J. M. (2005). Expertise collective INSERM sur les psychothérapies, contexte, déroulement, enseignements et perspectives. *Cliniques méditerranéennes, 71*(1), 19-40.

Tustin, F. (1972/1982). *Autisme et psychose de l'enfant*. Seuil.

Tustin, F. (1981/1986). *Les états autistiques chez l'enfant*. Tavistock/Routledge.

Tustin, F. (1985). Les objets autistiques. *Lieux de l'enfance, 3*, 199-220.

Tustin, F. (1985). Les formes autistiques. *Lieux de l'enfance, 3*, 221-245.

Tustin, F. (1989). *Le trou noir de la Psyché - Les barrières autistiques chez les névrosés*. Le Seuil.

Tustin, F. (1990/1992). *Autisme et protection*. Le Seuil.

V

Varela, F., Lachaux, J.-P., Rodriguez, E. & Martinerie, J. (2001). The Brainweb: Phase synchronization and large-scale integration. *Nature Review Neuroscience, 2*, 229-239.

W

Wetherby, A-M., Prutting, C-A. (1984). Profiles of communicative and cognitive-social abilities in autistic children. *Journal of Speech and Hearing Research, 27*, 364-377.

Williams, D. (2006). S*i on me touche, je n'existe plus*. J'ai lu.

Wing, L. (1981). Asperger's syndrome: a clinical account. *Psychological medicine*, *11*(1), 115-130.

Wing, L. (2001). *The Autistic Spectrum: a Parent's Guide to Understanding and Helping your Child.* Ulysses Press.

Winnicott, W.D. (1969). La préoccupation maternelle primaire (1956). Dans W. D. Winnicott (dir.), *De la pédiatrie à la psychanalyse*. Payot.

Winnicott, W. D. (1958/1971). *De la pédiatrie à la psychanalyse*. Payot.

Winnicott, W. D. (1971/1975). *Jeu et réalité*. Gallimard.

World Health Organization. (1994). *CIM-10/ICD-10 : Classification internationale des troubles mentaux et des troubles du comportement.* Agence technique de l'information sur l'hospitalisation. Ministère de affaires sociales et de la santé.

X/Y

Yarbus, A. (1967). *Eye Movements and Vision.* Plenum Press.

Z

Zilbovicius, M., Boddaert, N., Belin, P., Poline, J.-B., Remy, P., Mangin, J., Thivard, F., Barthélémy, C., & Samson, Y. (2004). Abnormal Cortical voice processing in autism. *Nature neurosciences, 7*(8), 801-802.

INDEX DES AUTEURS

INDEX THEMATIQUE

A

B

C

D

M

N

O

P

Q

R

S

T

TABLE DES MATIERES

Structures éditoriales du groupe L'Harmattan

L'Harmattan Italie
Via degli Artisti, 15
10124 Torino
harmattan.italia@gmail.com

L'Harmattan Hongrie
Kossuth l. u. 14-16.
1053 Budapest
harmattan@harmattan.hu

L'Harmattan Sénégal
10 VDN en face Mermoz
BP 45034 Dakar-Fann
senharmattan@gmail.com

L'Harmattan Cameroun
TSINGA/FECAFOOT
BP 11486 Yaoundé
inkoukam@gmail.com

L'Harmattan Burkina Faso
Achille Somé – tengnule@hotmail.fr

L'Harmattan Guinée
Almamya, rue KA 028 OKB Agency
BP 3470 Conakry
harmattanguinee@yahoo.fr

L'Harmattan RDC
185, avenue Nyangwe
Commune de Lingwala – Kinshasa
matangilamusadila@yahoo.fr

L'Harmattan Congo
219, avenue Nelson Mandela
BP 2874 Brazzaville
harmattan.congo@yahoo.fr

L'Harmattan Mali
ACI 2000 - Immeuble Mgr Jean Marie Cisse
Bureau 10
BP 145 Bamako-Mali
mali@harmattan.fr

L'Harmattan Togo
Djidjole – Lomé
Maison Amela
face EPP BATOME
ddamela@aol.com

L'Harmattan Côte d'Ivoire
Résidence Karl – Cité des Arts
Abidjan-Cocody
03 BP 1588 Abidjan
espace_harmattan.ci@hotmail.fr

Nos librairies en France

Librairie internationale
16, rue des Écoles
75005 Paris
librairie.internationale@harmattan.fr
01 40 46 79 11
www.librairieharmattan.com

Librairie des savoirs
21, rue des Écoles
75005 Paris
librairie.sh@harmattan.fr
01 46 34 13 71
www.librairieharmattansh.com

Librairie Le Lucernaire
53, rue Notre-Dame-des-Champs
75006 Paris
librairie@lucernaire.fr
01 42 22 67 13

www.ingramcontent.com/pod-product-compliance
Lightning Source LLC
LaVergne TN
LVHW011250061026
849535LV00005B/1208